JN084105

地域包括ケアで薬立つ

4 ELEMENTS 実践ガイド

編集

京都大学医学部附属病院 薬剤部

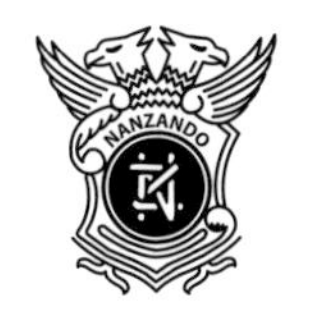

南山堂

執筆者（執筆順）

松原 和夫	京都大学医学部附属病院 薬剤部
深津 祥央	京都大学医学部附属病院 薬剤部
佐藤 夕紀	京都大学医学部附属病院 薬剤部
中川 貴之	京都大学医学部附属病院 薬剤部
中川 俊作	京都大学医学部附属病院 薬剤部
大村 友博	神戸大学医学部附属病院 薬剤部
今井 哲司	京都大学医学部附属病院 薬剤部
萱野 勇一郎	大阪府済生会中津病院 薬剤部
吉田 優子	京都大学医学部附属病院 薬剤部
米澤 淳	京都大学医学部付属病院 薬剤部
池見 泰明	京都大学医学部附属病院 薬剤部
尾崎 淳子	京都大学医学部附属病院 薬剤部

序

わが国の医療制度は，医療費増大とそれに見合う負担の増大に国民の合意は得られず，制度疲労が顕著となってきた．そのため，医療費全体が経済と両立・持続可能な制度へと再設計することが迫られている．そこで，高度経済成長時代を支えてきた団塊の世代（800万人）が75歳以上となる2025年を目安として，高齢者の尊厳の保持と自立生活の支援を目的とし，可能な限り住み慣れた地域で，自分らしい暮らしを人生の最期まで続けることができるような地域の包括的な支援・サービス提供体制（地域包括ケアシステム）へ移行しようとしている．これを「治す医療」から「治し支える医療」への転換ともいう．一方，人口の高齢化に伴って悪性腫瘍の患者数の増加が想定されているが，国立社会保障・人口問題研究所の将来人口推計および患者調査によれば，今後大幅に入院患者数が増加するのは，肺炎，心疾患，脳血管障害であり，悪性腫瘍の患者はそれほどには増えないことが示されている（厚生労働省中央社会保険医療協議会資料：入院医療その2，平成29年3月15日）．これら医療システムの改革や入院患者の変化に対応するためには，入院医療の構造を大きく変更していかなければならなく，医療機関における病床の機能的再編（高度急性期，急性期，回復期，長期療養，介護施設，居住系，在宅など）が必要となる．この医療機関の再編成には，機能的に分化した医療施設（在宅を含む）間での患者情報の共有化の推進が大きな課題となる．

薬剤師がこれまで通りに調剤業務に大半の時間を費やし，患者の臨床的アウトカムの向上に寄与することが証明できなかったらどうなるであろうか？　産業技術の革新は目を見張るものがあり，調剤業務にもこの四半世紀で随分と新しい機器が導入された．海外に目を向けると，米国では院外処方せんに対応するベンダーマシンがすでに実用化されつつある．現実的ではないと反論されるかもしれないが，諸外国より調剤機器技術が進んでいるわが国では，法的な状況さえ整えば「無人調剤機」の実用化には技術的な課題は少ないであろう．すなわち，われわれ薬剤師の業務が「患者」および「生活者」中心に向かわなければ，近未来的には薬剤師の仕事の多くは「マシン」あるいは「テクニシャン」に置き換わってしまう．薬剤師は「今」，どう変わるべきであろうか？　言うまでもなく，「対物業務」から「対人業務」への変換が必要である．

薬剤師の業務は，「調剤行為を含む医薬品を供給する専門職」から，「患者のさまざまな病態における医薬品の使用を包括的に管理し，薬物療法の安全性・有効性を保障する専門職」へと変貌しつつある．これは，前述の「対物業務」から「対人業務」への転換と等しい．しかし，この地位を確立するためには，薬剤師の介入によって医療の質が向上するというエビデンスを導き出すことが肝要である．つまり，病院内にあっては病棟薬剤業務の実施によって，薬物療法の安全性，副作用の早期発見・早期対処，さらにはより効果的な薬物療法につながっているような業務展開とエビデンスを提示する必要がある．この役割は，保険薬局薬剤師においても同様である．地域包括ケアシステムの構築に関連して，厚生労働省は『患者のための薬局ビジョン』（2015年10月）で，保険薬局薬剤師に対して，調剤という「対物業務」から患者への服薬指導などの「対人業務」への変換を求めている．そのため，医療機関との合意のもとで情報共有を積極的に行うことも求めている．また，調剤医療費などが全医療費の中でも大きなものになってきている状況で，患者・国民に負担を求めるには，保険調剤業務の必要性，価値およびコストに関するデータやエビデンスも求められている．例えば，保険（院外）調剤の方が，院内調剤に比べて，薬物療法の服薬遵守率や安全性の向上に寄与しているというエビデンスを示すことである．さらに，社会の健康に対するニーズから，保険薬局薬剤師にあっては住民の健康相談者あるいは管理者的な側面（健康サポート）が求められる．プライマリケア，セルフメディケーションおよび在宅（居宅）医療への積極的な関与も求められる．

では，今後大きく変わろうとする医療体制の中での薬剤師の役割はどうあるべきで，何を具体的に行えばよいであろうか？　求められる今後の医療には，患者あるいは生活者の自立とQOL向上へ向けたさまざまな取り組みが必要であり，それには多職種の連携（チーム医療）が必要である．つまり，薬剤師にあってはチーム医療の中で薬学的な介入を行うことによって医療の質の向上が計られることが重要である．医療機関の機能が再編されていく中で，それぞれの薬剤師が連携する相手も異なってくる．同一施設内での多職種，他の医療機関（薬剤師），保険薬局（かかりつけ薬局，健康サポート薬局），介護施設（介護職員），患者家族……と多岐にわたる．しかし，最も基本的なことはこれらチームを担う人たちといかに患者情報を共有していくかであり，そのためのツールが必要である．例えば，がん治療は外来治療にシフトし，分子標的薬などの経口抗がん薬が増加しており，患者の服薬状況の把握や副作用が発現した場合の対応など，病院スタッフが対処しにくい場面が増えている．このような場合，保険薬局薬剤師が積極的に関与することによって，化学療法の有効性と安全性が担保できる．つまり，保険薬局薬剤師がチーム医療の一員として期待される．しかし，チーム医療を行うには「患者情報の共有」が必要で，病院内における情報共有の媒体はカルテであるが，外来患者を対象とした場合は有効な情報共有の媒体が必要となる．このような外来患者の情報を共有できる媒体には，お薬手帳，双方向のトレーシングレポートとそれらを結びつける疑義照会簡素化のプロトコルなどが考えられる．しかし考えてみれば，最も効率かつ効果的な情報共有の媒体は処方せんであり，記載できる内容は限定されるが，情報は100％共有できる．

本書では，この医療と介護の一体改革に活躍する「近未来の薬剤師」を見据えて，薬剤師が有効利用すべきツール，4つのエレメント①検査値，②トレーシングレポート，③疑義照会簡素化のプロトコル，④分割調剤について実例を交えてわかりやすく解説する．

2020年1月

松原　和夫

目　次

1st Element：処方箋検査値

2nd Element：トレーシングレポート＆薬剤師外来

3rd Element：院外処方箋における疑義照会簡素化プロトコル

4th Element：分割調剤

付録：病院─保険薬局　双方向で活用できるトレーシングレポート用資料

1st Element

処方箋検査値

1 処方箋における検査値の意義

医師法および歯科医師法（それぞれ，第22および21条）には，処方箋の交付義務規定がある．これは，薬物療法における相互監視の必要性を法的に示し，処方箋の交付によって医師と薬剤師がそれぞれの専門分野で業務を分担するあるいは相互監視をすることにより，薬物療法が有効でより安全に遂行できると解釈される．この意味で薬剤師による処方監査は最も重要な職能である．したがって，処方監査は相互作用や一般的な用法・用量のみならず，患者の腎・肝機能などに注意して監査を行う必要がある．しかし現状の多くでは，医療機関から保険薬局薬剤師に示される患者情報は，処方箋に記載された処方内容と生年月日のみであり，薬物療法の安全・有効性をチェックできない．薬剤師が処方監査の充実とモニタリングを行う上で必要な事項は，肝・腎機能を含む検査値と体重・体表面積であろう．

多くの患者は医療機関からプリントアウトされた検査結果を持っていることが多い．保険薬局薬剤師は，これを参考にして処方箋監査を行えばよい．しかし，処方箋と共に保険薬局に検査値を提出したことがある患者は，14%程度であるとも報告されている[1)]．また，検査値を参考にし得たとしても，検査結果がプリントされた用紙には体重や体表面積などの記載はまずない．電子カルテの共有化などが進めばよいが，これには相当な時間を要する．今，薬剤師の薬物療法における重要性を示すためには，少しおぼつかない．翻って考えると，情報量は多くはないが，患者情報を100%共有できる方法が，処方箋への検査値などの印字である．個人情報保護との観点では，2017年5月30日に施行となった改正個人情報保護法においても，診療上必要となる情報を他医療機関へ提供する場合は，オプト・アウト，つまり，医療機関内やホームページに明示し，個別に拒否の意思表示がなければ「黙示の同意」を得たと解釈できるとされている．保険医療機関においても，この「個人情報の利用」に関する方針を薬局内に掲示することが求められる．

引用文献

1）今井博久：平成28年度厚生労働科学研究費補助金「地域のチーム医療における薬剤師の本質的な機能を明らかにする実証研究」，2016.

（松原 和夫）

2 システム運用開始までの道筋と運用開始後の管理

処方箋に検査値を印字する運用を開始するための準備と運用開始後の管理について，京都大学医学部附属病院（以下，京大病院）における事例を交えて解説する．

検査値を印字するためのシステム整備

1. 処方箋のレイアウト変更

まず，処方箋用紙の中に検査値を印字するスペースを確保する必要がある．しかし，一般名処方による医薬品名称の文字数増加，後発医薬品への変更可否情報の追記，高齢患者などにおける多剤処方などに伴い，より広い処方欄が必要とされているため，工夫が必要である．京大病院では，用紙サイズをA5からA4に変更することで，処方欄を広げるとともに，検査値を印字するスペースを新たに確保した（図1）．ほかに，A4用紙の中央をミシン目で区切り，左半分を処方箋，右半分を注意事項や検査値印字に用いている施設もある．また，検査値情報をQRコードに変換して印字している施設もある．施設に合った方法を採用するとよいが，重要なことは，検査値情報が処方情報と一体になっていて，患者が必ず保険薬局に提出する形にしておくことである．

2. 印字する検査項目

次に，どの検査値を印字するかを検討する．京大病院の処方箋では，血球数（WBC，Hb，Plt），PT-INR，肝機能（AST，ALT，T-Bil），腎機能（SCr，eGFR），CK，CRP，血清カリウム，HbA1cの13項目を印字している．印字できる項目数は限られるため，その必要性・効果・活用頻度の高い項目を選択する．入院患者の調剤時に処方監査シートを活用する取り組みがすでに実施されていたため，項目を決定する際の参考にした[1]．いずれの検査値も，投与基準の確認・副作用の早期発見・有効性や服薬状況の推測などに活用できる．

検査値印字の形式として，処方薬剤に関わらず固定の項目を印字させるか，あるいは，処方薬剤ごとに個別の検査値を印字させるか，どちらにするか決定する．前者は必要最低限でシンプルな仕組みである．後者は，薬剤ごとに注意すべき検査値を明確にできる

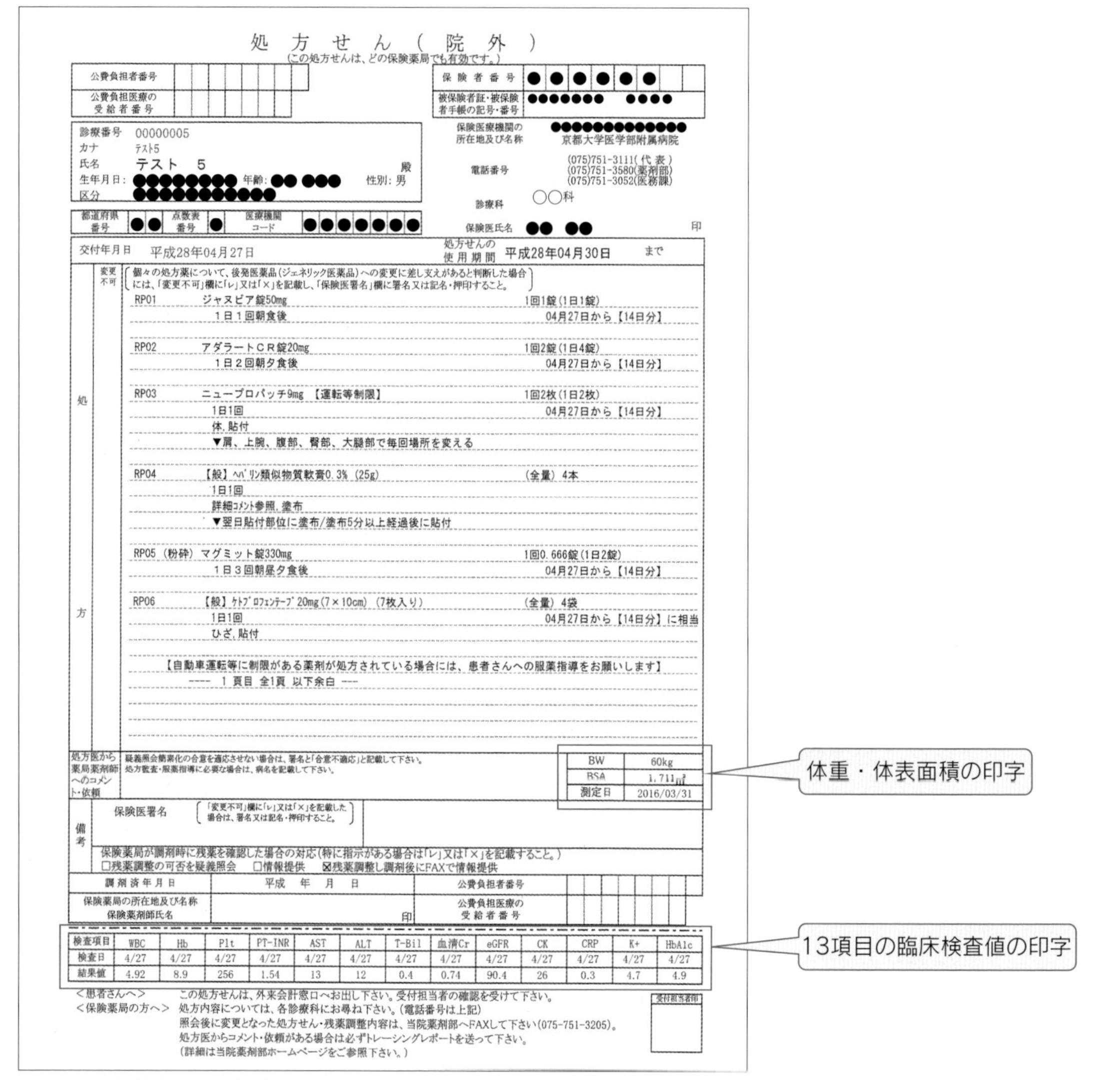

処方せん（院外）
（この処方せんは、どの保険薬局でも有効です。）

公費負担者番号
公費負担医療の受給者番号
保険者番号 ●●●●●●
被保険者証・被保険者手帳の記号・番号 ●●●●●●● ●●●●

診療番号 00000005
カナ テスト5
氏名 テスト 5 殿
生年月日：●●●●●●●● 年齢：●● ●●● 性別：男
区分 ●●●●●●●●●●●

保険医療機関の所在地及び名称 ●●●●●●●●●●●● 京都大学医学部附属病院
電話番号 (075)751-3111(代表) (075)751-3580(薬剤部) (075)751-3052(医務課)
診療科 ○○科
都道府県番号 ●● 点数表番号 ● 医療機関コード ●●●●●●●
保険医氏名 ●● ●● 印

交付年月日 平成28年04月27日
処方せんの使用期間 平成28年04月30日 まで

変更不可（個々の処方薬について、後発医薬品（ジェネリック医薬品）への変更に差し支えがあると判断した場合には、「変更不可」欄に「レ」又は「×」を記載し、「保険医署名」欄に署名又は記名・押印すること。）

処方

RP01 ジャヌビア錠50mg 1回1錠（1日1錠）
1日1回朝食後 04月27日から【14日分】

RP02 アダラートCR錠20mg 1回2錠（1日4錠）
1日2回朝夕食後 04月27日から【14日分】

RP03 ニュープロパッチ9mg 【運転等制限】 1回2枚（1日2枚）
1日1回 04月27日から【14日分】
体，貼付
▼肩、上腕、腹部、臀部、大腿部で毎回場所を変える

RP04 【般】ヘパリン類似物質軟膏0.3%（25g） （全量）4本
1日1回
詳細コメント参照，塗布
▼翌日貼付部位に塗布/塗布5分以上経過後に貼付

RP05（粉砕）マグミット錠330mg 1回0.666錠（1日2錠）
1日3回朝昼夕食後 04月27日から【14日分】

RP06 【般】ケトプロフェンテープ20mg（7×10cm）（7枚入り） （全量）4袋
1日1回 04月27日から【14日分】に相当
ひざ，貼付

【自動車運転等に制限がある薬剤が処方されている場合には、患者さんへの服薬指導をお願いします】
---- 1頁目 全1頁 以下余白 ---

処方医から薬局薬剤師へのコメント・依頼
疑義照会簡素化の合意を適応させない場合は、署名と「合意不適応」と記載して下さい。
処方監査・服薬指導に必要な場合は、病名を記載して下さい。

BW	60kg
BSA	1.711㎡
測定日	2016/03/31

備考
保険医署名（「変更不可」欄に「レ」又は「×」を記載した場合は、署名又は記名・押印すること。）
保険薬局が調剤時に残薬を確認した場合の対応（特に指示がある場合は「レ」又は「×」を記載すること。）
□残薬調整の可否を疑義照会 □情報提供 ☒残薬調整し調剤後にFAXで情報提供

調剤済年月日 平成 年 月 日
公費負担者番号
保険薬局の所在地及び名称 保険薬剤師氏名 印
公費負担医療の受給者番号

検査項目	WBC	Hb	Plt	PT-INR	AST	ALT	T-Bil	血清Cr	eGFR	CK	CRP	K+	HbA1c
検査日	4/27	4/27	4/27	4/27	4/27	4/27	4/27	4/27	4/27	4/27	4/27	4/27	4/27
結果値	4.92	8.9	256	1.54	13	12	0.4	0.74	90.4	26	0.3	4.7	4.9

<患者さんへ> この処方せんは、外来会計窓口へお出し下さい。受付担当者の確認を受けて下さい。
<保険薬局の方へ> 処方内容については、各診療科にお尋ね下さい。（電話番号は上記）
照会後に変更となった処方せん・残薬調整内容は、当院薬剤部へFAXして下さい（075-751-3205）。
処方医からコメント・依頼がある場合は必ずトレーシングレポートを送って下さい。
（詳細は当院薬剤部ホームページをご参照下さい。）
受付担当者印

図1 京大病院の院外処方箋

ため，より確実な処方監査に有用である[2]．しかし，後者は導入費用が高くなり，マスタ設定とメンテナンスに労力がかかる点は否めない．京大病院は，より安価でシンプルな方式が，全国的な取り組みの拡大につながりやすいと考え，前者の方式を選択した．

3. 検査値印字システムの仕様

最初に，検査値を印字するか非表示にするかを，処方医が選択する機能を付けるかどうか決定する．つまり，医師が表示しないと判断した場合や，患者が表示してほしくない意向を示した場合を想定した機能である．非表示にする機能を付けて，処方医に判断を委ねている施設が多い．京大病院では，検査値印字は患者の安全のために行うという観点から，非表示にするという選択肢は設けず，全患者で印字している．

印字する検査値は直近の4ヵ月間のうちの最新の値とした．外来受診のサイクルが長い患者は3ヵ月に1回の場合が多いため，少し予備期間をとって4ヵ月とした．検査日と結果値が印字され，診察当日の結果が出ていれば，その値が印字される．

検査基準値の表示，基準より高い（H）・低い（L）の表示，過去何回分を表示させるかなどは，紙面や印字システムの機能に依存するため，必要性と費用とのバランスを考慮して決めることになる．検査基準値を薬剤部のホームページに掲載することや保険薬局が検査結果の履歴・推移を管理することでカバーできる．

4．検査値印字システムの導入費用

システム改修の費用が発生するため，電子カルテシステムの更新時などに機能追加する方法が一般的である．処方箋への検査値印字の取り組みは全国的に広がっているため，電子カルテの標準機能としてパッケージ化され，各医療機関で追加の費用負担をしなくてよくなることが期待される．

関係者への周知

1．患者

個人情報の保護に関する法律を踏まえて厚生労働省が作成したガイドラインを参照すると，患者への医療の提供に必要な個人情報の利用目的として，他の事業者等への情報提供が挙げられており，病院，診療所などと並んで，薬局も対象となっている．第三者への個人情報の提供に関する患者本人の同意については，個人情報の利用範囲を施設内の掲示により明らかにしておき，患者側から特段明確な反対の意思表示がない場合には，同意が得られているものと考えられる．

施設内に個人情報の利用に関する掲示をしておくことはもちろんであるが，加えて，処方箋に検査値の印字を行っていることを説明するポスターを掲示するなどして，薬剤師や医療連携の取り組みを紹介している施設もある．また，処方箋のスペースが許せば，検査値を印字している近くに「保険薬局薬剤師が処方監査を行うために必要な情報です」などの説明書きを加えると目的がわかりやすい．

2．病院内

病院内の医師には，複数の会議でアナウンスして，承認を得るステップが必要となる．検査値印字の目的，処方箋見本，運用方法，開始日などについて，資料を作成し，病院執行部会議などで病院長をはじめ上層部の承認を得る．その後，診療科長が出席する会議，外来医長が出席する会議で説明し，理解を得てから開始する．開始に際しては，院

内の一斉メールや電子カルテの掲示板機能などを利用した事前の周知も必要となる.

京大病院の場合，医師からは特に反対意見や質問などは出なかった．普段から患者への検査結果説明やプリントアウトの手渡しがされていること，保険薬局との情報連携の必要性がよく理解されていることなどが要因と考えられる.

医師以外の職種については，院外処方箋に関して患者と直接応対する会計窓口の事務職員などに対して，検査値を印字する目的や，患者から質問を受けた場合の応対例などを薬剤部から事前に説明しておくとよい．具体的には，ポイント（患者の安全のために実施していること，切れのいい薬が増えてきて必要性が増していること，印字されている検査項目は血球成分，肝機能，腎機能を中心としたものであること）を伝え，質問を受けた際の参考にしてもらうとよい.

3. 保険薬局・地域の薬剤師会

処方箋の様式変更・検査値の印字開始を保険薬局に周知するには，地域の薬剤師会の協力を得るのが合理的である．院内で用いた説明資料などを薬剤師会の会長や担当理事に説明し，薬剤師会ホームページへの掲載や会報誌への掲載などでの周知を依頼する．また，開始前や開始後に地域の薬剤師会が検査値関係の勉強会を開催するなど，関係した取り組みが行われる場合が多いため，地域内で連携をとりながら進めるのがよい.

検査基準値など，処方箋に記載しきれない情報がある場合，病院のホームページなどに資料を掲載しておき，保険薬局が必要時に参照できるよう準備しておく必要がある．処方箋の欄外に，「詳細は薬剤部ホームページをご参照ください」などと記載しておくとわかりやすい.

運用開始後の管理

1. 患者に対して

患者の理解が得られているか，問題が起こっていないかをフォローアップする必要がある.

京大病院では，運用開始後に患者から検査値の印字を拒否する申し出はほぼなく，順調に経過している．薬局でのトラブルも特には聞いていない．診察時に医師から検査結果の説明を受け，プリントアウトを渡されていること，プライバシーに特別配慮が必要な検査値は印字されていないこと，保険薬局薬剤師による処方監査や薬剤管理指導で検査値印字の必要性の理解が進んでいることなどが要因と考えられる．京大病院で受けた患者からの申し出は，わずか数件だが，「保険薬局で検査値がどのように扱われるのか不安，物販などに利用されるのではないか？」「印字しない選択はできないのか？」という内容であった．

万が一，患者から不安を訴えるような申し出があった場合でも，患者の話に耳を傾け，検査値印字の意義について丁寧な説明をすれば，おそらく納得を得られるであろう．

2. 医師に対して

患者や保険薬局との間で問題が起こっていないかなどをフォローアップする必要がある．

京大病院では，前述のように患者とのトラブルはほぼない．保険薬局薬剤師からの検査値に関する疑義照会は増えている．すべての問い合わせは把握できていないが，疑義照会により処方変更された件数は月に10件程度で推移しており，外来診療に支障を来すほどではない．これに関しては，後述する疑義照会簡素化プロトコルの運用をほぼ同時に開始しており，形式的な処方変更の問い合わせにかかる医師・保険薬局薬剤師の負担軽減にも取り組んでいる．

また，薬剤師向けに検査値に関する勉強会を開催する際には，医師に検査値の解説や注意すべき薬剤についての講義を依頼することがあるため，薬剤師による処方監査の必要性や実情について，日頃から理解を得ておく必要がある．

3. 保険薬局・地域の薬剤師会に対して

患者や医師との間で問題が起こっていないか，フォローアップする必要がある．

運用開始後の保険薬局薬剤師の反応は良好であり，次のような意見を聞いた：「以前から検査結果を患者さんに聞いたり見せてもらったりしていたが，すべてではなかった．処方箋に検査値があれば，すべての患者ですぐにチェックできる」「責任の重さを感じるが必要なことである」「検査値の確認をきっかけに，患者とのコミュニケーションが増えた」「疑義照会に至らなくても，腎機能や血球数を確認した上で，処方内容が妥当かどうかを判断できるようになった」「検査値があると，自信を持って疑義照会できる」．

検査値情報は経時的な記録が重要になるが，保険薬局ごとに工夫されており，コピーを貼り付けていく方式，電子薬歴に数値を入力する方式などがみられた．しばらく経つと，電子薬歴に検査値の記入欄が設けられ，基準値も登録できるなど，改修されたシステムも出てきた．

地域の薬剤師会では，検査値活用のための勉強会，事例検討，照会基準の作成などの取り組みが多く企画されるようになり，保険薬局における処方監査の質的向上を目指している．今後も継続した生涯研修の機会提供，医療施設間の情報連携の推進が望まれる．

最も重要なのは，検査値を含めた処方監査を薬剤師が確実に実施し，患者の薬物療法の安全を守っていくことである．患者にとってのメリットが得られているか，アウトカムを示していくことも重要である．

引用文献

1）粟屋敏雄ほか：個々の患者に適応した処方監査　病院情報システムからの患者基本情報の抽出と処方監査への応用．医療薬学，33：145-151，2007．
2）五十嵐敏明ほか：院外処方せんを介した臨床検査値情報の共有とその有用性評価．医療薬学，40：530-536，2014．

（深津 祥央）

3 保険薬局における検査値情報の収集とその活用

近年，わが国では，医療技術の進歩などによる平均寿命の延長，少子高齢社会，生活習慣病患者の増加などさまざまな要因から国民医療費が年々増大しており，2015 年には 40 兆円に到達した．また，このような社会的背景から，医療施設に関しても，機能的再編が推進され，役割が分化されていく中で，入院から退院，外来による継続治療をいかにスムーズに行えるかが課題である．外来患者の薬物療法の適正化には，院外処方箋を応需する保険薬局薬剤師による処方チェックが欠かせない．しかし，比較的長期間にわたる外来治療の中で，副作用の指標となる臨床検査値の確認は患者からの聞き取りだけでは困難な場合が多い．京大病院では，2013 年 9 月より，外来患者に安全な薬物療法を提供する目的で，肝・腎機能，血清カリウム，PT-INR，HbA1c など 13 項目の臨床検査値を印字した院外処方箋を発行している．また，2015 年 4 月より，体重，体表面積の印字を追加した（図 1）．本稿では，保険薬局における検査値情報などの活用の具体例について紹介する．

カリウム高値から類推された提案

本例は，カリウム高値を示していた患者（腎臓内科受診）の処方箋を応需した保険薬局からの報告事例である．**表 1** に示すように，本患者の 9，10，11 月のカリウム値は，増大傾向を示していた（血清カリウム標準値：3.6～4.9 mEq/L）．11 月 20 日に保険薬局へ来局した患者への服薬指導の際，患者がカリメート®（1 日 1 包 28 日分）は処方されているが，飲みにくくほとんど服用できていない，と薬局薬剤師より京大病院へ報告があった．薬剤師はアーガメイト® ゼリーの存在を話したところ，患者は試してもよいと話したことから，処方医に確認後，アーガメイト® ゼリー（1 日 1 個 28 日分）へ処方薬変更となった．その約 1 ヵ月後，**図 2** に示すような京大病院の電子カルテへの記載があり，患者は自ら採血を希望し，その後の 12 月 18 日のカリウム値は 4.2 mEq/L と標準値を示したことから，正しく処方薬を服用し，治療に前向きになったと思われる．

表 1　患者の検体検査結果（時系列表示）

日付	20XX/7/30	20XX/8/14	20XX/8/28	20XX/9/18	20XX/10/23	20XX/11/17
K^+	5.7	5.5	5.4	4.8	5.3	6.3

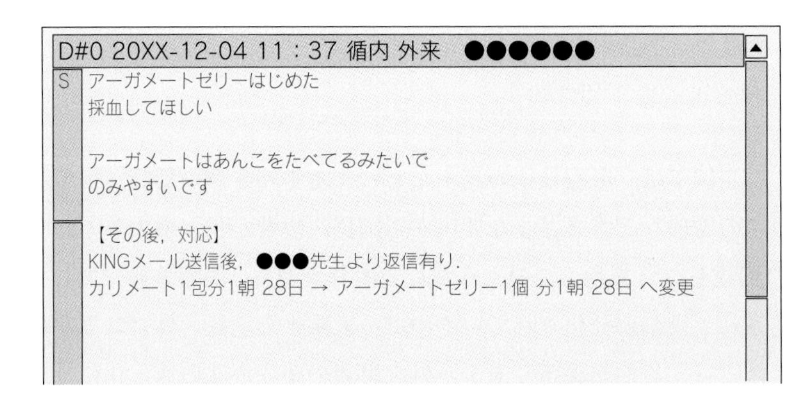

患者の検体検査結果（時系列表示）

日付	20XX/8/28	20XX/9/18	20XX/10/23	20XX/11/17	20XX/12/4	20XX/12/18
K^+	5.4	4.8	5.3	6.3	6.4	4.2

図 2　患者に関する電子カルテの記載

腎機能検査値を考慮しての提案

本例は，薬局薬剤師からのトレーシングレポート（2nd Elements 参照）より確認された処方変更事例である．図 3 に示すレポートより，8 月 15 日からザイザル® 錠 5 mg（1 日 1 回 1 錠 就寝前）を服用していた患者（皮膚科受診）について，京大病院では腎機能検査をしていないが，他医療施設では eGFR 値が 51.61 mL/分/1.73 m^2（8 月 2 日）であり，薬局薬剤師がこの値からクレアチニンクリアランスを算出し，ザイザル® の投与量を 2.5 mg へ減量するよう提案があった（eGFR の基準値：90 mL/分/1.73 m^2以上）．そこで，京大病院皮膚科の処方医へ確認したところ，5 mg 錠 1 錠から，5 mg 錠 0.5 錠へ処方変更となった（図 4）．患者は，複数の医療施設を受診している場合も多いことから，かかりつけ薬局として，薬局薬剤師はお薬手帳やインタビューなどから適切に情報を得て，共有することが重要である（図 5）．

検査値を点でなく流れでモニタリングしている例

本例は，薬局薬剤師が数ヵ月分の検査値をモニタリングしていたことに起因する報告である．ある患者（糖尿病内分泌代謝内科受診）に 20XX 年 9 月から薬を交付していた

所見

20XX年8月15日よりザイザル5 mg 1錠分1ね る前に服用されている患者様です．京大病院では腎機能の検査をされていないようですが普段通所されている●●診療所ではeGFR 51.61（20XX.8.2）となっていました．
添付文書ではクレアチニンクリアランス50～79の場合推奨用量2.5 mgを1日に1回となっています．
腎機能と用量の確認をお願いします．（次回11/7受診予定）

薬剤師としての提案事項

ザイザル5 mg 1錠→5 mg 0.5錠でいかがでしょうか

図3　腎機能検査に関するトレーシングレポート

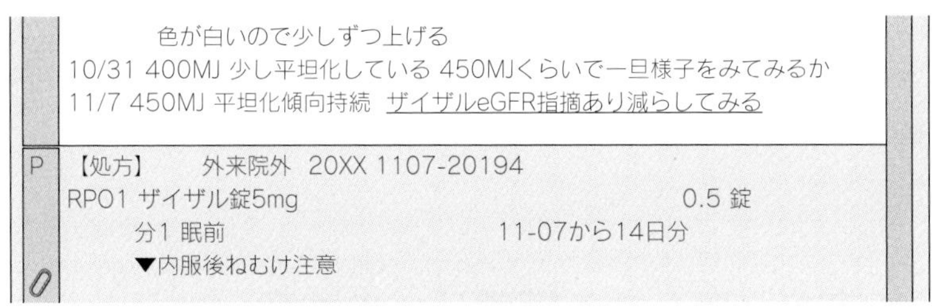
色が白いので少しずつ上げる
10/31 400MJ 少し平坦化している 450MJくらいで一旦様子をみてみるか
11/7 450MJ 平坦化傾向持続 ザイザルeGFR指摘あり減らしてみる

P 【処方】　外来院外　20XX 1107-20194
RP01 ザイザル錠5mg　0.5 錠
分1 眠前　11-07から14日分
▼内服後ねむけ注意

図4　腎機能検査に関する電子カルテの記載

調剤後の継続的な薬学的管理を実施

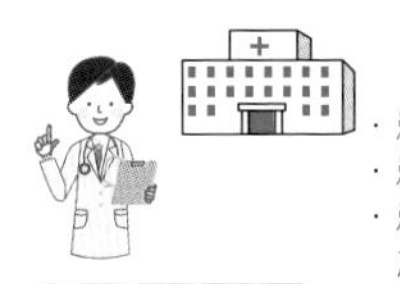
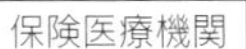

医療機関へ文書などで情報提供

・患者の服用薬および服薬状況
・患者の服薬指導の要点，患者の状態など
・患者が容易にまたは継続的に服用できるための技術工夫などの調剤情報

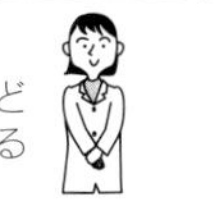

患者などへの情報提供や必要な指導

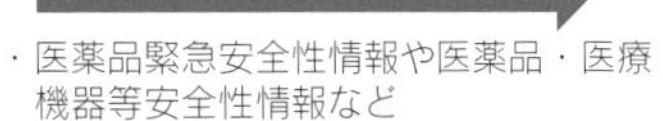

・医薬品緊急安全性情報や医薬品・医療機器等安全性情報など
・患者の服薬期間中に服薬状況の確認および必要な指導

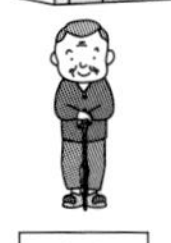

保険医療機関　かかりつけ薬局　患者

図5　かかりつけ薬局の役割

保険薬局からの報告によると，図6に示すように，本糖尿病患者には，こむら返りが頻繁に起こることを聞き，処方箋に記載されたクレアチニンキナーゼ（CK）値も，20XX年5月の時点では前回と比較して，144 IU/Lから302 IU/Lと2倍以上増大していた（CKの基準値：男性57～197 IU/L，女性32～180 IU/L）．糖尿病患者には，こむら返りの症状がしばしばみられるが，脱水傾向にあることはよくないため，対症療法として，糖尿病であることを考慮し，比較的糖分の少ないOS-1® を勧めたいが問題ないかどうかについて，京大病院に確認された．その結果，処方担当医師より，OS-1® を勧めて問題なし，との回答があり，薬局薬剤師に伝達した．本症例は，直接的に処方薬についての変更などはなかったが，検査値を経時的にモニタリングし，かつ患者から適切な聞き取りができていることの重要性を示唆している．

患者の検体検査結果（時系列表示）

日付	20XX/9/4	20XX/11/13	20XX/12/18	20XX/1/22	20XX/3/19	20XX/5/14
CK 値	224	216	221	196	144	302
K^+値	4.2	4.2	4.1	4.2	4.1	3.8

所見
20XX年6月11日処方通り，お渡ししていますが，
ご本人様からは，こむら返りが頻回におこると訴えがありました．
以前から，こむら返りはあったらしいのですが，このところ多いようです．処方上では5/14〜利尿薬の成分が追加になっています．この方に糖分が比較的少ないOS-1などの補水剤をおすすめすることは●●先生の診療に支障をきたすでしょうか．
ちなみに処方箋に添付されます検査数値CkとK⁺は右のように推移しています．

図6　継続的な検査値のモニタリング

定期的な検査を必要とする医薬品への注意

本例は，使用する際に検査値をモニタリングすることが推奨される医薬品を処方された患者において，定期検査実施を薬局薬剤師から確認された事例である．図7のトレーシングレポートに示すように，11月からプラリア® 注の使用が開始された患者（リウマチセンター受診）の翌年1月の処方箋にデノスタ® チュアブル錠（カルシウム，ビタミンD_3，マグネシウム配合剤）などの処方がなかったが，低カルシウム血症の可能性はないか確認があった．プラリア® 注の添付文書では，「本剤投与開始前に血清補正カルシウム値を確認すること．本剤投与により低カルシウム血症があらわれることがあるため，血清補正カルシウム値が高値でない限り，毎日カルシウム及びビタミンDの経口補充のもとに本剤を投与すること」と記載がある．京大病院より処方箋へ掲載される検査値にカルシウム値は該当していないが，検査はされており（本患者の血清Ca値：9.2〔6月19日〕，9.3〔8月19日〕，9.2〔10月21日〕，8.8〔12月4日〕），結果的に問題はなかった（血清Ca基準値：8.5〜10.5 mg/dL）．しかし，本事例は，薬局薬剤師が医療施設より交付された処方箋から，適切に内容を監査し，必要な検査をモニタリングしているかどうかを確認されており，本来の「医薬分業」の役割の一端を担っているといえる．

2013年から京大病院で院外処方箋に検査値を記載して以降，この取り組みは全国へ徐々に広まり，検査値を印字している医療機関は増えている．また，2016年度の診療報酬改定より，医療機関と薬局が連携して，円滑に残薬確認と残薬に伴う日数調整をできるように，院外処方箋に残薬確認時の指示欄が設けられた．さらに，2018年度の改定で

所見
ご本人が服薬指導中に骨粗鬆症の注射でプラリア注を打ち始めたとお話しされました.
1月8日の処方せんにデノタスチュアブルなど(カルシウム/ビタミンD3/マグネシウム配合剤)の処方がなかったのですが低カルシウム血症のおそれはないでしょうか.ご本人帰宅後,薬歴記入中に心配になりレポートいたします.血中Ca値など測定済みの結果であれば失礼いたします.よろしくお願いいたします.

図7 定期検査の実施を確認されたトレーシングレポート

は,減数調剤(残薬調整)に係る取り扱いが明文化された.これらのことは,病院から薬局へ適切な薬物治療を推進するためのツールを渡していることを意味しており,薬局薬剤師の果たすべき役割はこれまで以上に大きくなってきている.検査値を掲載することは,禁忌症例(腎機能,肝機能,糖尿病など),過量投与(腎機能,肝機能を考慮した減量提案),副作用の未然防止,早期発見などにおいて,非常に有用である.薬剤師が,患者ならびにほかの医療従事者へ適切に情報を提供し共有すること,責任ある提案を継続していくことが,安心,安全な薬物治療の一端を担うと考えられる.

(佐藤 夕紀)

薬学的管理に活かす処方箋検査値のチェックポイント

1 赤血球・ヘモグロビン

基準範囲

赤血球数（RBC）［10^{12}/L］ 男性：3.25～5.51 女性：3.19～4.94
ヘモグロビン（Hb）［g/dL］ 男性：10.4～16.8 女性：10.1～14.9

上昇の要因	低下の要因
・赤血球増多症（多血症） ・血液の濃縮：高度の脱水（下痢，発汗，嘔吐，熱傷，利尿薬など） ・ストレス ・低酸素状態（高地居住，心肺疾患など） ・喫煙（血中の一酸化炭素ヘモグロビン濃度が上昇し低酸素症となる）	・出血 ・鉄やビタミンの欠乏（鉄欠乏性貧血，巨赤芽球性貧血，妊娠） ・慢性腎臓病（腎性貧血） ・骨髄異常（白血病，再生不良性貧血など） ・薬剤性貧血（溶血性貧血，巨赤芽球性貧血など）

薬学管理上のチェックポイント！

☑ RBC，Hb 増加の原因となる赤血球増多症（多血症）には，①真性赤血球増多症，②心肺疾患，高地での長期滞在（高山病）や喫煙による低酸素により赤血球のみが増加する二次性赤血球増多症，③ストレスや血液濃縮（脱水，熱傷，下痢，尿崩症や利尿薬の使用など）による相対的赤血球増多症がある．無症状のことが多いが，血液量増加および過粘稠により血栓症のリスクが高まる．

☑ RBC，Hb 低下の原因として貧血があり，Hb が成人男性 13 g/dL 未満，成人女性で 12 g/dL 未満，高齢者では 11 g/dL 未満を貧血とみなす（WHO 基準）．貧血の原因として，①赤血球産生の不足（再生不良性貧血，赤芽球癆，腎性貧血，白血病など），②赤血球の成熟障害（鉄欠乏性貧血，鉄芽球性貧血，ビタミン B_{12}欠乏性貧血，葉酸欠乏性貧血など），③赤血球破壊の亢進（溶血性貧血），④出血がある．薬剤が造血幹細胞から成熟赤血球に至る分化・増殖過程を直接障害する場合（①②）と，免疫学的機序によって成熟赤血球を破壊する場合（③）がある．抗がん薬による骨髄抑制など，その作用機序から貧血の発症が必然のものもあれば，頻度は高くないもののさまざまな薬剤が免疫学的機序により溶血を引き起こす場合もある．貧血を来す頻度が比較的高い医薬品を投与する場合には，顔面蒼白，易疲労感，倦怠感，頭重感，動悸，息切れ，意欲低下，狭心症などの自覚症状（いわゆる貧血症状）や，眼瞼結膜貧血様，眼球結膜黄疸などの他覚症状に注意し，薬剤性貧血が疑われた場合には，原因薬剤の減量あるいは投与中止を検討するため医師に報告すべきである.

☑ 女性に多い鉄欠乏性貧血の場合，鉄剤による治療が行われるが，貧血症状改善後 3〜6ヵ月は貯蔵鉄の補充のために投与継続が必要であること，制酸剤やテトラサイクリン系抗菌薬，セフジニルなど薬物相互作用を示す薬剤が多数あるなど注意すべき点が多い.

☑ NSAIDs，低用量アスピリン，抗血栓薬，抗凝固薬など消化管出血や出血傾向のリスクが高い薬剤が処方されている場合，RBC，Hb に注目して出血による貧血に注意する．消化性潰瘍による腹痛や血便により気づくことも多いが，少量の出血が慢性的に続く場合，無症状で便の着色にも気づかない（便潜血）ことも多く，Hb 低下などによって初めて判明することもある．ただし，急性出血時には，血液が濃縮されて Hb が 1〜2 g/dL 高く表示されることもある.

要注意医薬品

• **抗菌薬**：クロラムフェニコール，セファロスポリン系（セフチゾキシム，セフトリアキソン，セフカペンピボキシルなど），クラリスロマイシン，ミカファンギン

注意点 クロラムフェニコールは，用量依存性に可逆的に，あるいは，特異反応により非可逆的に再生不良性貧血を引き起こすことがある．セファロスポリン系抗菌薬は赤血球に結合しハプテンとなりやすく，抗菌薬＋赤血球に対する抗体が産生されると，赤血球が脾臓で破壊される．赤血球に結合したセファロスポリン系抗菌薬に対してできた抗体に，さらに補体が結合して溶血性貧血を起こすこともある.

• **抗てんかん薬**：フェニトイン，カルバマゼピン

注意点 これらの抗てんかん薬は葉酸の吸収阻害，葉酸代謝酵素の誘導などにより血清葉酸濃度を低下させ，巨赤芽球性貧血を引き起こす可能性がある.

• **抗リウマチ薬**：メトトレキサート，サラゾスルファピリジン，オーラノフィン

注意点 メトトレキサートはその葉酸代謝拮抗作用により，巨赤芽球性貧血を引き起こす可能性がある．サラゾスルファピリジンは，再生不良性貧血や溶血性貧血，巨赤芽球性貧血を引き起こす可能性がある．オーラノフィンは，再生不良性貧血や赤血球の造血が抑制される赤芽球癆を引き起こす可能性がある.

• **消化性潰瘍治療薬**：プロトンポンプ阻害薬（オメプラゾール，ランソプラゾール，ラベプラゾールなど），ヒスタミン H_2受容体拮抗薬（ファモチジン）

注意点 自己免疫性の溶血性貧血を引き起こす可能性がある.

・**抗ウイルス薬**：リバビリン，ラミブシン，オセルタミビル

注意点 リバビリンはハプテン型と自己抗体型の複合による免疫学的機序により，約30%の患者で溶血性貧血を引き起こす．ラミブシンおよびオセルタミビルも自己免疫型の溶血性貧血を引き起こす可能性がある．

・**プリンアナログ抗腫瘍薬**：フルダラビン，クラドリビン

注意点 自己免疫性の溶血性貧血を引き起こす可能性がある．

・**NSAIDs**：アスピリン，ジクロフェナク，イブプロフェン，ロキソプロフェンなど

注意点 NSAIDsや低用量アスピリンは消化性潰瘍により消化管出血を引き起こし，貧血となる可能性がある．

・**抗血栓薬**：チクロピジン，クロピドグレル

注意点 抗血栓薬は，出血傾向により貧血となる可能性がある．

・**経口糖尿病薬**：グリベンクラミド，アカルボース

注意点 これらの経口糖尿病薬は免疫学的機序による溶血性貧血を引き起こす可能性がある．

疑義照会の実践例

Common

症例1 抗凝固・抗血小板療法施行中の患者へのNSAIDs投与

・69歳，男性．腰痛改善目的で，近隣の整形外科クリニックより「イブプロフェン錠200 mg　1回1錠　1日3回」の処方箋を持って来局．お薬手帳を確認したところ，以前より●●大学病院から処方があり，心筋梗塞のため経皮経管冠動脈形成術（PTCA）施行後，「アスピリン錠100 mg　1回1錠」および「クロピドグレル錠75 mg　1回1錠」を各1日1回，継続的に服用していた．前回の処方箋の検査値を確認したところ，Hbは14.0 g/dLとやや低値ながらも正常範囲内で，今のところ腹痛もないが，イブプロフェンを処方してもよいか医師に確認した．

症例2 鉄剤による鉄欠乏性貧血治療中の患者における薬物相互作用の注意

・32歳，女性．急性膀胱炎の治療のため，「ミノサイクリン錠100 mg　1回1錠　12時間ごと」の処方箋を持って来局．検査値を確認したところ，Hbが10.6 g/dLと低値を示していた．お薬手帳を確認したところ，他院から「クエン酸第一鉄ナトリウ

ム錠 50 mg　1 回 2 錠　1 日 2 回」が処方されていた．テトラサイクリン系抗菌薬とクエン酸第一鉄ナトリウムの併用により，相互に吸収が阻害される可能性があるため，2～4 時間をあけて服用するよう服薬指導してもよいか医師に確認した．

症例 3　生活習慣による赤血球増多症の患者での注意点

- 58 歳，男性．「アジルサルタン錠 20 mg　1 回 1 錠　1 日 1 回」「トリクロルメチアジド錠 2 mg　1 回 2 錠　1 日 2 回」の処方箋を持って来局．検査値を確認すると，Hb が 18.6 g/dL と高値を示していたが，それ以外の検査値に異常は認められなかった．喫煙歴 1 日 20 本を 30 年間．利尿薬により血液が濃縮され，Hb がさらに増加する可能性があるため，医師に確認した．

Critical

症例 1　NSAIDs による消化管出血疑い

- 63 歳，男性．変形性膝関節症のため，「ロキソプロフェンナトリウム錠 60 mg　1 回 1 錠　1 日 3 回」「ミソプロストール錠 200 μg　1 回 1 錠　1 日 4 回」90 日分の処方箋を持って来局．検査値を確認すると，Hb が 13.2 g/dL と低値を示していたが，それ以外の検査値に異常は認められなかった．これまで何度か同様の処方がなされており，聞き取りしたところ，消化性潰瘍の既往歴なし，腹痛などの症状も今のところなく，最近，黒色の便が出ることがあるとのことであった．黒色便について医師には伝えていないため，ロキソプロフェンナトリウムを継続してもよいか医師に確認した．

症例 2　薬剤性溶血性貧血疑い

- 56 歳，女性．ヘリコバクター・ピロリ菌（*Helicobacter pylori*）除菌のため，「ラベプラゾールナトリウム錠 10 mg　1 回 1 錠」「アモキシシリン錠 250 mg　1 回 3 錠」「クラリスロマイシン錠 200 mg　1 回 1 錠」を各 1 日 2 回，7 日間経口投与中の患者．以前より貧血気味であったが，処方箋の検査値では，Hb に異常は認められなかった（12.5 g/dL）．除菌療法施行中に，貧血様症状（顔面蒼白，易疲労感，倦怠感，頭重感など）を自覚し，相談のため来局されたので，医師に連絡した．

トレーシングレポートの記載例

- 36歳，女性．「クエン酸第一鉄ナトリウム錠50 mg　1回2錠　1日2回」処方．RBCが4.12×10^{12}/Lと正常範囲内に戻ったことを理由に，ここ最近，服用されないことが多いようです．
- 72歳，女性．慢性腎臓病で透析施行中の患者．腎性貧血のため，Hbが10.2 g/dLと低値を示しており，エポエチン アルファ（遺伝子組換え）投与中とのこと．鉄補給のためのサプリメントやビタミン剤などを購入されました．
- 38歳，女性．術後乳がんの化学療法施行中の患者．RBCが3.42×10^{12}/L，Hbが10.4 g/dLと低値を示しています．貧血対策のため，鉄補給のためのサプリメントや漢方薬（当帰芍薬散，十全大補湯）を購入されました．

（中川 貴之）

2 白血球

基準範囲

白血球数（WBC）[10^9/L]　男性：2.9～10.7，女性：2.6～9.6

上昇の要因	低下の要因
・細菌感染症 ・炎症（肺炎，虫垂炎，扁桃炎，外傷，炎症性疾患） ・白血病 ・ストレス，妊娠，喫煙 ・副腎皮質ステロイド	・ウイルス感染症，細菌感染重症例 ・骨髄障害（放射線照射，抗がん薬投与など） ・血液疾患（再生不良性貧血，悪性貧血，急性骨髄性白血病など） ・全身性エリテマトーデス ・薬剤性

薬学管理上のチェックポイント！

☑ WBC は，顆粒球（好中球，好酸球，好塩基球）や単核球（リンパ球，単球）など貪食能，殺菌能，免疫機能などをもった細胞群からなっており，感染防御に中心的な役割を担っている．WBC 分画では好中球が最も多く（50～70%），リンパ球（20～40%），単球（3～6%），好酸球（2～5%），好塩基球（0.2～1%）の順に多い．よって，WBC は好中球数の変動を反映することが多いが，各構成細胞の絶対数は，WBC 分類の成績から換算する必要がある．

☑ WBC が基準値よりも大きい場合，細菌感染症，炎症，組織破壊，ストレス，アレルギー性疾患，白血病などの可能性がある．一方，抗炎症作用や免疫抑制作用をもつ副腎皮質ステロイドによって WBC は増加する．これは副腎皮質ステロイドにより好中球の血管外遊出が抑制され血中にとどまるためで，リンパ球や好酸球は減少しているものの，これらの総和として WBC は増加する．

☑ WBC の低下は，多くの場合，好中球の減少が原因であり，再生不良性貧血，放射線照射，抗がん薬投与などによる造血幹細胞の障害や，成熟好中球の消費，破壊の亢進が原因となる．一般的に，WBC が 2×10^9/L を下回ると感染症のリスクが高まり，1×10^9/L 未満では無顆粒球症，好中球減少症の可能性がある．通常，WBC が低下しても症状が現れることはなく，感染により発熱などの症状が出た時点で血液検査を行ってはじめて無顆粒球症が判明することが多い．

☑ WBC が低下した場合，まず薬剤性の好中球減少症を考える．抗がん薬や一部の免疫抑制薬のほか，抗精神病薬（クロルプロマジン，クロザピン），抗てんかん薬（カルバマゼピン，フェニトイン)，NSAIDs（インドメタシン，ジクロフェナク)，抗不整脈薬（プロカインアミド）やβ-ラクタム系抗菌薬は，骨髄造血細胞に対する直接毒性により，通常緩徐にWBCを減少させる(発症までに数週間以上を要する)．一方，免疫学的機序（アレルギー性）によりWBCが低下する場合，その発症は一般に急速で，過去にその薬物に感作されていると1時間～1日以内に生じうる．ほとんどすべての薬物が無顆粒球症，好中球減少症を引き起こす可能性があるが，特に抗甲状腺薬(チアマゾール，プロピルチオウラシル)，抗血栓薬（チクロピジン，クロピドグレル)，消化性潰瘍治療薬（ファモチジン，ランソプラゾール)，トリメトプリム・スルファメトキサゾール，β-ラクタム系抗菌薬，NSAIDsなどで発生しやすい．このような薬剤が処方されている場合，無顆粒球症，好中球減少症を起こす可能性のある医薬品を処方していることを認識し，WBCの低下傾向が認められれば，原因薬剤の減量あるいは投与中止を検討するため医師に報告すべきである．

要注意医薬品

- **抗がん薬，抗ウイルス薬，一部の免疫抑制薬**

注意点 骨髄抑制により用量依存的にWBC減少させる．

- **抗甲状腺薬**：プロピルチオウラシル，チアマゾール

注意点 無顆粒球症の発症頻度は0.2～0.5%．ほとんどの例では投与開始後3ヵ月以内に発症する．

- **抗菌薬**：クロラムフェニコール，β-ラクタム系抗菌薬（ペニシリン系，セフェム系)，ストレプトマイシン，トリメトプリム・スルファメトキサゾールなど

注意点 免疫学的機序(アレルギー性)によりWBC低下を引き起こす可能性がある．β-ラクタム抗菌薬は骨髄造血細胞に対する毒性も持つ．

- **NSAIDs**：インドメタシン，ジクロフェナクなど

注意点 インドメタシン，ジクロフェナクは骨髄造血細胞に対する毒性を持つ．ほかの多くのNSAIDsも免疫学的機序（アレルギー性）によりWBC低下を引き起こす可能性がある．

- **抗精神病薬・抗うつ薬**：フェノチアジン系抗精神病薬（クロルプロマジンなど)，三環系抗うつ薬（アミトリプチリンなど)

注意点 クロルプロマジンは骨髄造血細胞に対して毒性を持ち，用量依存的に好中球を減少させる．

- **経口糖尿病薬**：メトホルミン，ピオグリタゾン，クロルプロパミドなど

注意点 免疫学的機序（アレルギー性）によりWBC低下を引き起こす可能性がある.

- **ヒスタミンH_1受容体拮抗薬，ヒスタミンH_2受容体拮抗薬**

注意点 免疫学的機序（アレルギー性）によりWBC低下を引き起こす可能性がある.

- **抗血栓薬**：チクロピジン，クロピドグレル

注意点 免疫学的機序（アレルギー性）によりWBC低下を引き起こす可能性がある. チクロピジンは，投与開始後2ヵ月以内は原則として2週に1回，血球算定（白血球分画を含む）を行う必要があり，白血球減少が認められた場合，ただちに投与を中止する．白血球減少症の患者には禁忌である.

- **副腎皮質ステロイド全身投与**（WBC，特に好中球数増加）

注意点 好酸球・好塩基球・リンパ球を減少させるが，好中球の血中から組織への移行を抑制するため，全体としてWBCは増加する.

疑義照会の実践例

Common

症例1 副腎皮質ステロイドによる好中球数増加

- 48歳，男性．重症気管支喘息治療のため，「プレドニゾロン錠5 mg　1回2錠　1日4回」の処方箋を持って来局．すでに同様の処方を何度かくり返しているが，今回，検査値を確認すると，WBC 12.2×10^9/Lと前回よりも増加していた．副腎皮質ステロイドによる好中球数増加の可能性があるため，プレドニゾロン錠の減量について，医師に確認した.

症例2 化学療法施行による骨髄抑制時のステロイド外用剤の再開

- 45歳，女性．●●大学病院にて乳がんの術後TC療法（ドセタキセル＋シクロホスファミド）を外来通院で施行中の患者．乳がん治療のため，アトピー性皮膚炎の治療をいったん中止していたが，皮膚状態が悪化し治療を再開したいと，今回，近隣の皮膚科クリニックから以前用いていたタクロリムス軟膏0.1%の処方箋を持って来局．●●大学病院の前回の処方箋の検査値を確認すると，Hb 9.6 g/dL，WBC 2.6×10^9/L，PLT 92×10^9/Lといずれも低値を示していたため，タクロリムス軟膏を再開してもよいか，医師に確認した.

Critical

症例1 化学療法施行による骨髄抑制時の抗ウイルス薬の開始

- 79歳，男性．大腸がんの術後補助化学療法としてFOLFOX療法を外来通院で施行中の患者．ヒトサイトメガロウイルスの再活性化により「バルガンシクロビル錠450 mg　1回2錠　1日2回」の処方箋を持って来局．処方箋の検査値を確認したところ，WBC 1.6×10^9/L，PLT 66×10^9/Lと低値を示していたため，バルガンシクロビル錠を処方してもよいか医師に確認した（バルガンシクロビルは好中球数500/μL未満またはPLT 25×10^9/L未満など，著しい骨髄抑制が認められる患者には禁忌）．

症例2 免疫抑制薬投与中にWBCが減少している患者での薬物相互作用

- 36歳，男性．15年前に腎移植を行い，タクロリムス，ミコフェノール酸モフェチル，メチルプレドニゾロンを継続的に処方されている患者．検査値を確認するとWBC 1.3×10^9/Lと低値を示していた．今回，これら免疫抑制薬に加え，「イトラコナゾール錠100 mg　1回1錠　1日1回」の処方をされたが，イトラコナゾールによるCYP3A4阻害作用によりタクロリムスの血中濃度が上昇し，易感染性となる可能性があるため，イトラコナゾールを他剤に変更，もしくは中止できないか，医師に確認した．

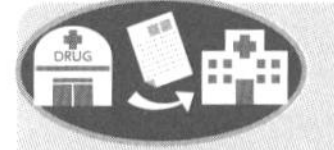

トレーシングレポートの記載例

- 28歳，女性．バセドウ病治療のため，抗甲状腺薬「プロピルチオウラシル錠50 mg　1回2錠　1日3回」の処方箋を持って来局．検査値を確認したところ，WBCが2.4×10^9/Lと低値を示していました．定期的な血液検査も実施しているとのことですが，このたび，口内に発赤が認められたため，OTC薬のステロイド軟膏口内炎用（トリアムシノロンアセトニド）を購入されました．
- 56歳，女性．関節リウマチの治療のため，「メトトレキサートカプセル2 mg　1回1カプセル　日曜日1日2回および月曜日1日1回」の処方箋を持って来局．処方箋の検査値を確認したところ，WBCが2.8×10^9/Lとやや低値を示していました．お薬手帳を確認したところ，近隣の皮膚科クリニックから，アトピー性皮膚炎のためベタメタゾンジプロピオン酸エステル軟膏の処方を最近開始されておられます．
- 62歳，女性．再発子宮頸がんのためシスプラチンによる化学療法施行中の患者．今回持ってこられた処方箋の検査値を確認したところ，WBCが1.4×10^9/Lと低値を示しており，ご本人も心配されておられます．聞き取りしたところ，医師には伝えていないそうですが，免疫力を高めるというサプリメントをインターネットにて購入し，服用されておられるそうです．

(中川 貴之)

3 血小板

基準範囲

血小板数（PLT）[10^9/L]　男性：96～384，女性：110～393

上昇の要因	低下の要因
・本態性血小板血症（骨髄増殖性疾患），真性多血症 ・二次性血小板増多症（炎症性疾患，感染症，出血，鉄欠乏症，溶血，悪性腫瘍，脾臓摘出）：エリスロポエチン産生増加による	・血小板産生低下（白血病，リンパ腫，再生不良性貧血，抗がん薬投与など） ・脾腫（肝硬変，骨髄線維症）による血小板取り込み ・血小板の大量消費や破壊亢進（免疫性血小板減少症，血栓性血小板減少性紫斑病，敗血症，播種性血管内凝固症候群，薬剤性など） ・HIV やその他のウイルス感染 ・妊娠後期（妊娠性血小板減少症）

薬学管理上のチェックポイント！

☑ PLT が増加する血小板増多症（400×10^9/L 以上）は，骨髄増殖性疾患に伴う本態性血小板血症と，ほかの疾患が原因となる二次性血小板増多症に大別される．二次性血小板増多症では，1,000×10^9/L を超えることは少なく，その原因として慢性炎症性疾患，感染症，出血，鉄欠乏症，溶血，悪性腫瘍，脾臓摘出後などがあり，慢性出血（鉄欠乏性貧血含む）が原因となる頻度が高い．二次性血小板増多症では，肝臓や脾臓が腫大することがあるが，異常な出血や血液凝固などの症状はほとんどみられず，多くの場合，経過観察となる．

☑ PLT が低下する場合，50～150×10^9/L で軽症，20～50×10^9/L で中等症，20×10^9/L 以下で重症と考えられ，初期症状には皮膚や粘膜の出血（点状出血，斑状出血）が多くみられ，進行に伴い出血傾向が悪化する．さまざまな原因が考えられるが，血小板の産生低下，脾臓への取り込み，消費や破壊亢進により PLT 数が減少する．免疫学的機序により薬剤性に血小板減少症が生じることも多く，薬剤の関与が疑われた場合は，ただちに投与を中止する．比較的重症の PLT 減少が生じ出血傾向の頻度が高い医薬品として，金製剤，トリメトプリム・スルファメトキサゾール，キニジンなどが挙げられる．金製剤の場合，投与して長時間が経過してから PLT 減少が生じ（平均 120～180 日），回復も遅い．また，チクロピジン，クロピドグレル，インターフェロン，シルデナフィルでは，血栓性血小板減少性紫斑病（TTP）が発症することがある．

☑ ヘパリン投与の5〜14日後に，内科的使用の場合約0〜3.5%，外科的使用の場合は2.7〜5.0%でヘパリン起因性血小板減少症（HIT）が生じる．出血はまれであるが，逆に血小板の過剰な凝集により動脈あるいは静脈血栓症に至り，生命を脅かすこともある．ヘパリン投与をただちに中止し，ほかの抗凝固薬（アルガトロバンや第Ⅹa因子阻害薬）による治療を行う．

☑ 特発性血小板減少性紫斑病（ITP）の原因に，ヘリコバクター・ピロリ菌が関連する場合があり，ヘリコバクター・ピロリ菌陽性の患者の場合，除菌療法を実施する．ヘリコバクター・ピロリ菌除菌に成功した約半数でPLT増加が認められる．

☑ PLTが大幅に減少し，出血している患者，あるいは出血傾向にある患者に抗凝固薬や抗血小板薬は禁忌となる．また，重篤な血液の異常のある患者にNSAIDsは禁忌となる．しかしPLTが減少していても，HITや播種性血管内凝固症候群（DIC）のように，血栓・塞栓が亢進した状態では，抗凝固薬が用いられることもある．

要注意医薬品

・未分画ヘパリン，低分子ヘパリン

注意点 ヘパリン起因性血小板減少症が生じる可能性がある．

・抗血小板薬：チクロピジン，クロピドグレル

注意点 血栓性血小板減少性紫斑病が生じる可能性がある．クロピドグレルは投与から2週間以内に発症する可能性が高い．

・NSAIDs・解熱性鎮痛薬：アスピリン，ジクロフェナク，インドメタシン，イブプロフェン，アセトアミノフェンなど

注意点 NSAIDsはPLT機能異常を起こすことがあり，PLTが大幅に減少し，出血している，あるいは出血傾向にある患者には禁忌である．また，NSAIDsや消化管出血や失血による貧血によりPLTが低下することもある．さらに，再生不良性貧血を引き起こす可能性もある．アセトアミノフェンもNSAIDsより頻度は少ないが，上記と同様の注意を払う必要がある．

・抗菌薬：リファンピシン，バンコマイシン，トリメトプリム・スルファメトキサゾール

注意点 PLT膜タンパクと結合して抗体を産生し，PLT減少を引き起こす可能性がある．比較的重症のPLT減少が生じ，出血傾向の頻度も高い．

・**利尿薬**：ヒドロクロロチアジド

注意点 PLT 減少を引き起こす可能性がある．

・**抗不整脈薬**：キニジン

注意点 PLT 膜タンパクと結合して抗体を産生し，PLT 減少を引き起こす可能性がある．比較的重症の PLT 減少が生じ，出血傾向の頻度も高い．

・**ヒスタミン H_2 受容体拮抗薬**：シメチジン，ラニチジン，ファモチジン

注意点 PLT 減少を引き起こす可能性がある．

・**抗てんかん薬**：バルプロ酸，カルバマゼピン

注意点 バルプロ酸は投与後数ヵ月〜半年後に用量依存性に PLT 減少を引き起こしやすい．カルバマゼピンは免疫学的機序により PLT 減少を引き起こす可能性がある．

・**スルホニル尿素薬**：クロルプロパミド

注意点 PLT 減少を引き起こす可能性がある．

・**金製剤，ペニシラミン**

注意点 投与後数ヵ月〜半年後に用量依存性に PLT 減少を引き起こしやすい．比較的重症の PLT 減少が生じ，出血傾向の頻度も高い．また，金製剤は PLT 減少からの回復が遅い．

・**インターフェロン製剤**

注意点 機序は明らかでないが，PLT 産生を障害し，高頻度に PLT 減少を引き起こす．

疑義照会の実践例

Common

症例 1 鉄欠乏症による二次性血小板増多症

• 40 歳，女性．鉄欠乏性貧血治療のため，「硫酸鉄錠 105 mg　1 回 1 錠　1 日 2 回」を継続的に処方されている患者が来局．処方箋の検査値を確認すると，Hb 10.8 g/dL，WBC 6.2×10^9/L，PLT 683×10^9/L と，Hb は低値を，PLT は高値を示していた．鉄欠乏性貧血による二次性血小板増多症の可能性があるため，硫酸鉄は継続してよいか，医師に確認した．

症例2 特発性血小板減少性紫斑病治療中の患者でのNSAIDs投与

- 62歳，女性．以前，●●大学病院にて特発性血小板減少性紫斑病治療のため，ヘリコバクター・ピロリ除菌療法（ラベプラゾールナトリウム，アモキシシリン，クラリスロマイシンの併用）を施行された患者．今回，近隣の整形外科より，変形性関節症治療のため，「ロキソプロフェンナトリウム錠60 mg　1回1錠　1日3回」および「エソメプラゾールマグネシウム水和物錠20 mg　1回1錠　1日1回」の処方箋を持って来局．検査値を確認すると，PLT 136×10^9/L とやや低値を示していたが，それ以外の検査値に異常は認められなかった．出血のリスクを考慮し，ロキソプロフェンを減量した方がよいか，医師に確認した．

症例3 インターフェロン製剤で治療を受けたC型慢性肝炎で血小板が減少している患者への小柴胡湯エキス顆粒（一般用漢方製剤）の処方

- 68歳，女性．C型慢性肝炎に対してインターフェロンを含む治療で無効となり，今回，「ダクラタスビル塩酸塩・アスナプレビル・ベクラブビル塩酸塩配合錠　1回2錠　1日2回」の処方箋を持って来局．以前より，慢性肝炎における肝機能障害の改善目的で小柴胡湯エキス顆粒（一般用漢方製剤）を自ら購入し服用していたが，今回の処方箋の検査値を確認すると，PLT 86×10^9/L と低値を示しており，小柴胡湯エキス顆粒（医療用漢方製剤）は禁忌に該当するため，医師に確認した．

Critical

症例1 クロピドグレルによる血栓性血小板減少性紫斑病疑い

- 85歳，男性，7日前に狭心症のため経皮的冠動脈インターベンション（PCI）を施行し，手術3日後に退院．退院後も，「アスピリン錠100 mg　1回1錠」および「クロピドグレル錠75 mg　1回1錠」各1日1回を継続するために処方箋を持って来局．検査値を確認すると，PLT 122×10^9/L と低値を示していた．今回，聞き取りを行うと，体がだるく，吐き気，筋肉痛を感じるようになったとのことであり，抗血小板薬は継続してよいか，医師に確認した．

トレーシングレポートの記載例

- 31歳，男性，外国人留学生．HIV感染のため抗ウイルス化学療法剤として，「エルビテグラビル・コビシスタット・エムトリシタビン・テノホビルアラフェナミドフマル酸塩配合錠　1回1錠　1日1回」の処方を継続されている患者が来局．検査値を確認すると，Hb 10.5 g/dL,

WBC 7.6×10^9/L，PLT 128×10^9/L と PLT が低値を示していました．最近，手足にしびれや痛みがあるということで，海外より持参したアスピリン錠を服用しているようです．アスピリンは手足のしびれや痛みには効かない上，血小板が減少しているので，出血のリスクが高いことを説明し，アスピリンの服用を中止するよう伝えました．

- 86 歳，女性．切除不能進行・再発胃がんに対して S1 およびシスプラチンによる化学療法を外来にて施行中の患者．今回，持ってこられた処方箋の検査値では，Hb 11.2 g/dL，WBC 3.2×10^9/L，PLT 106×10^9/L といずれも低値を示していました．以前より出血しやすい体質で，漢方薬をよく服用されていたということで，数種類の漢方薬を購入されました．

（中川 貴之）

4 プロトロンビン時間-国際標準比

基準範囲

プロトロンビン時間-国際標準比（PT-INR） 0.8～1.2

上昇の要因	低下の要因
・ワルファリンや抗凝固薬の使用 ・血液凝固因子の欠乏 ・肝機能の著しい低下 ・ワルファリン服用患者における薬物代謝酵素の阻害	・納豆やビタミンKの摂取（ワルファリン服用時に注意を要する） ・ワルファリン服用患者における薬物代謝酵素の誘導

薬学管理上のチェックポイント！

- ☑ プロトロンビン時間（PT）は血液検体に組織トロンボプラスチンとカルシウムイオンを添加してからフィブリンが析出するまでの時間とされる．PTは測定に使用される試薬によって差が生じるため，多くの場合，患者血液のPTを正常血液のPTで割ったPT-INRが凝固能の検査値として用いられる．
- ☑ PT-INRの正常値は1.0付近となるが，血栓塞栓症予防や心臓の弁置換術後には血液凝固能の低下を目的として薬物を用いてPT-INRが高く維持されることがある．そのため，測定されたPT-INRの評価にあたっては，抗凝固薬の有無を確認するなど患者の治療内容を把握することが必要となる．
- ☑ ワルファリンによる血液凝固能の変化はPT-INRによって感度よく検出できるため，ワルファリンを用いた治療ではPT-INRの目標域が設定され，定期的なモニタリングが行われることが一般的である．ワルファリンを服用している患者では，血液凝固能の低下に伴う出血のリスクが高まるため，PT-INRの測定値が目標域にあるかどうかを確認するとともに，出血症状の有無をモニタリングすることが求められる．
- ☑ ビタミンKの摂取量変化や薬物代謝酵素の活性変化，肝機能の障害はワルファリンの作用に影響を及ぼすことがあるため，肝機能検査値，食事内容や他院からの処方もあわせて定期的に確認する必要がある．ワルファリンに関する服薬アドヒアランスが不良な患者ではPT-INRが不安定になることがある．
- ☑ 直接作用型経口抗凝固薬（DOAC）の使用によってもPT-INRの値が変動することがあるが，血液凝固能の低下がPT-INRに反映される程度はワルファリンと比較すると小さいとされている.

要注意医薬品

• **抗凝固薬**：ワルファリン

注意点 ワルファリンを用いた治療ではPT-INRの目標域が設定される．通常，その範囲はPT-INRの基準範囲よりも高い.

• **抗凝固薬**：アピキサバン，エドキサバン，リバーロキサバン，ダビガトランなど

注意点 これらの薬剤によってPT-INRの値が低下する可能性があるが，ワルファリンと比較すると，その程度は小さいと考えられている.

※ワルファリンと相互作用を示す医薬品

多くの医薬品がワルファリンと相互作用を示すことが知られている．薬物相互作用に伴うワルファリンの薬効変化はPT-INRに反映されるため，相互作用が疑われる場合は，症状だけでなくPT-INRのモニタリングが重要となる．代表的な相互作用を以下に記載する.

①**ビタミンK，ビタミンK含有製剤**：メナテトレノン，フィトナジオンなど

注意点 ワルファリンのビタミンK依存性凝固因子の生合成阻害作用と拮抗し，ワルファリンの効果を減弱させる．メナテトレノンとワルファリンは併用禁忌である.

②**アゾール系抗真菌薬**：ミコナゾール，イトラコナゾール，フルコナゾール，ボリコナゾールなど

注意点 肝臓でのワルファリンの代謝を阻害し，ワルファリンの作用を増強する可能性がある．ミコナゾールとワルファリンは併用禁忌である.

③**抗てんかん薬**：フェノバルビタール，カルバマゼピンなど

注意点 ワルファリンとの併用時に，ワルファリンの作用を減弱する可能性がある．肝薬物代謝酵素の誘導によると考えられている.

④**解熱鎮痛消炎薬**：セレコキシブ，ブコローム，メロキシカム，ロルノキシカム

注意点 肝臓でワルファリンを代謝する酵素CYP2C9を阻害する.

⑤**解熱鎮痛消炎薬**：アスピリン，イブプロフェン，インドメタシン，ジクロフェナク，ロキソプロフェンなど

注意点 血小板凝集抑制作用により出血傾向が助長される.

⑥**解熱鎮痛消炎薬**：アセトアミノフェン，トラマドール

注意点 機序は不明であるが，ワルファリンの作用を増強することがある.

⑦**抗がん薬**：フルオロウラシル系製剤，イマチニブ，ゲフィチニブ，エルロチニブなど

注意点 ワルファリンの作用を増強することがある．また，これらの抗がん薬によって肝障害が引き起こされ，PT-INR が上昇することがある.

疑義照会の実践例

Common

症例 ワルファリン投与量に関する確認

- 数ヵ月前に心臓の手術を受け，現在は通院して治療を受けている患者が来局した．「ワルファリン 1 mg　1 日 2 回」服用であり，手術直後における処方と同様であるが，PT-INR は退院時の値より減少していた．他院からの処方はなく，OTC 薬や漢方薬などの使用はしていないことを確認した．また患者によると，退院後は納豆など病院や薬局で指示された食事には気をつけているが，食事は入院時よりたくさん摂っているようであった．処方医に疑義照会を行ったところ，ワルファリンは「1.5 mg　1 日 2 回」服用に変更となったこと，PT-INR の目標域には変更がないことを確認した．ワルファリンによる治療中は食事量の変化により薬効が変動しやすいことに注意が必要である．また，PT-INR の目標域変更に伴って，適正なワルファリン投与量も変更する必要がある.

Critical

症例 薬物相互作用による PT-INR の変化への注意

- かかりつけ医に通院し，ワルファリンを継続して服用している患者が来局した．久々の来局であったが，非小細胞肺がんに対して手術と抗がん薬による治療を受けるため，入院していたとのことだった．今回もかかりつけ医からの処方であったが，ワルファリンの投与量は「2.25 mg　1 日 2 回」から「1.5 mg　1 日 2 回」へ変更となっていた．また，測定された PT-INR は前回測定時より大きく上昇していた．患者によると，がん治療を受けていることはかかりつけ医に伝えたが，お薬手帳を家に忘れたため，抗がん薬の具体的な名前まで伝えていないとのことだった．相互作用の可能性を疑い抗がん薬を確認したところ，エルロチニブが他院より処方されていたことが判明した．かかりつけ医に疑義照会を行い，患者がエルロチニブを服用していることを伝え，ワルファリンの投与量を再度確認した.

トレーシングレポートの記載例

- 循環器内科にて，ワルファリンを含む治療を受けている患者．PT-INR が低値であったため，服薬状況を確認したところ，同時に処方されたアムロジピンと間違え服用していたことが判明した．そこで，トレーシングレポートにて患者の服薬状況を報告し，一包化の提案を行った．処方医への報告後，ワルファリンがリバーロキサバンに変更となった．患者は高齢による認知症症状がみられ，薬の飲み忘れが多いようであった．リバーロキサバンへの変更後も服用状況を確認し，定期的にトレーシングレポートにて処方医へ報告を行った．

（中川 俊作）

薬学的管理に活かす処方箋検査値のチェックポイント

5 肝機能

基準範囲

アスパラギン酸アミノトランスフェラーゼ（AST）［U/L］　12～30
アラニンアミノトランスフェラーゼ（ALT）［U/L］　男性：10～42　女性：7～27
総ビリルビン（T-Bil）［mg/dL］　0.3～1.3

上昇の要因	低下の要因
・肝機能障害，胆道閉塞	・腎不全
・急性肝炎，慢性肝炎，脂肪肝	・妊娠
・心筋梗塞や筋ジストロフィー	・ビタミンB_6欠乏

薬学管理上のチェックポイント！

☑ AST および ALT は逸脱酵素と呼ばれ，肝細胞の障害に伴って組織液や血液中に漏出する．このことから，共に肝機能障害の指標として用いられるが，組織分布や血液中の半減期にそれぞれ違いがあるため，AST と ALT の値を比較することで検査値異常の原因をある程度推測することが可能である．

☑ ビリルビンは肝臓において赤血球が分解された際に産生され，T-Bil は間接ビリルビンと直接ビリルビンの和として算出される．肝機能障害や胆道閉塞に伴って胆汁の十二指腸への排泄が阻害されると，肝臓で産生されたビリルビンが血液中に移行し，血液中における T-Bil 濃度が高値となることがある．そのため，T-Bil も AST および ALT と同様に，肝機能障害の指標として用いられる．

☑ 肝機能が大きく変化せず，胆道閉塞のみが起こっている場合には，血液中の AST および ALT は大きく変化せず，T-Bil は著しく高くなる傾向を示す．

☑ 肝機能障害のスコアである Child-Pugh 分類は，肝性脳症および腹水の有無，血清アルブミン値，T-Bil 値およびプロトロンビン時間をもとに算出される．医薬品の添付文書において投与量調節の基準として肝機能障害の有無が記載されることがあるが，これは Child-Pugh 分類を指標として判断される肝機能障害を指すことが多い．

要注意医薬品

- **解熱鎮痛消炎薬**：アセトアミノフェン
- **糖尿病治療薬**：メトホルミン
- **尿酸排泄促進薬**：ベンズブロマロン
- **利尿薬**：トルバプタン
- **抗がん薬**：テガフール・ウラシル，テガフール・ギメラシル・オテラシル，エベロリムス，パゾパニブ，クリゾチニブ，ラパチニブ，フルタミド，ホリナート
- **エンドセリン受容体拮抗薬**：ボセンタン
- **抗真菌薬**：テルビナフィン，ボリコナゾール
- **抗ウイルス薬**：エンテカビル，ネビラピン，アデホビル
- **その他**：デフェラシロクス，ペモリン
- **抗血小板薬**：チクロピジン

注意点 上記の薬剤は重篤な肝障害を引き起こす可能性があり，投与中は定期的に肝機能検査を行う必要がある．

- **解熱鎮痛消炎薬**：ジクロフェナク，ロキソプロフェンなど

注意点 肝障害の報告がある．

- **抗てんかん薬**：カルバマゼピン，バルプロ酸ナトリウム，フェニトイン

注意点 AST や ALT の上昇を伴うことがある．

- **抗リウマチ薬**：メトトレキサートなど

注意点 肝機能障害を引き起こすことがある．メトトレキサートによる有害反応の予防または治療を目的として葉酸製剤が用いられる．

疑義照会の実践例

Common

症例 肝機能の定期的なモニタリングが必要とされる医薬品

- 持続する腰痛のため通院にて治療を行っている患者．前回通院時から鎮痛薬としてアセトアミノフェンが処方され，今回，アセトアミノフェンの処方が2回目であった．「アセトアミノフェン　1日1,500 mg　28日分」の処方であったため，定期的な肝機能検査が必要であったが，患者に確認すると，ここ1年間は肝機能の検査を行っていないようであった．そこで処方医に疑義照会を行ったところ，肝障害の症

状は出現していないことから，継続投与とし，次回通院時に血液検査を行うこととなった.

Critical

症例 肝機能検査値に基づく投与量変更の提案

- 造血幹細胞移植後に真菌症の予防目的でボリコナゾールを服用している患者.「ボリコナゾール　1回200 mg　1日2回食間」という処方が継続された. 処方箋に記載された肝機能検査値ASTおよびALTが共に50 U/Lを超えており，T-Bil値は1.1 mg/dLであった. 軽度の肝機能障害が考えられたため，ボリコナゾール投与量の変更を意図として疑義照会を行った. その結果，今回の処方では，「ボリコナゾール　1回100 mg　1日2回」に変更となり，次回に再度肝機能検査を行うこととなった.

トレーシングレポートの記載例

- フルオロウラシル系薬剤による治療を行っている患者. 薬歴と共に処方箋に記載された検査値を継時的に記録していたところ，抗がん薬による治療開始時と比較して，肝機能検査値の継時的な上昇が認められた. 肝障害によると思われる症状の発現は認められなかったが，ASTやALTは基準値をわずかに上回っていたため，トレーシングレポートにて処方医に副作用モニタリングの結果と検査値の結果を報告した. 処方医からは，休薬・減量の基準に至っていないため，治療を継続するとの回答を得た.
- クロピドグレルを継続して服用している患者. 白内障手術のため入院し，入院中はクロピドグレルが休薬となっていた. 術後2週間目よりクロピドグレルが再開となったが，入院中から肝機能検査がなされていなかった. そこでトレーシングレポートにて，処方医に対してクロピドグレル投与再開の報告と肝機能検査実施の提案を行った.

（中川 俊作）

6 腎機能

基準範囲

血清クレアチニン（SCr）［mg/dL］　男性：0.65〜1.06　女性：0.46〜0.78
推算糸球体ろ過量（eGFR）［mL/分/1.73 m^2］

上昇の要因	低下の要因
・腎機能障害 ・脱水	・筋疾患やサルコペニアなどによる筋肉量の減少 ・初期の糖尿病性腎症 ・妊娠 ・大量輸液

薬学管理上のチェックポイント！

☑ クレアチニンは筋肉においてクレアチンから産生される．クレアチニンはそのほとんどが腎臓の糸球体から尿中へ排泄されることから，腎臓の排泄機能を間接的に評価する指標として用いられる．体内におけるクレアチニンの産生量は筋肉量に比例しており，性別によってクレアチニンの基準値が異なる主な要因となっている．

☑ 腎機能の低下に伴い糸球体ろ過量が低下すると SCr 濃度は上昇するため，SCr が高値を示した際には腎機能低下を原因とすることが多い．また，脱水により SCr が上昇することもある．一方，やせ型の体型，筋肉量が低下する疾患や大量の輸液によって SCr は低下する．

☑ eGFR も同じく腎機能の指標として用いられる．eGFR は年齢，SCr，性別から算出され，標準体型を仮定した糸球体ろ過量を表す．そのため，単位が mL/分/1.73 m^2 で表された eGFR は，年齢や性別を考慮した上で腎障害の有無を評価するための指標であることに注意を要する．

☑ eGFR を薬物の投与設計に用いる際には，体表面積での補正を行い，単位を mL/分とした eGFR を使用することが望ましい．またクレアチニンクリアランスは，腎排泄型薬物の投与設計にあたって標準的な指標として用いられるが，その推算には SCr に加えて，年齢，性別および体重が必要となる．

要注意医薬品

- **NSAIDs**：ジクロフェナク，ロキソプロフェンなど

注意点 急性腎障害の原因となることがある．漫然とした投与は避けることが望ましい．

- **ジギタリス製剤**：ジゴキシン

注意点 腎機能低下患者では，半減期が増大し，分布容積は減少する．ジゴキシンの投与設計は，腎機能，年齢および体重を基にすることが有用とされる．

- **マグネシウムやアルミニウムを含む製剤**：酸化マグネシウム，硫酸マグネシウム，乾燥水酸化アルミニウムゲル，カンゾウ末など

注意点 マグネシウムやアルミニウムは腎臓から排泄されるため，重度に腎機能が低下した患者では投与禁忌である．

- **糖尿病治療薬**：ピオグリタゾン，グリベンクラミド，メトホルミンなど

注意点 糖尿病治療薬の一部は腎機能低下時に投与禁忌とされるものがある．腎機能と医薬品の代謝・排泄経路に基づいて適切な選択を行うことが求められる．

- **オピオイド鎮痛薬**：モルヒネ

注意点 腎機能低下時には減量が求められる．オキシコドンやフェンタニルについては，モルヒネと比較して，腎機能低下の影響が小さいとされる．

- **造影剤**：イオパミドール，イオヘキソールなど

注意点 急性腎障害の原因となることがある．腎障害の予防を目的として，造影検査の前後で十分な補液を行うことが推奨される．

- **抗がん薬**：シスプラチン，メトトレキサート

注意点 腎障害の原因となることがある．また，腎臓から排泄されるため，腎機能低下時には投与量の調節が求められる．

- **抗菌薬**：バンコマイシン，テイコプラニン，アミカシン，アルベカシン，ゲンタマイシン

注意点 血中濃度と急性腎障害のリスクに相関があるため，腎障害予防を目的とした血中濃度モニタリングが推奨される．

• **抗ウイルス薬**：アシクロビル，バラシクロビル

注意点 腎障害の原因となることがある．また，腎臓から排泄されるため，腎機能低下時には投与量の調節が求められる．

• **抗精神病薬，抗てんかん薬**：炭酸リチウム，ガバペンチン，トピラマート，ラモトリギン

注意点 腎機能低下時には減量が必要である．また，目標血中濃度が設定され，血中濃度モニタリングが行われることがある．

• **免疫抑制薬**：シクロスポリン，タクロリムス

注意点 長期間にわたる服用により腎機能が悪化することがある．

疑義照会の実践例

Common

症例 腎機能に応じた投与量変更の提案

• かかりつけ医にて，アレルギー性鼻炎に対してレボセチリジンが処方された患者．他院における検査結果では，eGFR が 48.6 mL/分/1.73 m^2とされていた．レボセチリジンは「5 mg（1 錠） 1 日 1 回」が標準投与量であるが，腎機能に応じた調節が求められる．クレアチニンクリアランスが 80 mL/分未満の患者ではレボセチリジンを減量することが添付文書に記載されており，この患者の腎機能は減量基準に該当すると判断したため処方医に疑義照会を行った．その結果，レボセチリジンは「2.5 mg（0.5 錠） 1 日 1 回」服用へと変更となった．

Critical

症例 体表面積に応じた腎機能の評価と投与量変更の提案

• ダビガトランが処方された心房細動患者．ダビガトランの投与量は標準投与量（150 mg を 1 日 2 回投与）であった．患者は 80 代の女性であり，ダビガトラン処方時の SCr は 0.77 mg/dL，eGFR は 53.1 mL/分/1.73 m^2と処方箋に記載されていた．ダビガトランは腎機能に応じた投与量調節が必要であり，クレアチニンクリアランスが 50 mL/分未満の患者では減量を行う必要がある．この患者の腎機能検査値は一見正常範囲内であるが，身長と体重を考慮してクレアチニンクリアランスを算出すると，44.0 mL/分と計算された．また，体表面積で補正した eGFR は 40.0 mL/分/と推算された．いずれの場合も減量基準以下であったため，処方医に疑義照会を行ったところ，ダビガトランは 110 mg を 1 日 2 回投与へと変更となった．

トレーシングレポートの記載例

- 整形外科に通院し，ロキソプロフェンとレボフロキサシンの錠剤が処方された患者．レボフロキサシンの処方は今回が初めてだった．2剤のいずれも頻度は低いが，腎機能障害を引き起こすことが報告されている．また，患者には慢性的な関節痛があり，ロキソプロフェンはここ数年継続して処方されている．しかし患者によると，これまでに腎機能の検査がなされていないようだったため，トレーシングレポートにて処方医へ腎機能検査の提案を行った．その結果，次回来院時に腎機能を含め血液検査が行われる予定との回答があった．

（中川 俊作）

7 カリウム

基準範囲

カリウム（K）［mEq/L］ 3.6～4.8

上昇の要因	低下の要因
・腎不全，低アルドステロン症，利尿薬，ACE阻害薬，ARBなどによる腎臓からの排泄低下 ・アシドーシスや組織破壊による細胞内カリウムの漏出 ・カリウム製剤，輸血や輸液による過剰摂取	・原発性・二次性アルドステロン症，尿細管性アシドーシス，下痢，嘔吐，利尿薬などによる体外への排泄増加 ・アルカローシス，甲状腺機能亢進症，インスリンやβ_2刺激薬による細胞内への移行

薬学管理上のチェックポイント！

- ☑ ヒトの細胞内外ではカリウム濃度の勾配が形成されており，この勾配は神経や筋肉の働きに重要な役割を果たす．一方で，血清カリウム濃度の大きな変動は神経や筋肉の異常な興奮につながる．高カリウム血症は，手足のしびれや不整脈などの症状を惹起し，低カリウム血症が重篤な場合には昏睡などの症状が生じる．
- ☑ カリウムは食事などとともに摂取され，その量は個人や食事内容によって大きく異なるにもかかわらず，血清中におけるカリウム濃度は一定に保たれている．これは腎臓からのカリウム排泄や細胞内外でのカリウムの移動によって調節されており，血清中のカリウム濃度やアルドステロン濃度が重要な因子となる．
- ☑ カリウム製剤，カリウムの腎排泄を調節する利尿薬，抗アルドステロン作用を有する薬物やインスリンなどによって血清カリウム濃度は変化する．
- ☑ 体内に存在するカリウムの大部分は細胞内に存在し，血清中のカリウム濃度は細胞内の濃度と比較すると極めて小さい．そのため，血清カリウム濃度が異常となる際には，腎臓からの排泄量の変化や食事などからの吸収量の変化といった点だけでなく，薬物によって細胞内外のカリウム濃度が変化しているかについても考慮する．

要注意医薬品

- **利尿薬**：トリクロルメチアジド，フロセミド，スピロノラクトン，エプレレノン，トリアムテレンなど

注意点 チアジド系利尿薬やループ利尿薬は血清カリウム濃度を低下させ，カリウム保持性利尿薬は血清カリウム濃度を上昇させる．これらの医薬品が長期間投与されている場合は，定期的に血清カリウム濃度を確認することが重要である．

- **降圧薬**：ACE 阻害薬（カプトプリル，エナラプリル，リシノプリルなど），ARB（ロサルタン，カンデアサルタン，バルサルタンなど）

注意点 カリウムの体外への排泄を抑制するため，高カリウム血症の患者では注意を要する．

- **NSAIDs**：ジクロフェナク，ロキソプロフェンなど

注意点 カリウム排泄量を低下させることが知られている．

- **免疫抑制薬**：シクロスポリン，タクロリムス

注意点 腎臓におけるカリウム排泄を抑制させる働きがある．カリウム保持性利尿薬投与中の患者には禁忌である．

- **抗菌薬**：スルファメトキサゾール・トリメトプリム

注意点 トリメトプリムは血清カリウム濃度を上昇させると考えられており，カリウム保持に働く利尿薬や降圧薬との併用時には注意する．

- **漢方薬**：カンゾウを含む漢方薬

注意点 カンゾウに含有されるグリチルリチン酸は腎臓におけるナトリウムの再吸収とカリウムの排泄を促進する．そのため，低カリウム血症が生じやすくなると考えられている．

- **カリウム吸収抑制薬**：ポリスチレンスルホン酸カルシウム，ポリスチレンスルホン酸ナトリウム

注意点 低カリウム血症の原因となることがある．長期的に投与されている場合は，定期的に血清カリウム値をモニタリングし，その変化に注意する．

- **抗真菌薬**：アムホテリシン B

注意点 血清カリウム濃度を低下させることがある．

- **ジギタリス製剤**：ジゴキシン

注意点 低カリウム血症では，少量で中毒を起こすおそれがある．

疑義照会の実践例

Common

症例 カリウム値に基づく処方変更の提案

- 複数の医療機関に通院している患者．処方箋における検査値から，カリウムが低値であることが判明したが，SCr や eGFR は正常な範囲にあった．カリウムに関して過去の検査値は不明であったが，低カリウム血症による症状は認められなかった．薬物治療に伴う低カリウム血症を疑い，薬局およびお薬手帳から薬歴を検索したところ，血清カリウムへ影響を及ぼすものとして甘草を含む漢方薬の関与が疑われた．処方医へ疑義照会を行い，この漢方薬の必要性を確認したところ，服用は中止となり，次回通院時に再度血液検査を行うこととなった．

Critical

症例 高カリウム血症改善薬への介入

- 以前に，腎不全に伴う高カリウム血症が出現し，高カリウム血症改善薬による治療が行われていた患者．腎不全は入院中に起こったものであり，退院後，徐々に SCr の値は正常値まで回復した．一方，高カリウム血症改善薬は，かかりつけ医に通院している現在においても，処方が継続していた．最近，測定された血清カリウム濃度は正常値の下限付近であった．腎機能はすでに回復しており，高カリウム血症改善薬による低カリウム血症の懸念があったため，処方医へ疑義照会したところ，高カリウム血症改善薬は中止となった．

トレーシングレポートの記載例

- 処方箋に記載された血清カリウムが高い傾向を継続して示していた患者．最近，利尿薬の追加があったが，その頃から，こむら返りを訴えていた．脱水傾向による血清カリウム濃度の上昇を考え，トレーシングレポートにて経口補水液の使用を処方医へ提案したところ，受け入れられ，糖分の少ない補水液を使用するよう患者に推奨した．
- 高カリウム血症改善薬を継続服用しているにもかかわらず高カリウム血症が続く患者．服薬アドヒアランスを確認したところ，飲みにくくてほとんど服用していないこと，医師には伝えていないことが判明した．剤形の変更によるアドヒアランスの改善を考え，トレーシングレポートにて処方変更を提案したところ，処方医に受け入れられた．薬剤変更後は患者のアドヒアランスが改善し，血清カリウム濃度は正常範囲内となった．

（中川 俊作）

8 クレアチンキナーゼ

基準範囲

クレアチンキナーゼ（CK）［IU/L］　男性：61～257　女性：43～157

上昇の要因	低下の要因
・心筋梗塞 ・筋疾患（横紋筋融解症・重症筋無力症など） ・アルコール中毒 ・甲状腺機能低下症 ・悪性症候群 ・悪性腫瘍 ・激しい運動	・甲状腺機能亢進症 ・関節リウマチ ・全身性エリテマトーデス ・シェーグレン症候群 ・長期臥床（運動不足） ・妊娠

薬学管理上のチェックポイント！

☑ CK は骨格筋，心筋，平滑筋，脳などに多く存在する酵素で，障害を受けると血中に逸脱し高値を示す．

☑ スタチン系薬剤やフィブラート系薬剤の重大な副作用として横紋筋融解症が知られ，CK が上昇する．服用開始後に CK 上昇とともに筋肉痛・脱力感，手足のしびれなどを認めた場合，横紋筋融解症の可能性があるので，投与開始後は患者にそのような自覚症状が現れていないか確認するとともに，CK を定期的に確認する必要がある．特に高齢者や腎機能障害患者の場合は注意を要する．

☑ 薬剤性以外にも上昇の要因があるため，CK 上昇を認めた場合は患者から積極的に情報収集する必要がある．

☑ CK が低値を示す場合，特に気になる症状がない場合は筋肉量や運動量が少ないためであることが多いので，それほど心配する必要はないが，自覚症状の有無については患者に確認する必要がある．

要注意医薬品

- **HMG-CoA 還元酵素阻害薬**：アトルバスタチン，フルバスタチン，プラバスタチン，シンバスタチン，ピタバスタチンなど
- **フィブラート系薬剤**：クリノフィブラート，フェノフィブラート，ベザフィブラート，

クロフィブラートなど
- **ニューキノロン系抗菌薬**：オフロキサシン，ノルフロキサシン，シプロフロキサシン，レボフロキサシンなど
- **マクロライド系抗菌薬**：クラリスロマイシンなど
- **キサンチン系気管支拡張薬**：テオフィリン，アミノフィリン など
- ***β*-ラクタム系抗菌薬**：ピペラシリン，セフカペンピボキシル，ファロペネム，タゾバクタム・ピペラシリンなど

注意点 上記薬剤では，副作用として横紋筋融解症が起こり，CK が上昇する可能性がある．

- **甘草を含む漢方薬**：小柴胡湯，芍薬甘草湯，小柴胡湯など

注意点 低カリウム血症の結果として横紋筋融解症が起こり，CKが上昇する可能性がある．

- **免疫チェックポイント阻害薬**：ニボルマブ，ペムブロリズマブ，アテゾリズマブなど

注意点 副作用として横紋筋融解症や重症筋無力症が起こり，CKが上昇する可能性がある．

- **神経系に作用する薬剤**：エチゾラム，ブロムペリドール，ハロペリドール，リスペリドン，ペロスピロンなど
- **抗うつ薬**：クロミプラミン，マプロチリンなど

注意点 副作用として横紋筋融解症や悪性症候群が起こり，CKが上昇する可能性がある．

- **パーキンソン病治療薬**：レボドパ製剤，ドパミンアゴニスト，MAO-B 阻害薬，COMT 阻害薬，ドロキシドパ，アマンタジン，抗コリン薬，ゾニサミドなど

注意点 副作用として悪性症候群が起こり，CK が上昇する可能性がある．

疑義照会の実践例

Common

症例 1 薬剤併用による CK 上昇

- テオフィリン服用患者がクラリスロマイシンを開始したところ，CK 上昇を認め，震えが出現した．併用による横紋筋融解症が疑われたため，医師に連絡した．

症例2 抗精神病薬による CK 上昇

- 統合失調症患者にハロペリドールを開始したところ，CKが上昇し発熱を確認した．悪性症候群を疑い，医師に連絡した．

症例3 漢方薬による CK 上昇

- 気管支炎の患者が小柴胡湯開始後，筋肉痛を訴えたので，検査値を確認したところ，カリウム値低下およびCK上昇が認められたため，甘草による低カリウム血症に起因する横紋筋融解症の可能性があるため医師に連絡した．

Critical

症例1 HMG-CoA 還元酵素阻害薬による CK 上昇

- シンバスタチン開始後にCK上昇を認め，患者からの聞き取り調査で手足のしびれが確認され，横紋筋融解症の可能性があるため医師に連絡した．

症例2 免疫チェックポイント阻害薬による CK 上昇

- 肺癌治療でニボルマブを開始後，CKが上昇し，頸部と腕・肩の脱力が認められた．ニボルマブによる重症筋無力症である可能性が考えられたため，医師に連絡した．

トレーシングレポートの記載例

- 高血圧・高コレステロール血症でアトルバスタチンを服用中の女性患者さんですが，CKが徐々に下がってきており，発汗や睡眠障害などがあるそうです．毎日散歩などを行っており，運動不足によるCK低下ではなく，別の疾患（甲状腺機能亢進症など）が関与している可能性もあるため，精査のご検討をお願いします．
- ベザフィブラートを服用してCKが上昇したため，ベサフィブラートを一時中止して別の薬剤に変更となった患者さんですが，詳しく伺ってみると，3日前にマラソン大会に出ており，その影響によるCK上昇も考えられるので，精査のご検討をお願いします．

（大村 友博）

9 糖化ヘモグロビン

基準範囲

糖化ヘモグロビン（HbA1c）［%］ 4.6〜6.2（NGSP）

上昇の要因	低下の要因
・糖尿病 ・異常ヘモグロビン血症	・溶血性貧血 ・インスリノーマ ・肝硬変 ・透析 ・異常ヘモグロビン血症

薬学管理上のチェックポイント！

- ☑ HbA1cは過去1〜2ヵ月前までの血糖値の平均を反映し，糖尿病治療中の患者では血糖コントロールの指標として使用される．糖尿病既往歴確認の補助情報としても有用であり，後述する糖尿病既往禁忌薬剤の処方監査にも利用できる．
- ☑ HbA1cが6.5%以上の場合，糖尿病型と判定され，血糖値も糖尿病型の場合は糖尿病と診断される．一方，HbA1cが低値の場合，インスリノーマなどの慢性低血糖や透析の影響が考えられる．
- ☑ 糖尿病患者の場合，血糖上昇の可能性がある薬剤（チアジド系利尿薬，抗精神病薬，ホルモン薬，免疫抑制薬など）や血糖降下作用を減弱させる薬剤（フェニトイン，フェノチアジン系抗精神病薬，副腎皮質ステロイド，リファンピシンなど）の併用に注意する．特に糖尿病や糖尿病既往歴のある患者に対して禁忌や慎重投与となっている薬物（オランザピン，クエチアピン，クロザピンといった抗精神病薬など）については注意する．
- ☑ なお，糖尿病患者でも薬物療法を行わず，食事療法や運動療法のみで治療を行っている場合もあり，処方箋のみでは糖尿病と気づかない場合もあるため，HbA1cの値が高いときは病歴などを確認する必要がある．

要注意医薬品

- **副腎皮質ステロイド**：プレドニゾロン，デキサメタゾン，ベタメタゾンなど

注意点 糖新生が促進されることで血糖値が上昇し，HbA1cが上昇する可能性がある．

- **チアジド系利尿薬，ループ利尿薬**：トリクロルメチアジド，フロセミドなど
- **分子標的薬**：エベロリムス，テムシロリムス，ニロチニブなど
- **免疫チェックポイント阻害薬**：ニボルマブ，ペムブロリズマブ，アテゾリズマブなど
- **免疫抑制薬**：シクロスポリン，タクロリムスなど

注意点 上記薬剤はインスリン分泌を低下させるため，血糖値が上昇し，HbA1cが上昇する可能性がある．

- **抗ウイルス薬**：リバビリン
- **LH-RH アゴニスト**：リュープロレリン，ゴセレリンなど
- **HIV プロテアーゼ阻害薬**：ネルフィナビル，リトナビルなど
- **抗精神病薬**：オランザピン，クエチアピンなど

注意点 インスリン抵抗性を亢進させ血糖値が上昇し，HbA1cが上昇する可能性がある．

- **ニューキノロン系抗菌薬**：オフロキサシン，ノルフロキサシン，シプロフロキサシン，レボフロキサシンなど
- **不整脈治療薬**：シベンゾリン，ジソピラミドなど

注意点 副作用として血糖値が低下し，HbA1cが低下する可能性がある

- **β遮断薬**：プロプラノロール，ピンドロール，アテノロールなど

注意点 血糖降下薬の作用を増強し，HbA1cが低下する可能性がある．

疑義照会の実践例

Common

症例1 薬剤併用によるHbA1c低下

- HbA1cが7.0%でシタグリプチンを服用している糖尿病患者が，高血圧となりプロプラノロールが処方されることになったが，併用による低血糖発現リスクの上昇の可能性が考えられたため，医師に連絡した．

症例2 抗精神病薬によるHbA1c上昇

- HbA1cが6.6%でグリメピリドを内服している患者が精神科でリスペリドンを処方されたが，血糖値が上昇する可能性が考えられたため，医師に連絡した．

Critical

症例1 オランザピンによるHbA1c上昇

- HbA1cが6.2%で食事療法と運動療法による治療を受けている糖尿病患者が，別病院で外来化学療法を受け，嘔吐に対してオランザピンが処方されたが，オランザピンは血糖上昇の可能性があり禁忌であるため医師に連絡した．

トレーシングレポートの記載例

- HbA1cが6.8%で週1回デュラグルチドを自己注射している患者さんですが，アドヒアランスがあまりよくないため，毎週娘さんが自己注射をしたか確認しています．次回来院時から1ヵ月ほど娘さんが入院し，確認者が不在となるそうです．話し合った結果，入院中は当薬局で在宅医療を実施させていただくこととなりましたが，不都合な点などがあればご連絡ください．
- ボグリボースを毎食直前に服用している患者さんで，HbA1cは5.8%で比較的コントロールされていますが，何度か低血糖症状を起こしているようで，その際はブドウ糖を摂取しているそうです．患者さんは，薬を変えるか，量を少なくしてほしいとのことでしたので，次回来院時に患者さんとご相談の上，薬剤変更または投与量変更についてご検討いただくようお願いいたします．

（大村 友博）

10 C-反応性タンパク

基準範囲

C-反応性タンパク（CRP）［mg/dL］ 0.2 以下

上昇の要因	低下の要因
・急性炎症 ・感染症 ・心筋梗塞 ・膠原病 ・外傷	・特になし

薬学管理上のチェックポイント！

☑ CRP は炎症や感染症，組織障害時に上昇する代表的な炎症指標である．正常な血液中にはわずかしか含まれていないが，体内で炎症や組織崩壊性病変などが起こると肝臓で生産されて血液中に流出し増加する．感染症や膠原病など炎症性疾患の活動性や治療効果などの指標として使われることもある．

☑ 一部のウイルス感染症や小児の感染症では CRP が正常であったりする場合もあるので注意する．

☑ 薬剤熱などの場合，CRP は低下するが発熱したままであることもあるので，処方内容を確認し原因薬剤を検討する必要がある．

要注意医薬品

・抗悪性腫瘍薬，免疫抑制薬など

注意点 抗悪性腫瘍薬や免疫抑制薬投与によって感染症のリスクが増大し，CRP が上昇する可能性がある

疑義照会の実践例

Common

症例1 感染症によるCRP上昇

- 薬局来院時，検査値を確認すると，CRPが高く発熱もみられたが，それに対する処方などがなかったため，医師に確認した．

症例2 薬剤熱とCRP

- CRPは低いが発熱が継続しており，薬剤熱である可能性が考えられたため，医師にその可能性を伝え，併用薬剤の中でその可能性が高い薬剤について情報提供を行った．

Critical

症例1 他疾患によるCRP上昇の可能性①

- 細菌感染症のため，抗菌薬で治療中の患者．CRPが順調に低下していたが，突然上昇し低下の傾向もみられなかったため，他疾患によるものと考え医師に連絡した．

症例2 他疾患によるCRP上昇の可能性②

- 膠原病患者でCRPが急激に上昇したため，膠原病の治療を開始したが，CRPの改善は認められなかった．膠原病の場合，CRP上昇が軽微な場合があり，今回の急激な上昇は感染症の可能性が考えられたため，その旨医師に連絡した．

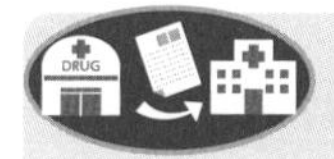

トレーシングレポートの記載例

- 膠原病の患者さんでCRPが0.4と少し高値となっていますが，薬局来院時に発熱があることがわかり，少しかぜ気味とのことでしたので，現在内服中の薬との相互作用は少ないと考えられる市販のかぜ薬を購入して帰られました．今回のCRP上昇はかぜによって上昇した可能性もあるので，次回来院時にご確認ください．

（大村 友博）

薬学的管理に活かす処方箋検査値のチェックポイント

11 がんに関連した検査・症状

基準範囲

がんに関連した検査値の基準値，変動要因などについては他項を参照

検査

HBs抗原，HBc抗体，HBs抗体の有無，HBV-DNAの定量

- 抗がん薬使用に伴うB型肝炎ウイルスの再活性化リスクを把握する指標．検査が未実施な場合には，抗がん薬の投与開始前に検査の依頼が必要．
- リツキシマブ＋副腎皮質ステロイド併用化学療法やメトトレキサートの投与時には特に注意が必要．

骨髄機能の検査［WBC，好中球数，RBC（Hb），PLT］

- 抗がん薬の副作用の一つに骨髄抑制があるので，抗がん薬の投与開始前あるいは投与中に基準値を大きく下回る場合には，抗がん薬の減量・投薬中止を提案．

肝機能（AST，ALT，T-Bil）

- 肝機能低下時には肝代謝型抗がん薬の用量調節が必要．
- 一部の抗がん薬により，直接的（エトポシド，メトトレキサートなど）あるいは間接的（カルボプラチン，シタラビンなど）に肝障害が誘発される可能性もあり，要注意．

内服薬：エベロリムス，シロリムス，レゴラフェニブ　など
注射薬：パクリタキセル，ドキソルビシン，イリノテカン　など

腎機能（Scr，eGFR，CCr）

- 腎機能低下時には腎排泄型抗がん薬の用量調節が必要．
- シスプラチン，ペメトレキセド，イホスファミドなどには，それ自体に腎毒性があるので要注意．また，がん患者に対して鎮痛薬として使用されるNSAIDsにも腎毒性があるので，腎機能低下の患者に以下の抗がん薬とNSAIDsを併用する場合には注意が必要．

内服薬：メトトレキサート，テガフール・ギメラシル・オテラシルカリウム配合剤，フルダラビン，メルファラン　など

注射薬：シスプラチン，メトトレキサート，ゲムシタビン，ペメトレキセド　など

電解質（K^+，Ca^{2+}など）〔※ Ca^{2+}基準値：8.4～10.2 mg/dL〕

- 電解質異常によって，不整脈や頻脈といった循環不全が誘発されたり，尿量が減少することがあるため，抗がん薬の投与中は電解質のモニタリングが必要.
- 電解質の低下が懸念される場合
  がん化学療法による下痢で，大量の電解質が体外に流出
  がんの骨転移を抑制する目的で使用されるゾレドロン酸やデノスマブの投与時
- 電解質の増加が懸念される場合
  抗がん薬の使用による急速な腫瘍組織の死滅による腫瘍崩壊症候群（K^+，Ca^{2+}などが血中に放出される）
- QT 延長などの循環不全の観点から，特に電解質異常に注意が必要な抗がん薬

内服薬：パゾパニブ，オシメルチニブ，セリチニブ，ダサチニブ　など
注射薬：パニツムマブ，セツキシマブ，カルフィルゾミブ　など

※血液検査における抗がん薬の減量投与・休薬の基準

処方箋検査値に関する，抗がん薬の減量投与・休薬を検討する目安の一つとして，以下の『有害事象共通用語規準 v5.0（CTCAE v5.0）』の重症度 Grade 分類が用いられる.

白血球減少	Grade 3≦　（2,000/mm^3未満） （ただし，腎がん術後補助療法時は Grade 2≦）
好中球減少	Grade 3≦　（1,000/mm^3未満）
血小板減少	Grade 2≦　（75,000/mm^3未満）
腎機能障害	CCr＜60 mL/分で減量，＜30 mL/分で休薬

症状

がんに関連した症状（悪心，下痢，便秘，口内炎，しびれ，手足症候群）の発症原因

がんに関連した主な症状である悪心，下痢，便秘，口内炎，しびれ，手足症候群の発症原因を，「がんに関連する」場合と「薬剤に起因する」場合に分け，表にまとめた.

表　がんに関連した症状の発症原因

	がんに関連する場合	薬剤に起因する場合
悪心	悪性腫瘍随伴性高カルシウム血症，脳転移，腹部腫瘍などによる胃内容物停留	抗がん薬，麻薬性鎮痛薬，低ナトリウム血症（シスプラチン投与時のハイドレーションに起因）
下痢	膵臓癌，大腸癌，胃癌による胃切除手術後	抗がん薬（イリノテカン，エトポシド，メトトレキサートなど）
便秘	腹膜播種を伴うがん（卵巣癌，子宮癌，大腸癌）による器質性閉塞など	抗がん薬（ビンクリスチン，シスプラチン，ゲムシタビンなど），麻薬性鎮痛薬
口内炎	頭頸部癌に対する放射線照射	抗がん薬（エトポシド，フルオロウラシル，メトトレキサートなど）
しびれ	がんによる神経浸潤・圧迫	タキサン系・白金系・ビンカアルカロイド系抗がん薬など（末梢神経障害）
手足症候群	—	抗がん薬（フルオロウラシル，カペシタビン，ソラフェニブ，スニチニブ，ドキソルビシンなど）

※副作用の症状における抗がん薬の減量投与・休薬の基準

副作用に関する抗がん薬の減量投与・休薬を検討する目安である『有害事象共通用語規準 v5.0（CTCAE v5.0）』の重症度 Grade 分類を以下に示す．

悪心，下痢，しびれ	Grade 2≦
口内炎，手足症候群	Grade 3≦

薬学管理上のチェックポイント！

☑ 抗がん薬の投与に際しては，患者の状態に合わせた適切な用量調節や，投与中止の判断が求められる．処方箋検査値の変動や患者から聴取した副作用の状況を慎重に評価し，必要に応じて疑義照会や減量投与の提案，適切な支持療法薬の提案をすることが重要である．

☑ 抗がん薬の副作用発症時期は，図に示す通り症状により異なる．薬剤師はどのタイミングで副作用を評価するのが適切かを判断する必要がある．また，患者にもその経時性を理解してもらうことが，アドヒアランスの向上やがん薬物療法のマネジメントにおいて重要である．

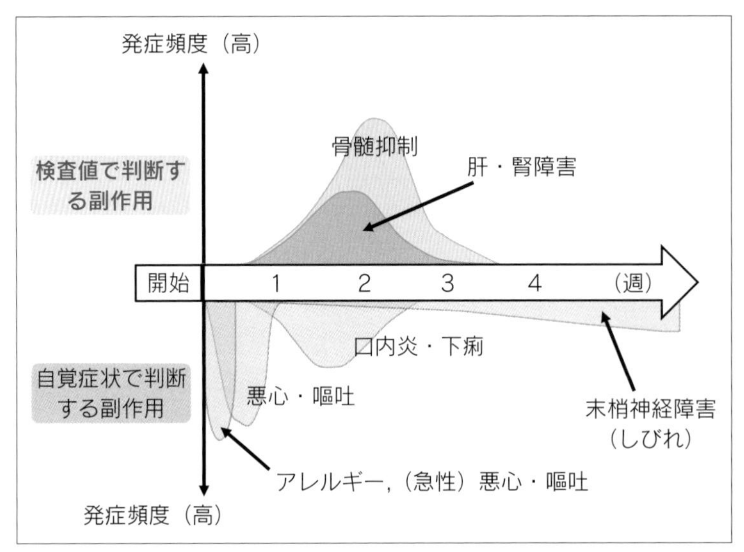

図　抗がん薬の副作用発症のタイミング

疑義照会の実践例

Common

症例1 薬局での事例①

- 50歳，女性（身長160 cm，体重58 kg）．乳がんに対してカペシタビン錠を用いたがん化学療法（A法）を施行中．2コース目の開始にあたり，「カペシタビン錠300 mg　1回3錠　1日2回」の処方箋を持って来局．体表面積（1.559 m^2）から算出した推奨投与量は「1回4錠　1日2回」となるが，患者は医師から投与量に関する説明は聞いていないとのことなので，医師にカペシタビン錠の投与量について確認した．

症例2 薬局での事例②

- 69歳，女性．悪性リンパ腫に対して，ビンクリスチンを用いたがん化学療法を外来で施行中．ビンクリスチンの副作用と思われる便秘が出現したため，下剤が処方追加されることになり「酸化マグネシウム　2 g/日」の処方箋を持って来局．しかし，処方箋検査値では，CCrが40 mL/分であり，高マグネシウム血症の発症リスクが懸念されたため，浸潤性下剤であるジオクチルソジウムスルホサクシネートへの処方変更を提案した．

症例3 病院での事例①

- 68歳，男性．膵臓がんに対して，ゲムシタビンおよびアルブミン懸濁型パクリタキセルを用いたがん化学療法を施行中であり，2コース目導入のために再度入院となった．1コース目のがん化学療法を施行中にGrade 4の好中球減少が出現し，投与中止となっていた．しかし，2コース目導入にあたりゲムシタビンおよびアルブミン懸濁型パクリタキセルの投与量について減量開始の指示が出ていないため，医師に投与量の確認および減量開始の提案を行った．

症例4 病院での事例②

- 55歳，男性．非小細胞肺がんに対して，エルロチニブおよびベバシズマブを用いたがん化学療法を外来で再導入することになった．過去に同レジメンでGrade 3の爪囲炎を発症し，エルロチニブの投与量を減量した治療歴があった．がん化学療法を再導入後に電話相談があり，Grade 3と思われる爪囲炎が発症していることを聴取した．現時点では保湿剤しか処方されていないとのことだったので，医師にエルロチニブ投与量の減量および副腎皮質ステロイド軟膏の処方追加を提案した．

Critical

症例1 薬局での事例

- 75歳，男性．B細胞性非ホジキンリンパ腫に対するフルダラビンリン酸エステル錠10 mgを用いたがん化学療法の開始にあたり，「1回6錠　1日1回」の処方箋を持って来局．B型肝炎の既往感染者であったが，定期的なHBV-DNAの定量が実施されているか不明であったため，医師に検査の実施状況および結果について確認した．

症例2 病院での事例①

- 63歳，女性．食道がんに対して，フルオロウラシルおよびシスプラチンを用いたがん化学療法を導入のために入院となった．しかし，患者の処方箋検査値から腎機能障害（CCr 41.2 mL/分）があることに気づき，シスプラチンの減量あるいはNSAIDsの処方変更について提案を行った．

症例3 病院での事例②

- 52歳，男性．胃がんに対して，テガフール・ギメラシル・オテラシルカリウム配合剤およびシスプラチンを用いたがん化学療法を導入のために入院となった．シスプラチンは高度催吐性リスクに分類されるが，制吐対策としてグラニセトロンとデキサメタゾンのみが処方されており，アプレピタントが処方されていなかったことから，『制吐薬適正使用ガイドライン』に基づき，がん化学療法施行1日目はアプレピタントカプセル125 mgを，2日目以降は80 mgを1日1回，処方追加することを提案した．

トレーシングレポートの記載例

- 70歳，男性．胆道がんに対して，テガフール・ギメラシル・オテラシルカリウム配合剤（50 mg/回，1日2回）を用いたがん化学療法を施行中．
  「副作用である悪心や下痢の発症を懸念して，自己判断により処方通りに服用しないことがあるようです．それぞれの副作用の程度には個人差があり，また抗がん薬の投薬終了後にはほとんどの症状が消失すること，悪心や下痢は食事などに気をつけるだけで予防・改善できること，症状を認めた時には我慢せずに医師・薬剤師に相談することなどを説明し，正しい服薬を継続することが重要であることを理解してもらいました．」
- 59歳，女性．乳がんに対して，「カペシタビン錠300 mg　1回4錠　1日2回」の処方箋を持って来局．「手足皮膚に手足症候群と思われる発赤が出現していました．処方されているヘパリン類似物質軟膏，ジフルプレドナート軟膏を使用しているとのことでしたが，使用法について確認しましたところ，塗布量が少ないように思われました．人差し指の先から第一関節くらいまでに相当する量を，手足にそれぞれ1日複数回塗布するように指導しました．」

（今井 哲司）

2nd Element

トレーシングレポート & 薬剤師外来

1 トレーシングレポートの役割と経緯

疾病の治療において，薬物療法は極めて大きなウェイトを占める．その薬物療法の成功の可否は医師による的確な診断に基づく処方が最も基本であることは言うまでもないが，その処方薬剤が確実に服薬されなければ効果は得られない．この面で，薬剤師による処方監査と処方提案，正確な調剤および教育を含めた服薬指導とモニタリングは重要である．すなわち，医師と薬剤師が密接に連携・協働することが，薬物療法の成果の向上につながると言える．付け加えれば，このように医師と薬剤師が独立して患者の薬物療法の成功に責任をもつことが，現代における「医薬分業」である．院外処方せんの発行率が70%を超えるようになり，保険薬局薬剤師の重要性は増大している．しかし，保険薬局で聴取した服薬情報の提供は，薬剤師に完全にゆだねられており，熱心な薬剤師もいればまったく情報を提供しない薬剤師も多くいる．その結果，医師は処方した薬剤がきちんと服薬されているかどうかあるいは薬物有害反応が生じていないかは，患者に直接聞くしかないことになる．一方，患者は医師に「伝えづらい」ことや「聞きにくい」ことを抱えており，薬剤師しか把握できていない情報はたくさん存在する．これらの情報の中には，薬物療法を遂行する上で，緊急性はないものの極めて重要な事柄がしばしば存在する．これらの情報を確実に医師に提供するかは極めて重要である．

トレーシングレポート（服薬情報提供書あるいは施設間情報提供書などとも呼ぶ）とは，保険薬局薬剤師が即時性は低いが患者の薬物療法の有効性・安全性に必須な情報を得た場合に，FAXを用いて医師に確実に伝えるためのツールである．このレポートが確実に処方医にフィードバックされるように，病院薬剤師を介在（保険薬局薬剤師からのレポートをPDF化し該当患者の電子カルテ上に添付）させたものがトレーシングレポートシステムである．処方医は，次の患者来院日に保険薬局からの情報を参考にして診療を行うことができる．このトレーシングレポートシステムは，2006年に，旭川医科大学病院薬剤部が開始した処方医と保険薬局における情報共有システムである[3]．その開始経緯は次の通りである．

服薬アドヒアランスの悪い患者に，医師は，予想していた治療効果が出ていないのは指示通りに服薬していないためではないかと考え患者に質問した．

患者は，保険薬局の薬剤師に，調子がよいときは半分飲めばよいと言われたと答えた．処方医から病院薬剤部に問い合わせがあり調査した．

保険調剤薬剤師はアドヒアランスが極めて低いことを過去3回以上にわたって聞き取っていた．

また，患者から半分にしてもよいかとの相談を受けていたが，薬剤師がよいと言った事実はなかった．

このケースは，保険薬局薬剤師が患者から服薬に関する重要なことを聞き出していながら，それが主治医に伝わらなかったため，長期にわたり有効な薬物療法が行えていなかったことを意味し，保険薬局薬剤師が聴取した重要な患者情報が医療機関に確実にフィードバックされるシステムが必要であると考えた．

そこで，保険薬局からの患者情報が確実に処方医に届くシステムを考案した．

これがトレーシングレポートシステムである．後日，処方医が保険薬局からのレポートに対してどのように対応しているかカルテ調査を行った結果，ほとんどの処方医はトレーシングレポートに対応していることが明らかになり，病院薬剤師が介入するこのようなトレーシングレポートが，薬物療法の安全性および有効性を担保する上で極めて重要であることを示したものであった（**表**）[1]．

昨今では，トレーシングレポートシステムを医療機関と保険薬局間の双方向の情報共有手段とする新しい取り組みも始まっている[2]．例えば，「血糖コントロール」や「喘息治療」などにおいて，患者のQOLを維持するためには，薬剤師の積極的な関わりと医療連携によるチーム医療が必要であることは以前から指摘されているとおりである．がん化学療法においても，治療を完遂させるためには，医療機関と保険薬局の密接な連携が必要である[2]．これらにおいて，病院と保険薬局が密接に連携するためにも，トレーシングレポートなどの情報共有ツールを有効に利用することが求められる．

「レポートを書く時間がない」「何が重要な情報でどう書いていいかわからない」あるいは「診療報酬上の対価がない（低い）」などの保険薬局からの意見を耳にする．まず

表　トレーシングレポートに対する処方医の対応例

レポート内容	処方医の対応
ベラパミルによる徐脈（患者家族から）	用法・用量の変更
メトトレキサートによる口内炎	口腔内用ステロイドの処方追加
服薬時間の患者の思い違いによる薬物有害反応の発現	患者のライフスタイルにあわせた形での用法・用量の変更
副交感神経亢進薬による消化器症状	他剤に処方変更
1日2食の患者にαグルコシダーゼ　阻害薬が1日3回処方	1日2回に処方変更
処方薬のいくつかの飲み忘れがあるため，一包化処方の依頼（多数）	一包化処方に変更
複数科受診のため，薬の管理が困難	複数科の医師の了解のもと，複数の処方箋を調剤時に合成して，患者が服用しやすいように調剤
アドヒアランス不良のため，大量の残薬が発生（複数）	残薬となっている薬の一時処方中止

（文献1より引用，一部改変）

は，患者の服薬に関する情報を処方医に伝えてみるべきであろう．それを判断するのは医師であり，つまらない情報だと思う医師も極めて少ないばかりか，医療機関との良好な関係が築けるきっかけになると思われる．しかも 2016 年度からは，「服薬情報等提供料」を保険薬局の判断で情報提供できるようにし，点数も 20 点に引き上げられた．これは，保険薬局からの患者情報のフィードバック（チーム医療）が医療において重要であり，さらに推進していかなければならないと国も認識していることにほかならない．「かかりつけ薬局」および「かかりつけ薬剤師」の機能を発揮するためには，服薬情報の提供（トレーシングレポート）を積極的に進めてほしいものである．つまるところ，レポートを書くか書かないかは，自分（薬剤師）が薬剤を交付している患者が少しでもよくなってほしいという強い願いをもつかもたないかの違いであるとも言える．前者が多くなることを切に希望するし，またそうでないと，薬剤師の将来像は描きにくくなる．

引用文献

1) 大滝康一ほか：薬薬連携：病院薬剤師が介在する保険調剤薬局からのトレーシングレポートシステムによる薬物療法の有効性・安全性への寄与．医薬ジャーナル，44：158-164，2008.

2) 津田真弘ほか：薬剤師による処方設計　外来がん化学療法におけるトレーシングレポートを活用した病診薬連携の取り組み．医薬ジャーナル，50：2685-2691，2014.

(松原 和夫)

※付録（p181）の Web 版について

付録の Web 版は南山堂書籍ページ（http://www.nanzando.com/books/78351.php）よりご利用いただけます．利用時に ID とパスワードの入力が求められますので，下記を入力してください．

ID：Appx_p181　　パスワード：A@8pX9_N3d

2 システム運用開始までの道筋と運用開始後の管理

京大病院をはじめ，多くの医療機関では疑義照会ほど緊急性はないが，服薬指導の際に気づいた診療上重要な情報を伝える手段としてトレーシングレポート（服薬情報提供書）の運用を行っている．診療報酬上の評価もあり，2016 年度の診療報酬改定より服薬情報等提供料は 15 点から 20 点に変更された．

地域包括ケアシステムの実現に向けて，複数の医療機関あるいは介護施設を利用した際，外来患者（地域住民）の副作用マネジメントを含めた薬物療法に関する総合的な管理は誰が実践するのか？　院外処方箋によって調剤された医薬品に関して服用指導するのであれば保険薬局薬剤師に積極的に加わってもらいたい．保険薬局薬剤師には外来患者のチーム医療メンバーとして薬学的な判断による討議に加わってほしい．すなわち，保険薬局薬剤師が見いだした薬物治療および管理上の重要な出来事は，薬局の薬歴記載にとどめるだけでなく，大切な情報は，医師に伝えて病院カルテにも記録を残し共有すべきと考える．そのためには，院内電子カルテを自由に閲覧できる病院薬剤師と，保険薬局薬剤師との連携は必要と考える．

本稿では，トレーシングレポートを運用するにあたり，運用開始までの道筋と運用開始後の管理について解説する．

システム運用開始までの道筋

京大病院においては筆者が赴任する 2013 年以前よりトレーシングレポートの受け付けを行っていた．2013 年 10 月より院外処方箋に臨床検査値を印字するにあたって，①トレーシングレポートフォームの見直し，②再度，門前の保険薬局薬剤師への運用説明を行い，③ホームページへの運用案内などを行った．大阪府済生会中津病院（以下，中津病院）においても同様の手順で準備を行い，2016 年 4 月より運用している．

1. トレーシングレポートフォームの見直し

京大病院では院外処方箋への検査値印字をきっかけにトレーシングレポートが増加することを予想し，従来，利用していたフォームを見直し，より書きやすいフォームになるよう改訂を行った．主に見直した項目は，保険薬局薬剤師が病院に情報提供した際に，服薬情報等提供料を算定しやすいように「患者からの同意を得た」「同意は得ていないが診療上重要と思われるので報告します」など，レ点チェックできる項目を追加した．レポート内容はより単純になるよう，情報発信元に自由に考えてもらえるよう配慮し，「概要」と「薬剤師からの提案」を項目として整理した．当初，医師からの返信欄について検討を行ったが，「すべてのトレーシングレポートに医師からの返信は必要ない」と判断し，削除した．現在，医師からの返答は病院薬剤師が内容を吟味して，必要に応じて医師からの返信をもらうようにしている．

2. 保険薬局薬剤師に対してトレーシングレポートの運用説明

門前薬局との打ち合わせでは，京大病院が実践しようとしている外来患者の吸入指導の依頼，院外処方箋への検査値印字，調剤方法に関する内規統一などさまざまなことをテーマに打ち合わせを開催していた．いずれも，当院の外来患者の薬物治療の質的向上につながる取り組みだったが，大切な取り組みや新しい運用説明のため，できるだけ丁寧にわかりやすく，相手に伝わるように心がけていた．トレーシングレポートと疑義照会の違いについては，事例を挙げて説明した．京大病院の疑義照会は保険薬局から直接診療科に問い合わせている．院外処方箋の鑑査は病院薬剤部では行っていない．疑義照会後，処方内容が変更された場合，変更箇所がわかるようにメモ書きされた状態で薬剤部までFAXを送信する運用になっている．薬剤部ではFAX内容を確認し，電子カルテ上の処方内容の修正を行っている．これは簡単な用法間違いや，外用剤のコメントの記載漏れなど，一度修正しておけば次回以降，Do処方により間違いがくり返されることを防ぐことになる．トレーシングレポートは疑義照会ほど緊急性の必要ないが，服薬指導や残薬確認の際に気づいたことなど，診療上重要な内容について文書で報告してほしいと説明した．

保険薬局に対して簡単な説明であっても集まって説明していた．簡単な内容の説明であってもメールや電話で済ませるのではなく，業務終了後に薬剤部に集まってもらい説明を行った．ほかにも，吸入指導の説明会やがん患者指導に関する説明会などを行う際に意見交換を行ってきた．このような顔を見て，膝をつき合わす打ち合わせをくり返すうちに，自然に管理薬剤師の顔や名前，それぞれの薬局自身の考え方などを学ぶことができた．勉強会の案内なども，可能な限り門前の薬局に出向き顔を見ながら案内した．その甲斐あってか，京大病院から依頼した吸入ステロイドの服薬指導結果の返信率は高く維持されていた．薬剤師の連携が話題に上がるたびに，「顔の見える関係が大切」といわれて久しいが，効率化やICTの進歩した現代において，案内方法一つにしても，メールや電話ではなく，薬局へ出向いて案内するのはどうだろうか．店舗まで訪れるといろ

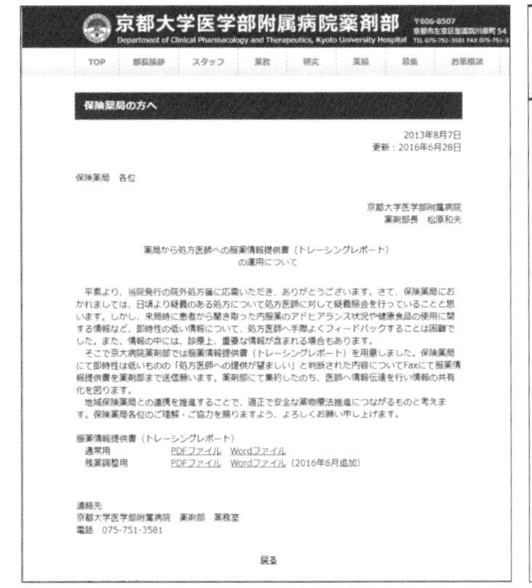
京都大学医学部附属病院薬剤部
Department of Clinical Pharmacology and Therapeutics, Kyoto University Hospital
〒606-8507

TOP　スタッフ

保険薬局の方へ

2013年8月7日
更新：2016年6月28日

保険薬局　各位

京都大学医学部附属病院
薬剤部長　松原和夫

薬局から処方医師への服薬情報提供書（トレーシングレポート）
の運用について

平素より、当院発行の院外処方箋に応需いただき、ありがとうございます。さて、保険薬局におかれましては、日頃より疑義のある処方について処方医師に対して疑義照会を行っていることと思います。しかし、来局時に患者から聞き取った内服薬のアドヒアランス状況や健康食品の使用に関する情報など、即時性の低い情報について、処方医師へ手際よくフィードバックすることは困難でした。また、情報の中には、診療上、重要な情報が含まれる場合もあります。
そこで京大病院薬剤部では服薬情報提供書（トレーシングレポート）を用意しました。保険薬局にて即時性は低いものの「処方医師への提供が望ましい」と判断された内容についてFaxにて服薬情報提供書を薬剤部まで送信願います。薬剤部にて集約したのち、医師へ情報伝達を行い情報の共有化を図ります。
地域保険薬局との連携を推進することで、適正で安全な薬物療法推進につながるものと考えます。保険薬局各位のご理解・ご協力を賜りますよう、よろしくお願い申し上げます。

服薬情報提供書（トレーシングレポート）
通常用　PDFファイル　Wordファイル
残薬調整用　PDFファイル　Wordファイル（2016年6月追加）

連絡先
京都大学医学部附属病院　薬剤部　薬務室
電話　075-751-3581

戻る

図1　トレーシングレポートに関する京大病院ホームページ上での案内

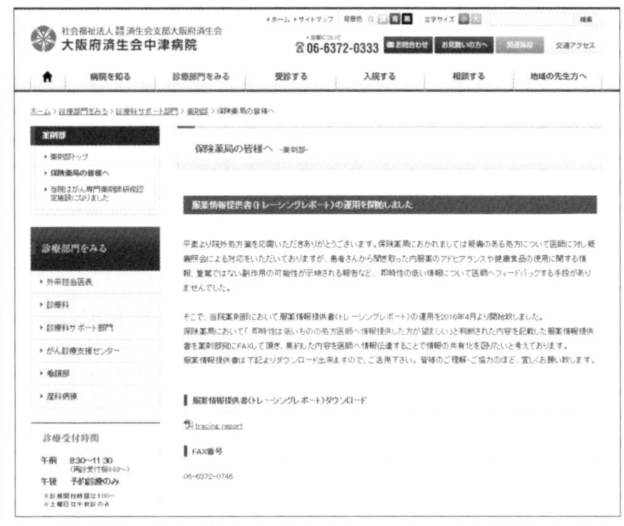
社会福祉法人 恩賜財団 済生会支部大阪府済生会
大阪府済生会中津病院
▸ホーム ▸サイトマップ　文字サイズ　検索
☎06-6372-0333　お問合わせ　お見舞いの方へ　交通アクセス
病院を知る　診療部門をみる　受診する　入院する　相談する　地域の先生方へ

ホーム > 診療部門をみる > 診療科サポート部門 > 薬剤部 > 保険薬局の皆様へ

薬剤部
▸薬剤部トップ
▸保険薬局の皆様へ

診療部門をみる
▸外来担当医表
▸診療科
▸診療科サポート部門
▸がん診療支援センター
▸看護部
▸産科病棟

診療受付時間
午前　8:30~11:30
午後　予約診療のみ

保険薬局の皆様へ -薬剤部-

服薬情報提供書(トレーシングレポート)の運用を開始しました

平素より院外処方箋を応需いただきありがとうございます。保険薬局におかれましては疑義のある処方について医師に対し疑義照会による対応をいただいておりますが、患者さんから聞き取った内服薬のアドヒアランスや健康食品の使用に関する情報、重篤ではない副作用の可能性が示唆される報告など、即時性の低い情報について医師へフィードバックする手段がありませんでした。

そこで、当院薬剤部において服薬情報提供書(トレーシングレポート)の運用を2016年4月より開始致しました。
保険薬局において「即時性は低いものの処方医師へ情報提供した方が望ましい」と判断された内容を記載した服薬情報提供書を薬剤部宛にFAXして頂き、集約した内容を医師へ情報伝達することで情報の共有化を図りたいと考えております。
服薬情報提供書は下記よりダウンロード出来ますので、ご活用下さい。皆様のご理解・ご協力のほど、宜しくお願い致します。

服薬情報提供書(トレーシングレポート)ダウンロード

tracing report

FAX番号

06-6372-0746

図2　トレーシングレポートに関する中津病院ホームページ上での案内

いろ勉強になることも多い．ほんのちょっとした取り組みだが，このような目に見えない努力が地域医療を充実・発展させる上で，重要な要因ではないだろうか．

3. トレーシングレポートの運用について説明した京大病院のホームページ

ここまで説明した内容，つまりトレーシングレポートの運用に関することやフォームについては病院ホームページ上に掲載した．窓口は薬剤部薬務室とした．

中津病院でのトレーシングレポートの導入については，京大病院の事例と同様に行った．2015年12月の吸入指導の勉強会にて，京大病院での事例を紹介し，準備している旨を伝えた．中津病院の院外処方箋発行率は42%である．なお，院外処方箋への検査値印字は現在検討中である．地域の勉強会ではその都度，紹介していたが，2017年4月より病院ホームページ上にも案内を掲載している（図1，2）．

運用開始後の管理

運用後の管理のポイントは日々の運用として，以下の4点が重要である．

①報告内容の確認作業．
②内容に従って医師へ連絡，必要に応じて医師からの返答をもらい，報告元の保険薬局薬剤師へフィードバックを行う．
③報告内容は別途管理しておくと業務の振り返りを行う上で役立つ．

④報告件数が減らないように定期的に地域への広報を行い，積極的なレポート提出を依頼した．同時に薬学的な指摘を含んだ内容のレベルアップを図ったり，保険薬局薬剤師による事例検討会を行う．

1. 報告内容の確認から，電子カルテへの記録

日々の業務として，毎日届くレポート内容を精読し，保険薬局薬剤師が医師に何を伝えたいのか？という点を読み取っている．処方箋情報と薬歴，場合によっては検査値情報を基に，患者からの聞き取りによって薬学的な問題点を探り，日常の服薬指導を行っている．わずかな情報を基に服薬指導を行い，何らかの問題点を見つけ出したときにトレーシングレポートが届く．京大病院では保険薬局からのトレーシングレポートの内容を病院薬剤師が確認し，電子カルテに記録していた．内容によっては情報が不足しており，何を伝えたいのかわからない報告や，情報を付加することで医師の決断をスムーズにサポートできる報告もあった（図3）．また，複数の問題点に関する記述があり，ポイントが絞り込めない内容のレポートも届く場合がある．これらの報告は，病院薬剤部で手を加えずに，そのまま電子カルテに貼り込んでも，内容が伝わらず医師の気にとまらない，「役に立たないトレーシングレポート」になってしまう可能性があった．そのため，お節介ではあったが，保険薬局薬剤師と処方医師の間に割り込んで，トレーシングレポートの差配をしていた．

また，レポートを書き慣れていない保険薬局薬剤師からは，病院薬剤師が内容をチェックすることが精神的な負担を軽くしていた事例もあった．

2. 医師への照会と情報のフィードバック

処方どおり服用できていないアドヒアランス不良事例や副作用の事例，保険薬局薬剤師からの提案については医師からの返信を依頼する．電子カルテに付属しているメール機能は既読時間がわかる仕組みになっている．医師からの返信があった際には報告元の保険薬局薬剤師へフィードバックを行っている．医師からの返信内容に関するフィードバックはトレーシングレポートを継続する上での動機づけにつながっていると考える．報告元へのフィードバック内容についても，カルテに記録している（図4）．

トレーシングレポート

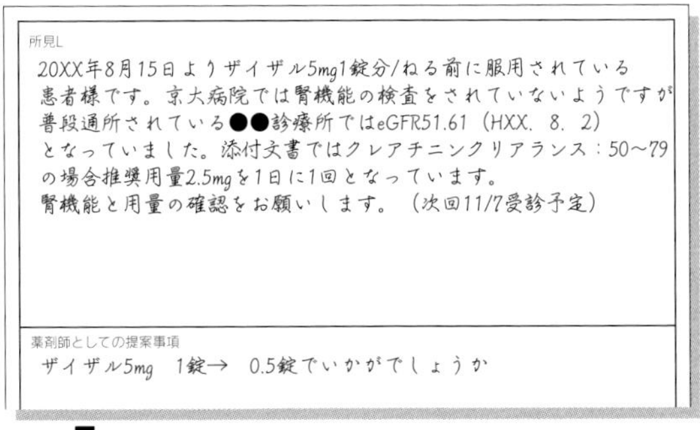
所見L
20XX年8月15日よりザイザル5mg1錠分/ねる前に服用されている
患者様です。京大病院では腎機能の検査をされていないようですが
普段通所されている●●診療所ではeGFR51.61（HXX. 8. 2）
となっていました。添付文書ではクレアチニンクリアランス：50～79
の場合推奨用量2.5mgを1日に1回となっています。
腎機能と用量の確認をお願いします。（次回11/7受診予定）

薬剤師としての提案事項
ザイザル5mg　1錠→　0.5錠でいかがでしょうか

電子カルテへの記載

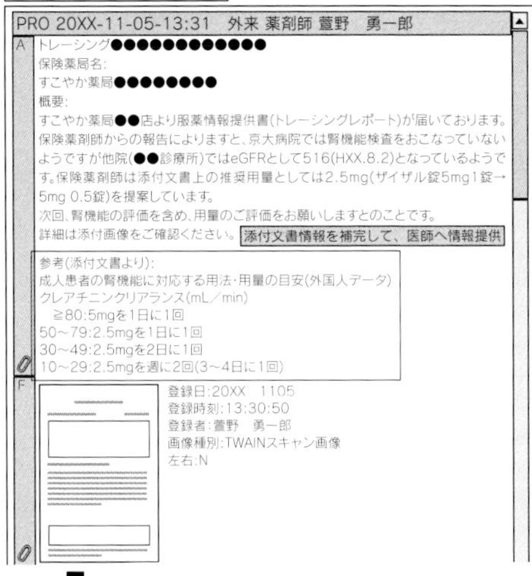
PRO 20XX-11-05-13:31　外来 薬剤師 萱野　勇一郎

A
トレーシング●●●●●●●●●●●●●
保険薬局名:
すこやか薬局●●●●●●●●
概要:
すこやか薬局●●店より服薬情報提供書(トレーシングレポート)が届いております。
保険薬剤師からの報告によりますと、京大病院では腎機能検査をおこなっていないようですが他院(●●診療所)ではeGFRとして516(HXX.8.2)となっているようです。保険薬剤師は添付文書上の推奨用量としては2.5mg(ザイザル錠5mg1錠→5mg 0.5錠)を提案しています。
次回、腎機能の評価を含め、用量のご評価をお願いしますとのことです。
詳細は添付画像をご確認ください。　添付文書情報を補完して、医師へ情報提供

参考(添付文書より):
成人患者の腎機能に対応する用法・用量の目安(外国人データ)
クレアチニンクリアランス(mL／min)
≧80:5mgを1日に1回
50～79:2.5mgを1日に1回
30～49:2.5mgを2日に1回
10～29:2.5mgを週に2回(3～4日に1回)

F
登録日:20XX　1105
登録時刻:13:30:50
登録者:萱野　勇一郎
画像種別:TWAINスキャン画像
左右:N

医師へのメール連絡

宛先　●●●●●●

●●●●●●●●　御侍史

お世話になっております。薬剤部　萱野勇一郎と申します。
薬剤部では院外処方せんを応需した保険薬局より、緊急性はないものの、診療上重要な情報をトレーシングレポート(服薬情報提供書)として受け付けています。
さて、担当の外来患者さんについて●●●●●●●●よりトレーシングレポートが届いております。保険薬剤師からの報告によりますと、京大病院では腎機能検査をおこなっていないようですが他院(●●●●所)ではeGFRとして516(HXX.8.2)となっているようです。保険薬剤師は添付文書上の推奨用量としては2.5mg(ザイザル5mg1錠→0.5錠)を提案しています。
ご多用中申し訳ありませんが、次回診察時の腎機能の評価およびザイザルの用量の検討願いますよう、お願い致します。

詳細はカルテ、添付画像をご確認ください。

薬剤部　萱野　勇一郎　拝

後日のカルテ内容

色が白いので少しずつ上げる
10/31 400MJ 少し平坦化している 450MJくらいで一旦様子をみてみるか/11/7　450MJ　平坦化傾向持続　ザイザルeGFR指摘あり減らしてみる

P　【処方】　外来院外　20XX1107-20194
PRO1 ザイザル錠5mg　●●●　0.5錠
分1 眠前　11-07から14日分
▼内服後ねむけ注意

薬剤師の提案通り，ザイザル錠0.5錠に減量となった

図3　トレーシングレポートの活用例：腎機能を考慮した薬剤の減量提案

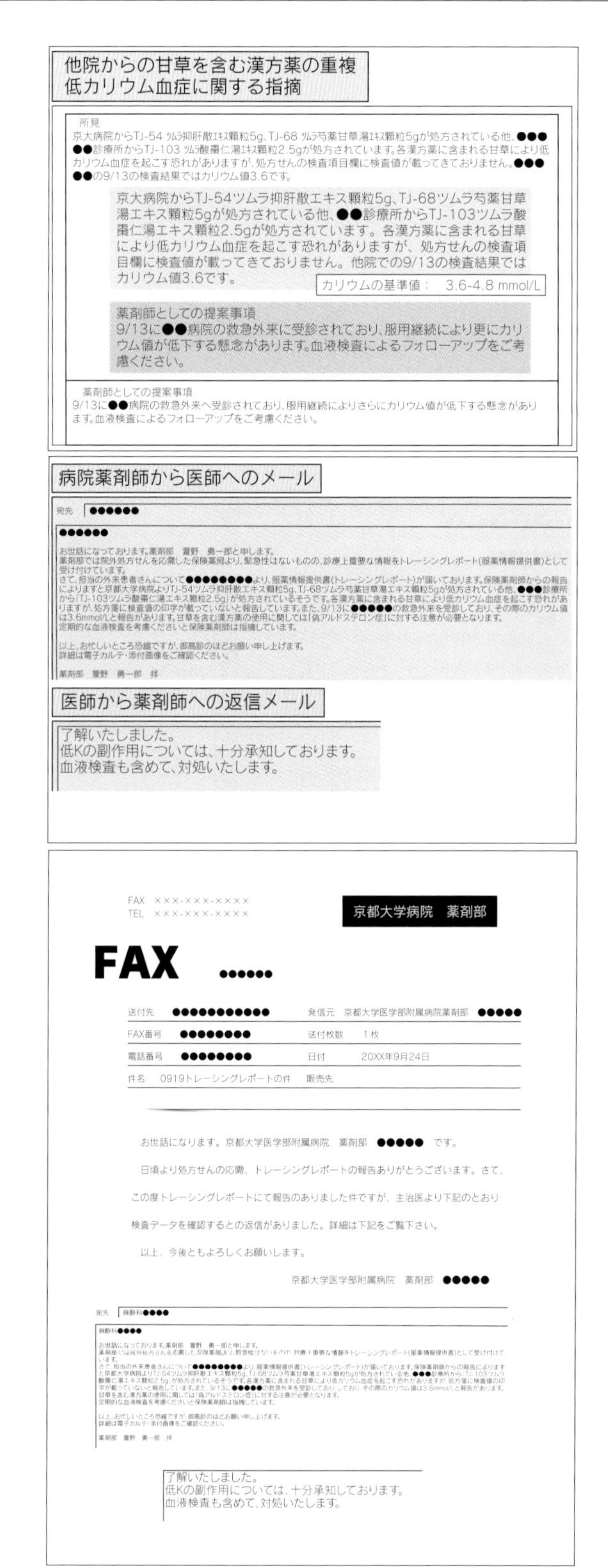

他院からの甘草を含む漢方薬の重複 低カリウム血症に関する指摘

所見

京大病院からTJ-54 ﾂﾑﾗ抑肝散ｴｷｽ顆粒5g、TJ-68 ﾂﾑﾗ芍薬甘草湯ｴｷｽ顆粒5gが処方されている他、●●●●●診療所からTJ-103 ﾂﾑﾗ酸棗仁湯ｴｷｽ顆粒2.5gが処方されています。各漢方薬に含まれる甘草により低カリウム血症を起こす恐れがありますが、処方せんの検査項目欄に検査値が載ってきておりません。●●●●●の9/13の検査結果ではカリウム値3.6です。

京大病院からTJ-54ツムラ抑肝散エキス顆粒5g、TJ-68ツムラ芍薬甘草湯エキス顆粒5gが処方されている他、●●診療所からTJ-103ツムラ酸棗仁湯エキス顆粒2.5gが処方されています。各漢方薬に含まれる甘草により低カリウム血症を起こす恐れがありますが、処方せんの検査項目欄に検査値が載ってきておりません。他院での9/13の検査結果ではカリウム値3.6です。

カリウムの基準値：　3.6-4.8 mmol/L

薬剤師としての提案事項

9/13に●●病院の救急外来に受診されており、服用継続により更にカリウム値が低下する懸念があります。血液検査によるフォローアップをご考慮ください。

薬剤師としての提案事項

9/13に●●病院の救急外来へ受診されており、服用継続によりさらにカリウム値が低下する懸念があります。血液検査によるフォローアップをご考慮ください。

病院薬剤師から医師へのメール

宛先　●●●●●●

●●●●●●

お世話になっております。薬剤部　薑野　勇一郎と申します。
薬剤部では院外処方せんを応需した保険薬局より、緊急性はないものの、診療上重要な情報をトレーシングレポート(服薬情報提供書)として受け付けています。
さて、担当の外来患者さんについて●●●●●●●●より、服薬情報提供書(トレーシングレポート)が届いております。保険薬剤師からの報告によりますと京都大学病院よりTJ-54ツムラ抑肝散エキス顆粒5g、TJ-68ツムラ芍薬甘草湯エキス顆粒5gが処方されている他、●●●診療所から「TJ-103ツムラ酸棗仁湯エキス顆粒2.5g」が処方されているそうです。各漢方薬に含まれる甘草により低カリウム血症を起こす恐れがありますが、処方箋に検査値の印字が載っていないと報告しています。また、9/13に●●●●●の救急外来を受診しており、その際のカリウム値は3.6mmol/Lと報告があります。甘草を含む漢方薬の使用に関しては「偽アルドステロン症」に対する注意が必要となります。
定期的な血液検査を考慮くださいと保険薬剤師は指摘しています。

以上、お忙しいところ恐縮ですが、御高診のほどお願い申し上げます。
詳細は電子カルテ・添付画像をご確認ください。

薬剤部　薑野　勇一郎　拝

医師から薬剤師への返信メール

了解いたしました。
低Kの副作用については、十分承知しております。
血液検査も含めて、対処いたします。

FAX　×××-×××-××××
TEL　×××-×××-××××

京都大学病院　薬剤部

FAX　●●●●●●

送付先	●●●●●●●●●●●●	発信元	京都大学医学部附属病院薬剤部　●●●●●
FAX番号	●●●●●●●●	送付枚数	1枚
電話番号	●●●●●●●●	日付	20XX年9月24日
件名	0919トレーシングレポートの件	販売先	

お世話になります。京都大学医学部附属病院　薬剤部　●●●●●　です。

日頃より処方せんの応需、トレーシングレポートの報告ありがとうございます。さて、この度トレーシングレポートにて報告のありました件ですが、主治医より下記のとおり検査データを確認するとの返信がありました。詳細は下記をご覧下さい。

以上、今後ともよろしくお願いします。

京都大学医学部附属病院　薬剤部　●●●●●

宛先　麻酔科●●●●

麻酔科●●●●

了解いたしました。
低Kの副作用については、十分承知しております。
血液検査も含めて、対処いたします。

図4　医師への照会と情報のフィードバック

3. トレーシングレポートを普及・充実させるために

トレーシングレポートを実際に受け付けて感じる問題点としていくつか挙げられる.

①疑義照会してほしい内容をトレーシングレポートで報告する事例がある.
②日常の聞き取り情報の伝達になり，薬学的な介入が足りない報告がある.
③一部の薬局からの報告が多く，薬局間で報告数に偏りがある.

このように薬局間で報告数や内容に差があることを経験する．この差を埋めるための取り組みとして「トレーシングレポート」をテーマにした勉強会の開催が必要と考えた．実際には，地域の勉強会でトレーシングレポートの運用について紹介する際に，「良い事例」の紹介を行った．また，保険薬局薬剤師の学会発表のサポートも行い，病院薬剤部と保険薬局の双方から事例報告を行い，普及させることが重要と思われる.

4. FileMaker を利用した運用状況管理

京大病院ではIBM製電子カルテとFileMaker社のデータベースアプリケーションFileMakerの連携ができており，具体的には電子カルテのテンプレート機能をFileMaker Proが担っていた．FileMakerテンプレート機能を利用することで，項目や薬局の連絡先などルーチンで入力する必要がある内容は比較的省力化が可能となる．FileMakerを用いることで，これまで入力されたトレーシングレポートの内容が記録され，電子カルテとは別に保管管理が可能となった．例えば，「どの薬局から今月何件報告が届いたのか？」「どの診療科へのレポートが増えているか」などCSV形式で出力することができ，トレーシングレポートの解析が容易にできた．京大病院では古くからFileMakerを利用する習慣があり，薬剤部のみならず院内全体でFileMakerを利用した業務管理を行っている（図5).

トレーシングレポートの運用や地域薬剤師との連携を図る上で大切なこととして，病院薬剤部の薬剤師が十分に院内連携できていることが挙げられる．院内連携ができていないのに地域連携の実践は難しい．そのために病院内での薬剤部の存在感を高めるよう努力すべきである．薬剤部は院内処方箋を介した調剤，病棟活動だけでなく，各科医師，看護師，管理栄養士，理学療法士，医療ソーシャルワーカー（MSW）など多職種が目指す次世代の医療・介護・福祉に対して，薬剤師がどのように協力体制を整え，協働できるかが重要になってくる．薬物療法において薬剤師は医師と適切な関係を保てるように心がけたい．その上で，院内で築いた病院薬剤師の信頼を基に，外来患者に強い信頼関係のある保険薬局薬剤師との協働業務としてトレーシングレポートによる服薬に関する情報共有は病院の競争力を高める上で重要な因子となるだろう.

①電子カルテ記事欄（右クリックでFileMakerテンプレート呼び出し）

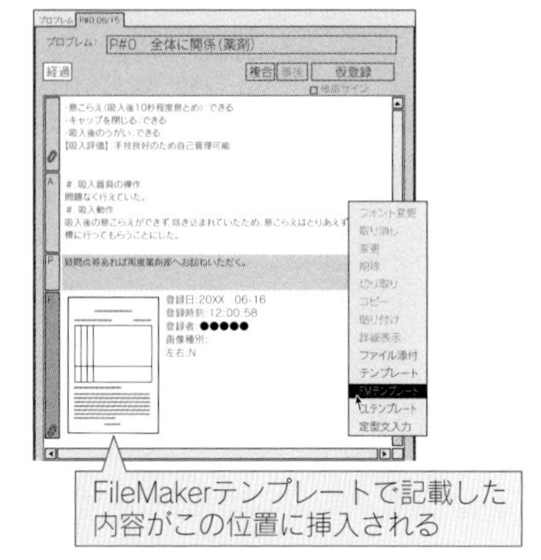

②FileMakerにて記録作成

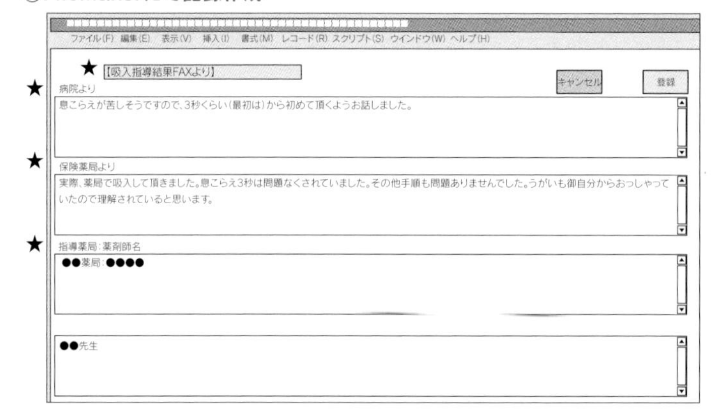

③FileMakerテンプレートで記載した内容が[ ]の位置に挿入される

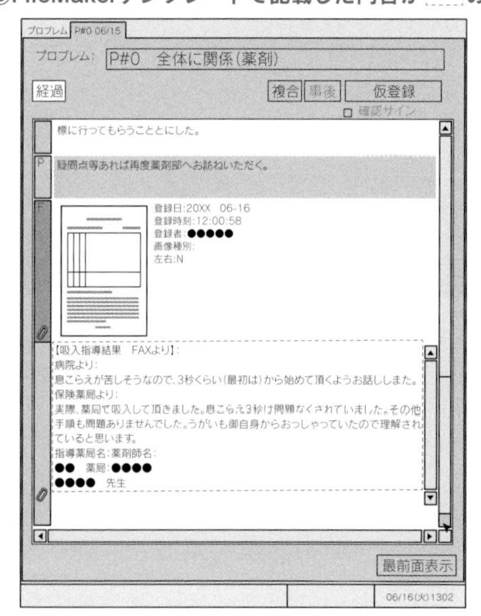

図 5　FileMaker テンプレートを利用したカルテ記録

図は吸入指導結果の記録だが，トレーシングレポートについても同様に行っている．

実際，トレーシングレポートに関する医師からの反応はよい．中津病院の近隣病院の外科医師から経口抗がん薬に対するトレーシングレポートが役に立ったと高く評価された経験がある．今後，トレーシングレポートを用いた外来患者（地域患者）に関する服薬情報提供活動はさらに発展すると考えられる．医療スタッフや患者からの評価を重ね，アウトカムを明確にする取り組みをオール薬剤師で進めていきたい．

(萱野 勇一郎)

3 トレーシングレポートを書くコツ

トレーシングレポートとは，保険薬局薬剤師が即時性は低いが患者の薬物療法の有効性・安全性に必須な情報を得た場合に，FAXを用いて医師へその情報を伝えるためのツールである．これまで筆者は，トレーシングレポートを受け取り，医師に伝え，医師より返信をもらい，情報提供元の保険薬局薬剤師にフィードバックを行うという一連の業務に携わってきた．その際に気づいた，いかに簡潔にわかりやすく，時間をかけずに書くかといったコツや工夫について，私見を記したい．

トレーシングレポートを書く目的

超高齢化社会の到来による疾病構造の変化，患者ニーズの多様化に伴い，医療の現場は急速に変化している．この変化に対して医療現場は疲弊し，「チーム医療の推進」が社会的ニーズとして期待された．2014年の診療報酬改定に伴う病棟薬剤業務実施加算の導入もあって，入院患者に対する薬物療法について従来以上に病棟薬剤師がかかわる契機となった．

一方，医療は急性期から外来，在宅へとシフトしており，医療と介護，社会福祉へとその境目は曖昧になりつつある．院外処方箋発行率70%を超えている現状において，保険薬局薬剤師が外来患者のチーム医療の一員として加わることは社会のニーズからみても重要と考える．実際，2016年4月の診療報酬改定により，患者の残薬確認と残薬に伴う調剤数量調整を容易にするため，処方箋の記載項目が変わった（表1）．これは医師と保険薬局薬剤師が連携して，残薬削減に向け協働して取り組めとのメッセージと考える．

外来患者の服薬指導中に病院では気づかないような重要な出来事に遭遇することがあ

表1　2016年4月より変更・追加になった院外処方箋様式

保険薬局が調剤時に残薬を確認した場合の対応 （特に指示がある場合は「レ」または「×」を記載すること.） □保険医療機関へ疑義照会した上で調剤 □保険医療機関へ情報提供

る．例えば，「抗がん薬の服薬アドヒアランスの報告」「血糖コントロール」や「喘息治療」において患者の薬物治療や外来から入院治療に切り替わる際に有効であったことが報告されている[1, 2]．緊急性のある照会事項は即時に問い合わせる必要がある．一方，医療現場では次回の診察までに間に合えばよいが，伝えておきたい重要な内容はいくつかある．保険薬局薬剤師の判断で，「これは医師に伝えた方がよいな」と思われる出来事についてはトレーシングレポートにて医師に情報提供して欲しい．

報告型と報告＋提案型のトレーシングレポート

トレーシングレポートを書こうと行動する際に，服薬指導中に得られた情報をもとに伝えたい出来事を報告する「報告型」，あるいは服薬指導中に気づいた問題点について，薬剤師の視点から提案を行う「報告＋提案型」がある．残薬確認依頼があった際に，患者から聞き取った情報などを伝える内容であれば「報告型」となる．「報告＋提案型」の場合，医師が薬剤師の提案に対して，受け入れ判断しやすいようにある状況，背景，評価，提案など情報を整理して記載しておく必要がある．報告型の例を**図 1** に示す．どちらの形であっても簡潔にわかりやすく書き上げていきたい．次に時間をかけずにうまく書くコツについて考えてみたい．

うまく書くコツ：うまく書くとは，「伝わる文書を書く」こと

トレーシングレポートのような実用系文書ともいえるビジネス文書では，読み手，すなわち「医師」に伝わる文書を書くことを心がける．伝わるとは，書いた文書が読み手の「理解」や「納得」を通じて，「行動・判断」につながることである．例えば，患者の残薬を確認していたら，薬の飲みにくさが原因でアドヒアランスが悪くなっていた．別剤形のゼリー剤の提案を行ったところ患者は興味を示した．保険薬局薬剤師は医師に対して，次回診察時に患者と相談の上，「ゼリー剤への変更を提案します．」と提案する．この事象と提案についてトレーシングレポートを介して医師に伝えて「理解」「納得」（薬剤師視点の価値を認識）してもらい，「処方変更提案の採用」あるいは，「医師が行う療養上の指導実施」という「行動・判断」を引き出す．

「理解→納得→行動・判断」であれば，通常疑義照会を行っているように電話や直接コミュニケーション，すなわち口頭での報告や提案で済む．それに，話せば5分で終わる内容であっても，「書く」とその何倍もの時間を費やすことになる．スピードや効率性が求められる時代になぜトレーシングレポートを「書く」のか？　それは「話す」にはないメリットが「書く」にはあるからである（**表 2**）[3]．

FAX:済生会中津病院薬剤部 ●●-●●●●-●●●●
保険薬局→薬剤部→主治医

大阪府済生会中津病院　薬剤部　御中　　　報告日：　　年　　月　　日

服薬情報提供書（トレーシングレポート）

担当医 ●●● 科 ●●●●● 先生 御机下	保険薬局 名称・所在地
患者ID：●●●●● 患者名： ●●●●● 様	電話番号：●●●●● FAX番号：●●●●● 担当薬剤師名：●●●●●
この情報を伝えることに対して患者の同意を □得た。 □得ていない。 ☑患者は主治医への報告を拒否していますが、治療上重要だと思われますので報告いたします。	

処方せんに基づき調剤を行い、薬剤交付いたしました。
下記の通り、ご報告いたします。ご高配賜りますようお願い申し上げます。

所見：

ベラパミル錠が朝食後で処方が出ていますが、患者様は
自己判断で屯服で服用されているとのことです。
不整脈の症状が出て苦しくなることがあるとのことで、
その時に使用されているようです。
毎日服用することに不安を感じておられるようでしたので、
継続服用の必要性や安全性について、ご説明させていた
だきました。

薬剤師としての提案事項：

<注意> FAXよる情報伝達は、疑義照会ではありません。緊急性のある疑義紹介は通常通り電話にてお願いします。

図1　保険薬局から届いたトレーシングレポート～ベラパミル®錠の服薬状況について

表2　「話す」にはない，トレーシングレポートを「書く」5つのメリット

①発信と受信の同時性を必要としない
「話す」は相手と自分とが同時間に行わないと成立しないが，「書く」は文字を残せるために相手に届きさえすればよい．

②目で読んで内容確認できる

③回覧・回読，大量配布ができる

④記録として保存し，活用できる
その場で消える話し言葉でも，文字で記録すれば保存できる．保険薬剤師が行った報告が院内カルテに記録されていることは重要と考える．

⑤納得がいくまで修正できる
意図が伝わるか．誤解されやすい表現はないかなど，自分でチェックし納得してから相手に伝えることができる．「話す」では，すぐに釈明できるが，すでに発した言葉自体の修正はできない．

書くことで，文書として電子カルテに記録が残ることはメディカルスタッフ間での情報共有が可能となる．「これまで，院外処方箋を発行していたが，保険薬局薬剤師は何をしているのかわからない」といった疑問にもきっと答えられるであろう．

時間をかけずに書くコツ：SBARで書いてみる

筆者はこれまでトレーシングレポートを話題とした勉強会において，効果的なトレーシングレポートの書き方としてTeam STEPPSのツールの一つであるSBARを紹介したことがある．

これは医療者間のやりとりを円滑にし，医療チームの力を向上させるため，近年注目されている「Team STEPPS（チームステップス；Team Strategies and Tools to Enhance Performance and Patient Safety：チーム医療パフォーマンスと患者の安全を高めるための戦略と方法）」[4]というフレームワークと，その中で提唱されているコミュニケーションツール「SBAR（エスバー）」である．これは「看護師が急変前の徴候を見逃さず的確に医師に報告し，いかに急変を防ぐか」という目的のツールで病院内のメディカルスタッフ間で活用が広がっている．筆者は，外来患者のチーム医療を行う上で，これはシンプルかつ効果的に報告を行うトレーシングレポートにも使えると考えた．

SBARとは，Situation，Background，Assessment，RecommendationあるいはRequestの頭文字を取ったもので，状況，背景，評価，提案の形でシンプルに報告を書き上げる記載手順である（表3）．保険薬局薬剤師が行う評価や提案といった事柄をいかに簡潔に医師へ伝えられるかによって，トレーシングレポートは「外来患者のチーム医療を担う保険薬剤師の立場を明らかにするもの」へと認識されると思う．

表3　SBAR（エスバー）簡潔にわかりやすく効果的に報告する

①状況（S：Situation）患者に何が起きているか？
○○科受診の○○さんが，来院されました．

②背景（B：Background）患者の臨床的な背景・状況は何か？
・認知症の症状が進んでいるようです．
・便秘の症状が改善されているようです．

③評価（A：Assessment）私は○○が問題と考える
・処方されていた便秘の薬があまっています．
・お昼の漢方薬を飲み忘れるようです．

④提案（R：Recommendation, Request）私はこれを提案します
・次回診察時，症状をご確認の上，下剤の中止を検討下さい．
・朝・夕　分2タイプの漢方薬への変更を考慮下さい．

トレーシングレポートの落とし穴：いい加減に書かない

トレーシングを「書く」という行為をいい加減にしないこと．文書には書く人の姿勢や熱意が表れる．トレーシングレポートからは書き手の資質がわかる．例えば，誤字脱字，ワープロの変換ミスが随所にみられる文書を送ってくる．他人に出す文書なのに，読み直してもいない．粗雑さが感じ取れるだけでなく，読み手への軽視さえも透けてみえる場合がある．

トレーシングレポートであっても書いている対象への姿勢や熱意を読み手は敏感に感じ取れる．もちろん，読み手が感じるのは粗雑さだけではない．逆に，簡潔でわかりやすい報告を読めば，「何ごとにも漏れがなく，きちんとしている保険薬局薬剤師だ」「しっかりして，この薬剤師なら信頼できそうだ」といった書き手の資質もみえる．トレーシングレポートを介する薬局と病院，薬剤師と医師の信頼関係構築のヒントになると筆者は考える．

トレーシングレポートを受け取った後について：スムーズな運用のために

当院の場合，保険薬局から届いたトレーシングレポートはいったん，必ず病院薬剤師が目を通している．その後，ファックスの原本は診療情報管理室を経由して，電子カルテにスキャン取り込みされている．病院薬剤師が内容確認する理由は２つある．

１つ目の理由は記載内容に不備がないかを確認する目的である．保険薬局薬剤師は処方箋と薬歴，患者面談，場合によっては院外処方箋に表示された検査値という限られた情報から，重要な情報を聞き出す．必要に応じて電子カルテから情報を補完した方が伝わりやすいと判断した場合は情報を追加して医師に伝えている．

2つ目の理由はいくら重要な報告であっても，医師の目に触れないと意味がないので，いかに保険薬局からのレポートを読ませるかである．院内には同意書や他院からの紹介状など紙で運用されている書類がいまだに多い．多くの紙書類は電子カルテ上の別アプリケーションによって管理されており，紙書類を閲覧するのは多忙な医師にとって面倒な作業である．その際に，病院薬剤師が電子カルテの付箋機能や電子メールにてコメントし，医師にトレーシングレポートの存在を気づかせて，内容を確認してもらう必要がある．興味を引くメールマガジンのタイトルのように，「いかにトレーシングレポートを読ませるか」に毎度，腐心している．また，返信の必要な内容については院内電子メールにて医師からの返答を依頼している（図 2）．

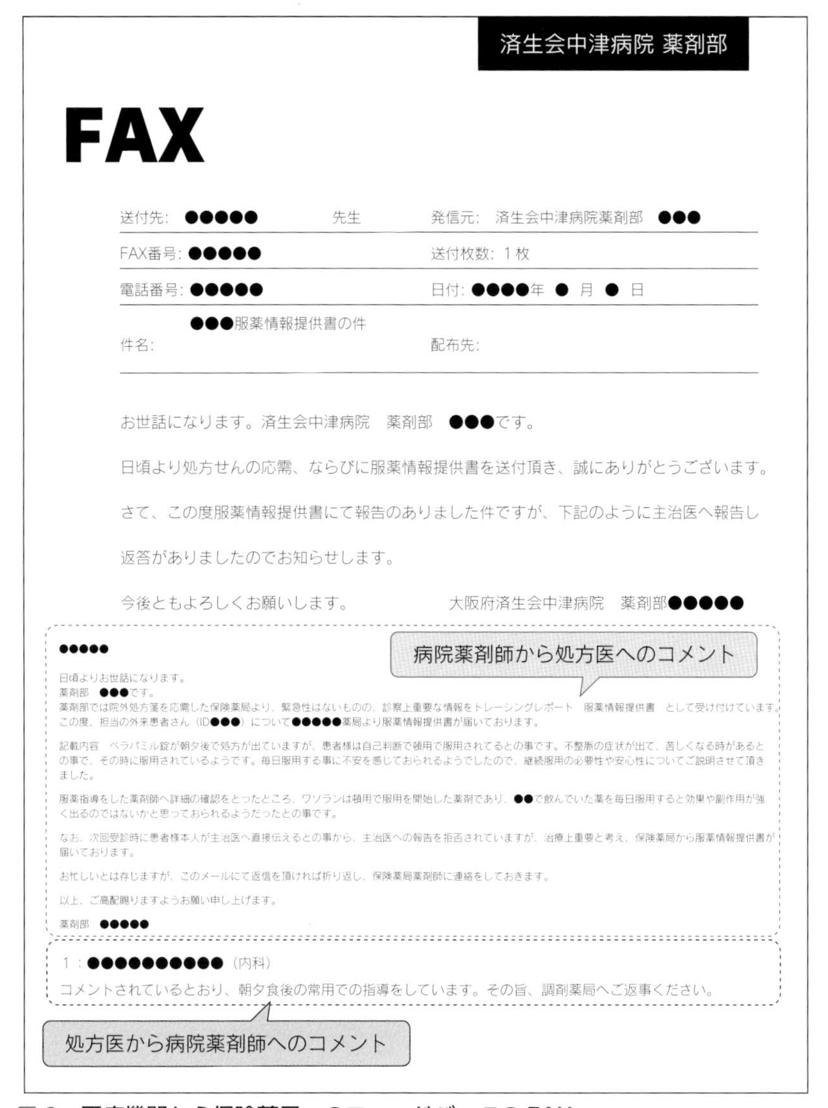

済生会中津病院 薬剤部

FAX

送付先：●●●●●　先生　　発信元：済生会中津病院薬剤部　●●●
FAX番号：●●●●●　　送付枚数：1枚
電話番号：●●●●●　　日付：●●●●年 ● 月 ● 日
件名：●●●服薬情報提供書の件　　配布先：

お世話になります。済生会中津病院　薬剤部　●●●です。

日頃より処方せんの応需、ならびに服薬情報提供書を送付頂き、誠にありがとうございます。

さて、この度服薬情報提供書にて報告のありました件ですが、下記のように主治医へ報告し

返答がありましたのでお知らせします。

今後ともよろしくお願いします。　　大阪府済生会中津病院　薬剤部●●●●●

●●●●●

日頃よりお世話になります。
薬剤部　●●●です。
薬剤部では院外処方箋を応需した保険薬局より、緊急性はないものの、診察上重要な情報をトレーシングレポート　服薬情報提供書　として受け付けています。
この度、担当の外来患者さん（ID●●●）について●●●●●薬局より服薬情報提供書が届いております。

記載内容　ベラパミル錠が朝夕後で処方が出ていますが、患者様は自己判断で頓用で服用されてるとの事です。不整脈の症状が出て、苦しくなる時があるとの事で、その時に服用されているようです。毎日服用する事に不安を感じておられるようでしたので、継続服用の必要性や安心性についてご説明させて頂きました。

服薬指導をした薬剤師へ詳細の確認をとったところ、ワソランは頓用で服用を開始した薬剤であり、●●で飲んでいた薬を毎日服用すると効果や副作用が強く出るのではないかと思っておられるようだったとの事です。

なお、次回受診時に患者様本人が主治医へ直接伝えるとの事から、主治医への報告を拒否されていますが、治療上重要と考え、保険薬局から服薬情報提供書が届いております。

お忙しいとは存じますが、このメールにて返信を頂ければ折り返し、保険薬局薬剤師に連絡をしておきます。

以上、ご高配賜りますようお願い申し上げます。

薬剤部　●●●●●

1：●●●●●●●●●●●（内科）
コメントされているとおり、朝夕食後の常用での指導をしています。その旨、調剤薬局へご返事ください。

図2　**医療機関から保険薬局へのフィードバックのFAX**

日本医師会では2016年4月より「かかりつけ医機能研修制度」をはじめている．高齢化が進み，多死社会を迎える日本では，医師・薬剤師に求められる役割も変っていく．高度な先端医療へのニーズは次第に減り，治療しながら高齢者の日常生活を支え，看取ることが求められる．

地域医療を行う上でも，薬剤師の視点から見いだされた問題点をトレーシングレポートという形で文書化し，医師に伝え，診療録や介護記録に記録しておく意義は大きい．薬剤師が患者の問題点について，「どう考え」「どんな提案で医師の行動に変化を与えているのか」を文書で残しておくことができる．チーム医療を進める上で保険薬局薬剤師の職能を多くのメディカルスタッフに知ってもらうことで職能への理解が深まり，実績

を積み重ねることで信頼関係が醸成される．自分という保険薬局薬剤師をチーム内で知ってもらうために，どんどん書いてみることをお勧めする．

本来，トレーシングレポートはPOS（Problem Oriented System）の考えに基づいて，患者のもっている医療上の問題，すなわち「薬学的問題点」に焦点を合わせての記録を残しておくべきなのかもしれない．

長崎県で運用されている「あじさいネット」[5]のような地域医療情報ネットワークが構築されている地域や病院であれば，そもそもトレーシングレポートを利用せずにPOSの考えに基づいて診療録を書けばよい．医療者間での情報共有や記録の鑑査（Audit）につながり，より完全な記録に近づくかもしれない．しかし，すべての患者に対してネットワークシステムが構築されていない現状において，アナログ的ではあるがファクスによる情報交換は有効な手段と考える．また，病院薬剤師がレポート内容を確認し，足りない情報を補完しながら，医師と情報交換しカルテ記載するという手順は監査機能の役割を果たしている．

病院と保険薬局の関係や長い歴史によって，トレーシングレポートの内容や報告頻度には差がある．この差を埋めるためには，筆者らは地域での研修会実施，日頃からの保険薬局薬剤師との交流を丁寧に行うことで信頼関係を深めてきた．顔見知りで良好な関係を築いておくことは，トレーシングレポートを書きやすくする．地域医療発展のコツは，いつでも相談できるような良好な人間関係を築くことが肝要である．

参考文献

1) 大滝康一ほか：病院薬剤師が介在する保険調剤薬局からのトレーシングレポートシステムによる薬物療法の有効性・安全性への寄与．医薬ジャーナル，44：158-164, 2008.
2) 津田真弘ほか：外来がん化学療法におけるトレーシングレポートを活用した病診薬連携の取り組み．医薬ジャーナル，50：133-139, 2014.
3) 志田唯史：「書く」基本の基本，オーエス出版，2002.
4) TeamSTEPPSポケットガイド．Available at：〈http://www.ahrq.gov/sites/default/files/publications/files/pocketguide.pdf〉
5) 長崎地域医療連携ネットワークシステム協議会：あじさいネット．Website URL〈http://www.ajisai-net.org/ajisai/index.htm〉

（萱野 勇一郎）

4 地域包括ケアの始まりにおける薬剤師の関わり―退院指導と薬剤師外来―

地域包括ケアシステムと病診薬連携

地域包括ケアシステムは，重度な要介護状態となっても，住み慣れた地域で自分らしい暮らしを人生の最後まで続けることができる，住まい・医療・介護・予防・生活支援が一体的に提供される地域の包括的な支援・サービス提供体制である．2025年の超高齢社会到来を前に，2018年度診療報酬改定では，前回の改定に引き続き「地域包括ケアシステムの構築と医療機能の分化・強化，連携の推進」が重点課題として位置づけられ，病院完結型の医療から，地域全体で治し，支える地域完結型への変革が求められている．

地域医療構想は，都道府県が地域の医療需要の将来推計や報告された情報などを活用して策定していくものである．各医療機関は病棟単位で医療機能（高度急性期機能，急性期機能，回復期機能，慢性期機能）を選択して都道府県に報告し，都道府県ではその地域にふさわしいバランスの取れた医療機能の分化と連携を適切に推進する．各医療機関や病棟の地域における位置付けが明らかになることで，そこに従事する医療関係者の担うべき役割もまた明確になる．

このように，地域における医療機関の機能分化が進む中で，病院薬剤師は自分の所属する医療機関が担う役割がどのようなものであるかを把握し，求められていることを理解して実行することが必要である．高度急性期と回復期における薬物治療が異なるように，それぞれに関わる薬剤師に求められる処方提案には違いがある．それぞれの医療機関において，薬剤管理指導や病棟薬剤業務などを通じ，患者個別の安全で有効な薬物治療に貢献することが大切である．さらには，移行期の薬物治療をスムーズに継続させるために，自施設だけの活動だけでなく，これまで以上に地域医療における連携強化が重要となってくる．

地域包括ケアシステムの始まり：入院から外来に向けた退院時指導

退院時の服薬指導に対しては，退院時薬剤情報管理指導料（90点）が算定可能であり，病棟薬剤業務実施加算の要件としても，退院時の薬学的管理指導について可能な限り実施することとされている．また，退院時共同指導料は薬剤師が行った場合も評価対象となっており，病院薬剤師が退院支援を通じて関係機関と連携を強化し，在宅医療に積極的に関わっていく方向性が示されている（図 1）．地域の医療機能分化，在宅療養を支えるには，コミュニティにおけるチーム医療の実践が必要であり，患者情報・薬剤情報の共有は不可欠である．

退院時薬剤情報管理指導料の算定要件として，お薬手帳に記載するよう求められているのは「入院中に使用した主な薬剤」「副作用発現の薬剤や経過」「調剤に必要な情報」「退院時指導の要点」である．お薬手帳は複数の医療機関からの処方薬を確認できるなど有用なツールではあるが，紙面が小さく，施設間の円滑な連携を図っていく上では情報量が不足する．日本病院薬剤師会作成の「薬学管理サマリー」（図 2）は，退院後の薬学的ケアを地域で継続するための情報連携ツールとして作成されたが，医療連携に必要な

退院される患者さんへ（退院時服薬指導書）

聖護院 太郎　さん　診療科：　循環器内科

入院期間：20××年○月○日〜20××年△月△日

退院後のおくすりについて

・あなた以外の人に飲ませたり、譲ったりしないでください。

・今後、他の医療施設（病院、診療所、薬局等）に行かれることがありましたら、この文書及び「おくすり手帳」を見せて、飲み合わせ等の確認をしてください。

退院処方があります。別紙「おくすり説明書」に記載してあります。

入院中に使用した薬について（おくすりの変更点、使用目的など）

20××/○/○　急性心筋梗塞のためPCI（ステント留置術）施行いたしました。

＜入院後に新しく始まったお薬＞

バイアスピリン錠100mg　1回1錠　1日1回朝食後　○/○〜

エフィエント®・錠3.75mg　1回1錠　1日1回朝食後　○/○〜

ラベプラゾールNa錠10mg　1回1錠　1日1回朝食後　○/○〜

ピタバスタチンCa錠4mg　1回1錠　1日1回朝食後　○/○〜

（PCI後の脂質管理強化のためプラバスタチンNa錠5mgより変更）

※LDL-CHO：○/○　××mg/dL（目標値：70mg/dL）

＜お薬に関する注意事項＞

・毎日服用することで、血栓ができるのを予防します。

・血液をサラサラにする薬を服用していますので、怪我には十分ご注意ください。

・他院、他科を受診するときはお薬の内容を伝えてください。

・激しい頭痛や血尿など、異常な出血が現れた場合は、すぐに主治医に連絡してください。

入院中に出現した副作用　☑なし　□あり（原因薬剤、転帰等は以下に記載）

薬剤アレルギー歴

特記事項なし

病院・診療所・保険薬局の先生方へ

PCI□ヶ月後（△月ごろ）を目処にバイアスピリン単剤に変更予定です。
現在、他院からの処方はありません。服薬指導の継続をお願いいたします。

京都大学医学部附属病院薬剤部　TEL:075-***-****
〒606-8507　京都市左京区聖護院川原町54

病棟担当薬剤師：京大　薬太郎

図 1　退院時服薬指導書

作成日

薬剤管理サマリー

御中

様の退院時処方・薬学的管理事項について連絡申し上げます。

生年月日		歳	性別		身長	cm	体重	kg
入院期間	～		日間		担当医			

基本情報			該当薬剤	発現時期	発現時の状況等（検査値動向含む）
	禁忌薬	□なし □あり			
	アレルギー歴	□なし □あり			
	副作用歴	□なし □あり			
	腎機能	SCr mg/dL	eGFR mL/min/1.73m²	体表面積（DuBois式）	m²
	その他必要な検査情報				
	入院中の服薬管理	□自己管理 □1日配薬 □1回配薬 □その他（ ）			
	投与経路	□経口 □経管（経鼻・胃瘻・食道瘻・腸瘻）			
	調剤方法	□PTP □一包化 □簡易懸濁 □粉砕 □その他			
	服薬状況	□良好 □時々忘れる □忘れる □拒薬あり □その他			
	退院後の薬剤管理方法	□本人 □家族 □その他（ ）			
	一般用医薬品・健康食品等	□なし □あり（ ）			

入院時持参薬	□別紙あり 処方医療機関：	退院時処方	□別紙あり 退院処方に薬情添付 □なし □あり

特記事項	※患者情報で伝達が必要と思う内容を記載すること（問題点、薬剤の評価、医師の処方意図等/入院中の薬剤の追加、減量、中止で伝えたい内容）

投与方法に注意を要する薬剤 □なし □あり	※下記には現在の処方内容のうち、投与方法が特殊な薬剤（例：連日服用しない薬剤、投与間隔が設けられている薬剤等）や維持量まで増量が必要な薬剤（例：ドネペジル、ラモトリギン等）を記載しています。貴院における薬物療法の参考にして下さい。

※ご不明な点がございましたら、下記薬剤師までお問い合わせください。

施設名 〒 住所： 　**薬剤師**

TEL（ ） FAX（ ）

図2 **薬剤管理サマリー**

情報が多岐にわたり，さらなる情報共有・地域連携の強化が求められてきたことから，改訂版が作成されている．腎機能などの検査値や投与方法などに留意が必要な薬剤の記載欄が追記され，情報伝達不足による医療事故の回避に貢献できると考えられる．また，切れ目のない地域連携の強化を促進するため，サマリーを受け取った施設から提供元への返信書式を設けており，コミュニケーションの確立によるチーム医療の推進が期待される．

病院内におけるチーム医療への参画や，病棟薬剤業務の拡大，プロトコルに基づく薬物治療管理（protocol-based pharmacotherapy management：PBPM）の実践など，病院薬剤師は特に病棟における役割を拡充させ，臨床現場で薬剤師が活躍できる環境や体制を構築してきた．持参薬管理への関与など，以前は「可能なときにだけやる」体制だったのが「必ず薬剤師がやる」体制へと変化し，その責任も大きくなっている．しかし退院時指導については，患者への服薬指導は行っても退院時薬剤情報管理指導料を算定せず，お薬手帳に連携に必要な項目を記載していない場合も多いのが実情と思われる．多くの患者にとって，その治療期間における入院治療の割合は少なく，大半の期間は外来（在宅）で治療している．病院薬剤師，特に病棟薬剤師は入院中の患者に接することがほとんどで，ともすれば，医療スタッフの管理下における服薬状況とその治療効果に安堵したり，退院をもって自分たちの業務が終了したと感じてしまいかねない．しかし，服薬や生活上の注意点の遵守が在宅で継続できるかどうかが退院後の治療経過や再入院のリスクに大きく影響してくることを認識し，在宅医療の視点をもちながら入院中の処方介入や退院指導を行うこと，また地域医療への薬学的問題点の引き継ぎを意識することが重要である．

退院後の治療については，退院の日時が決定してから取り組んでいたのでは遅く，入院時初回面談の時点で在宅治療の視点をもっていることが大切である．持参薬確認は薬の内容の確認や院内代替薬を提案するのみならず，何の目的でどこの医療機関から処方されているのか，かかりつけ薬局はどこか，在宅での服薬アドヒアランスはどうか，アドヒアランス不良であればその原因は何か，服薬自己管理できない場合に家族などの介助はあるか，退院後も服薬を継続する必要はあるかなど，退院に向けた視点ももって評価する．その時点で解決できないことは，入院中の薬剤指導プランとして継続的に評価，介入する．かかりつけ薬局がなかったり，お薬手帳が複数にわたっている場合などは，お薬手帳の活用やかかりつけ薬局のメリットについて説明する．服薬アドヒアランスの不良が服薬タイミングの煩雑さに原因がある場合は，退院後の生活リズムを確認して簡便な用法への変更を検討する．病棟スタッフとも協力してキーパーソンへの服薬指導を行う．さらには，共有すべき情報をお薬手帳や薬学管理サマリーにまとめ，保険薬局や転院先の医療機関へ引き継ぐ．

2018年度の診療報酬改定では，退院支援加算が入退院支援加算へと改称され，患者の状態に応じた支援体制や地域との連携，外来部門と入院部門（病棟）との連携推進を目指している．退院は入院の終わりではなく，在宅の始まりである．薬剤師にとっても，患者の在宅医療を支えるための退院時指導のあり方が求められている．

地域包括ケアシステムの始まり：薬剤師外来

入院を中心とした医療から外来や地域を主体とした医療への変化を背景とし，さまざまな領域で「薬剤師外来」を導入している施設が増えている（京大病院での取り組みは本章「5. 薬剤師外来とトレーシングレポートによる病診薬連携の実際」で詳述する）．導入にあたっては各医療スタッフの業務内容を見直し，手順書を作成して役割を明確にすることで，外来医師・看護師の業務負担軽減と，安全な薬物治療への貢献が可能となっている．また，保険薬局薬剤師が薬物療法を柱として外来患者のヘルスコントロールに関わっていけるよう，京大病院では薬局との情報共有を積極的に行ってきた．必要な情報がないために「見つかったらラッキー」だった不適切な処方は，必要な情報を共有することで「見つからないアンラッキーをなくす」ことが可能となる．情報伝達ツールは処方せんやトレーシングレポートなど，手渡しまたはファックスのアナログな手法ではあるが，現場の負担が少ないスタートを切ることで導入の広がりを見せている．

病診薬連携は，決して連携することが目的ではない．情報共有を基盤として，外来の薬物療法に地域の薬剤師と共に貢献する体制の構築をさらに進めることが必要である．

（吉田 優子）

1 吸入指導外来

吸入指導外来の内容と流れ

喘息や慢性閉塞性肺疾患の治療は吸入薬が主体であるが，吸入デバイスの多様化による吸入手技の煩雑化や患者の病識不足が，アドヒアランス不良の原因となる．京大病院では，これまで保険薬局と協働して外来患者の吸入薬指導を行い，保険薬局薬剤師による患者指導と処方医師への情報フィードバックを行っている（図 1）．デバイスの変更や初めて吸入薬を開始する際は，まず院内の薬剤師が吸入指導を実施している．そして，「吸入薬説明手順・評価項目表」（図 2）を作成する．ここには保険薬局へ情報伝達が必要な内容を記載している．保険薬局では院外処方箋と共に「吸入指導依頼箋」と「吸入薬説明手順・評価項目表」を患者より受け取り，内容を確認して，保険薬局で再度吸入指導を実施する．そして，指導内容を記載してFAXにて当院薬剤部まで送信する．返

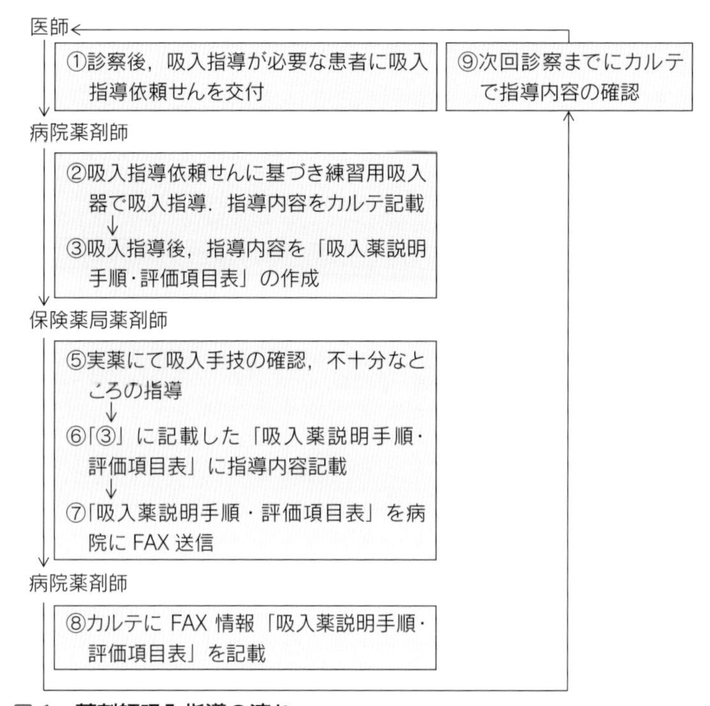

図 1　薬剤師吸入指導の流れ

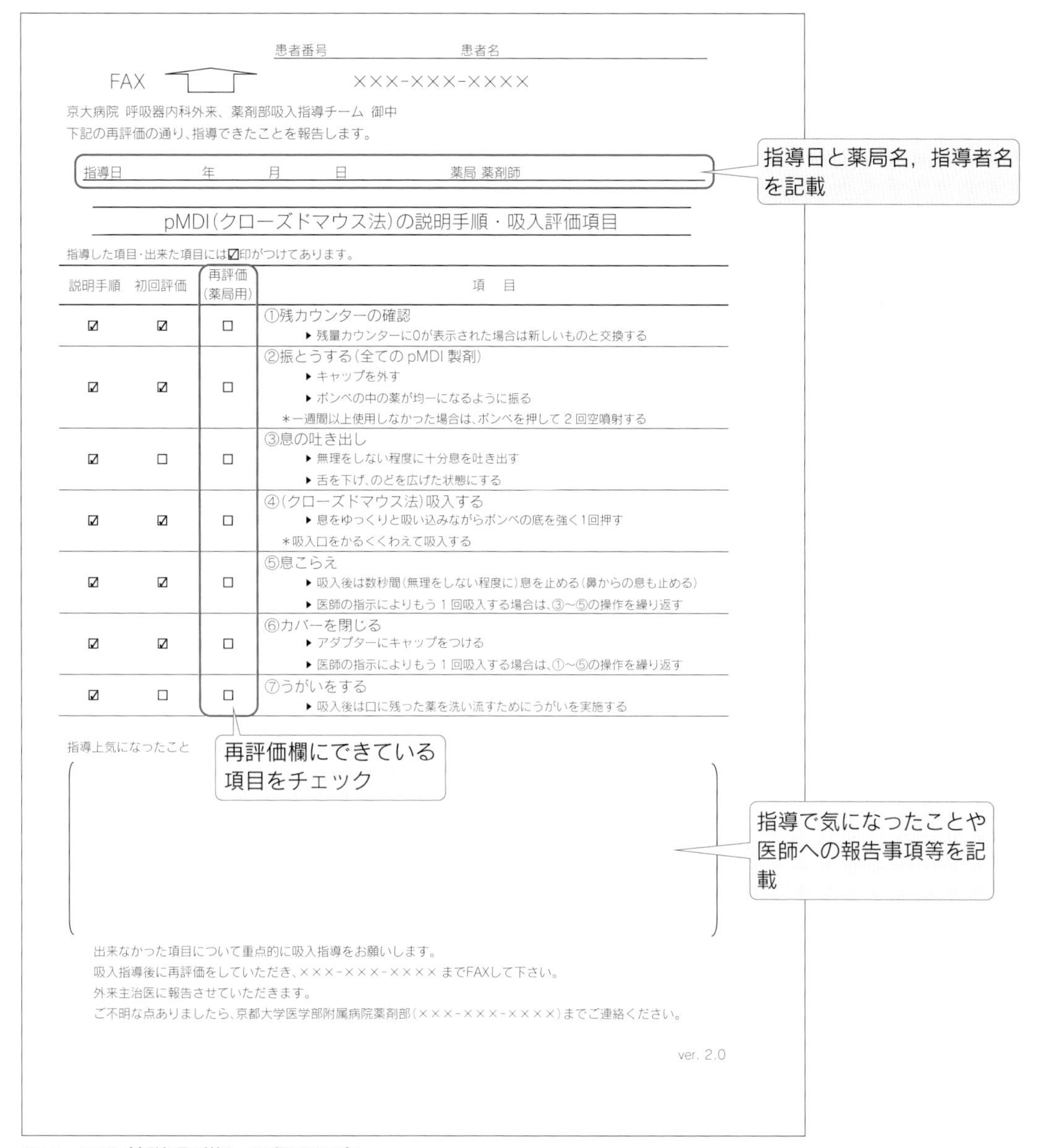

患者番号　　　　　　　　患者名

FAX　　　　　×××-×××-××××

京大病院 呼吸器内科外来、薬剤部吸入指導チーム 御中
下記の再評価の通り、指導できたことを報告します。

指導日　　　　年　　　月　　　日　　　　　薬局 薬剤師

pMDI(クローズドマウス法)の説明手順・吸入評価項目

指導した項目・出来た項目には☑印がつけてあります。

説明手順	初回評価	再評価(薬局用)	項目
☑	☑	□	①残カウンターの確認 ▶ 残量カウンターに0が表示された場合は新しいものと交換する
☑	☑	□	②振とうする(全ての pMDI 製剤) ▶ キャップを外す ▶ ボンベの中の薬が均一になるように振る ＊一週間以上使用しなかった場合は、ボンベを押して 2 回空噴射する
☑	□	□	③息の吐き出し ▶ 無理をしない程度に十分息を吐き出す ▶ 舌を下げ、のどを広げた状態にする
☑	☑	□	④(クローズドマウス法)吸入する ▶ 息をゆっくりと吸い込みながらボンベの底を強く1回押す ＊吸入口をかるくくわえて吸入する
☑	☑	□	⑤息こらえ ▶ 吸入後は数秒間(無理をしない程度に)息を止める(鼻からの息も止める) ▶ 医師の指示によりもう 1 回吸入する場合は、③〜⑤の操作を繰り返す
☑	☑	□	⑥カバーを閉じる ▶ アダプターにキャップをつける ▶ 医師の指示によりもう 1 回吸入する場合は、①〜⑤の操作を繰り返す
☑	□	□	⑦うがいをする ▶ 吸入後は口に残った薬を洗い流すためにうがいを実施する

指導上気になったこと

出来なかった項目について重点的に吸入指導をお願いします。
吸入指導後に再評価をしていただき、×××-×××-×××× までFAXして下さい。
外来主治医に報告させていただきます。
ご不明な点ありましたら、京都大学医学部附属病院薬剤部(×××-×××-××××)までご連絡ください。

ver. 2.0

図 2　吸入薬説明手順・評価項目表

信されたFAX内容を，カルテに記載して主治医と情報共有を行う．京大病院では，各種吸入デバイスに対応した「吸入薬説明手順・評価項目表」を作成している（京大病院薬剤部ホームページよりダウンロード可能）．

主な吸入薬とデバイス

吸入薬の分類	代表的な薬物	特徴	注意点
吸入ステロイド	・フルチカゾンプロピオン酸エステル ・ブデソニド ・シクレソニド	強力な抗炎症作用を有しており，喘息の管理・治療における長期管理薬（コントローラー）として用いられる第一選択薬．COPDでは，喘息を合併した症例に使用される	副作用として口腔カンジダ症，嗄声などがあり，予防のために吸入後はすぐにうがいを実施するよう指導する．エアロチャンバーを使用することで吸入ステロイドの長期使用による副作用を軽減させることができる
β_2 刺激薬	・サルブタモール（短） ・フェノテロール（短） ・プロカテロール（短） ・サルメテロール ・ビランテロール ・オロダンテロール ・インガカテロール ・ホルモテロール	・気管支平滑筋を弛緩させ，気道を拡張させる気管支拡張薬 ・短時間作用性：発作発現時にすみやかに気管支を拡げて発作を鎮める喘息発作時の第一選択薬．COPDでは体動時や労作時など必要に応じての使用を推奨 ・長時間作用性：喘息・COPDの管理・治療において，長期管理薬（コントローラー）として位置付けられる	・副作用として動悸，振戦などがある ・重篤な血清カリウム値低下の報告あり
抗コリン薬	・イプラトロピウム（短） ・オキシトロピウム（短） ・チオトロピウム ・グリコピロニウム ・ウメクリジニウム ・アクリジニウム	・気管支平滑筋の収縮を抑制する．COPD患者の薬物治療の中心的薬剤 ・短時間作用性：COPD患者における運動時の呼吸困難の予防に有用 ・長時間作用性：中等症以上のCOPD患者では定期使用が推奨される	・閉塞隅角緑内障，前立腺肥大症患者には禁忌 ・口渇などの副作用あり（気道粘液分泌機能に対する阻害作用はない） ・散瞳作用があるので，眼に向けて噴射しないよう指導する

（短）：短時間作用性

デバイスの分類	特徴	長所	短所
加圧式定量噴霧式吸入器（pMDI）	薬剤を溶液または懸濁液とし，液状の噴射剤と共に耐圧性の容器に充填し定量バルブを装着したもの．ボンベを押すと一定量の薬剤を噴霧することができる	吸気力が低下した患者にも使いやすい	・吸気と噴霧の同調が必要 ・小児や高齢者ではスペーサーの併用が望ましい ・残量確認のためのドーズカウンターがないものもある ・噴霧ボタンが固いものがある ・振とうが必要なものがある
ドライパウダー吸入器（DPI）	吸入量が一定となるように調整された粉末薬剤を，噴射剤を使用せず自己の吸気によって吸入する	・吸気との同調が不要 ・スペーサー不要 ・残量確認のためのドーズカウンターが装備されている	・勢いよく吸入する必要がある（うどんをすするくらいの力） ・吸気が弱い小児や高齢者には不適 ・緊急時には適さない ・湿気に弱く，保管時には注意が必要

吸入指導の注意点

気管支喘息や慢性閉塞性肺疾患（COPD）の治療に吸入薬が汎用される．前述のように，吸入ステロイド，β_2刺激薬，抗コリン薬に分類され，さらにβ_2刺激薬と抗コリン薬は短時間作用性と長時間作用性に大別される．

ステロイドは強力な抗炎症作用を有しており，喘息の管理・治療における長期管理薬（コントローラー）として用いられる第一選択薬である．口腔カンジダ症，嗄声などの副作用予防のために，吸入後はすぐにうがいを実施するよう指導することが重要である．

抗コリン薬はCOPD患者の薬物治療の中心的薬剤となる．閉塞隅角緑内障および前立腺肥大症患者には禁忌である．

β_2刺激薬は，気管支平滑筋を弛緩させ，気道を拡張させる気管支拡張薬である．短時間作用性薬物は喘息発作時の第一選択薬である．長時間作用性は喘息・COPDの管理・治療において，長期管理薬（コントローラー）として位置づけられる．最近では，これらの合剤が増えてきており，吸入回数の減少によるアドヒアランス向上が期待されている．

デバイスは前述のように大きく2つに分類される．加圧式定量噴霧式吸入器（pMDI）は，薬剤を溶液または懸濁液とし，液状の噴射剤と共に耐圧性の容器に充填し定量バルブを装着したものであり，ボンベを押すと一定量の薬剤を噴霧することができる．吸入力が低下した患者に使いやすいが，吸気と噴霧の同調が必要であるという点の指導が重要となる．また，一部の薬剤で使用前に振とうが必要なものもあり，基本的にはすべて振とうするように指導している．同調が難しい時にはエアロチャンバーの使用を検討するとよい．ドライパウダー吸入器（DPI）は，吸入量が一定となるように調整された粉末薬剤を，噴射剤を使用せず自己の吸気によって吸入する薬剤である．吸気との同調が不要であるが，勢いよく吸入する必要があり小児や高齢者には不向きである．それぞれのデバイスに応じた指導が必要となる．機器別のチェックポイントは，デバイスごとの「説明手順・吸入評価項目」を参照する．

モニタリングのポイント

☑器具の操作を正しく理解しているか．

☑振とう（pMDIのみ）を忘れず行っているか．

☑吸入前の息の吐き出しを行えているか．

☑正しい吸入操作を継続できているか．

☑吸入速度（DPIは強く深く，pMDIは深くゆっくり）は適切か．

☑息止め（5秒程度）

☑うがい

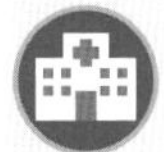

実践例

病院

80代，男性．1年前にCOPDと診断され以下の処方が開始となった．

＜処方薬（病院，変更前）＞

Rp）オンブレス® 吸入用カプセル　1回1 Cap　1日1回　朝吸入
　　カルボシステイン錠500 mg　1回1錠　1日3回　毎食後

症状の悪化がみられたことからシムビコート® タービュヘイラーへ変更となった．医師は，吸入薬が変更となることから，病院薬剤師へ指導を依頼した．

＜処方薬（病院，変更後）＞

Rp）シムビコート® タービュヘイラー　1日2回　1回2吸入　朝・夕
　　※あわせて「吸入指導依頼せん」を交付

【病院薬剤師】

タービュヘイラーの説明書に基づいて，吸入方法の指導を行った．おおむね理解良好で吸入力も十分にあった．吸入評価項目にチェックを入れて患者に渡した．

保険薬局

1人では吸入薬の服用を正しく行うことが困難であると考えられた．また，近医でアリセプト® D錠が処方されていることを聴取した．奥様が内服薬の管理を行っており，吸入薬に関しても同様に，奥様にお伝えしお手伝いしてもらう．奥様を含めて，吸入方法の理解度を評価した．吸入評価項目にチェックを入れて，認知症薬などに関する情報を記載し，トレーシングレポートを返信した．

＜処方薬（近医）＞

Rp）アリセプト® D錠5 mg　1回1錠　1日1回　朝

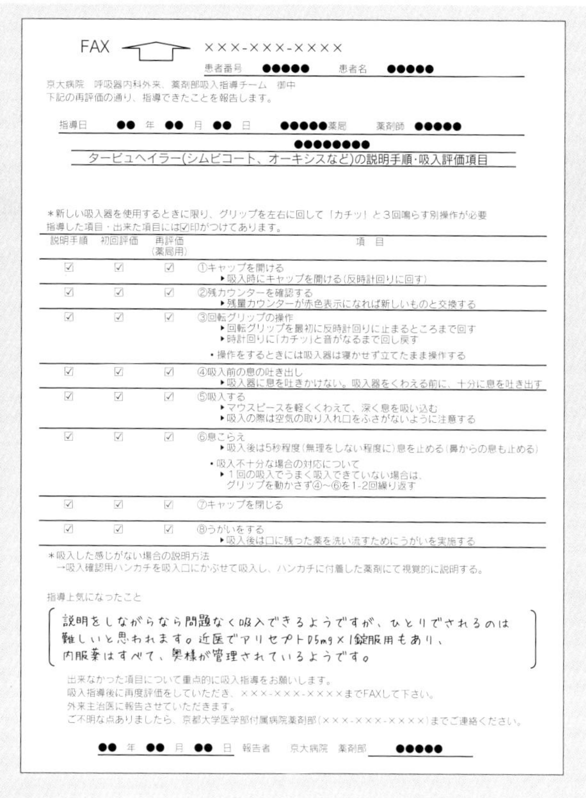

FAX ⇧ ×××-×××-××××

患者番号 ●●●●● 患者名 ●●●●●

京大病院 呼吸器内科外来、薬剤部吸入指導チーム 御中
下記の再評価の通り、指導できたことを報告します。

指導日 ●● 年 ●● 月 ●● 日 ●●●●●薬局 薬剤師 ●●●●●

●●●●●●●●

タービュヘイラー(シムビコート、オーキシスなど)の説明手順・吸入評価項目

＊新しい吸入器を使用するときに限り、グリップを左右に回して「カチッ」と3回鳴らす別操作が必要
指導した項目・出来た項目には☑印がつけてあります。

説明手順	初回評価	再評価（薬局用）	項目
☑	☑	☑	①キャップを開ける ▸吸入時にキャップを開ける(反時計回りに回す)
☑	☑	☑	②残カウンターを確認する ▸残量カウンターが赤色表示になれば新しいものと交換する
☑	☑	☑	③回転グリップの操作 ▸回転グリップを最初に反時計回りに止まるところまで回す ▸時計回りに「カチッ」と音がなるまで回し戻す ・操作をするときには吸入器は寝かせず立てたまま操作する
☑	☑	☑	④吸入前の息の吐き出し ▸吸入器に息を吐きかけない。吸入器をくわえる前に、十分に息を吐き出す
☑	☑	☑	⑤吸入する ▸マウスピースを軽くくわえて、深く息を吸い込む ▸吸入の際は空気の取り入れ口をふさがないように注意する
☑	☑	☑	⑥息こらえ ▸吸入後は5秒程度(無理をしない程度に)息を止める(鼻からの息も止める) ・吸入不十分な場合の対応について ▸1回の吸入でうまく吸入できていない場合は、グリップを動かさず④～⑥を1-2回繰り返す
☑	☑	☑	⑦キャップを閉じる
☑	☑	☑	⑧うがいをする ▸吸入後は口に残った薬を洗い流すためにうがいを実施する

＊吸入した感じがない場合の説明方法
→吸入確認用ハンカチを吸入口にかぶせて吸入し、ハンカチに付着した薬剤にて視覚的に説明する。

指導上気になったこと

説明をしながらなら問題なく吸入できるようですが、ひとりでされるのは難しいと思われます。近医でアリセプトD5mg×1錠服用もあり、内服薬はすべて、奥様が管理されているようです。

出来なかった項目について重点的に吸入指導をお願いします。
吸入指導後に再度評価をしていただき、×××-×××-××××までFAXして下さい。
外来主治医に報告させていただきます。
ご不明な点ありましたら、京都大学医学部付属病院薬剤部(×××-×××-××××)までご連絡ください。

●● 年 ●● 月 ●● 日 報告者 京大病院 薬剤部 ●●●●●

ココに注目!

- 患者情報を病院と薬局で共有することで,各患者に最適な薬剤管理方法を提案する.
- 主治医にも情報提供を行うことにより，正確な診断・評価につながる.
- 継続的な指導を行うことで，高い効果を発揮できる.

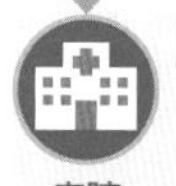

【医師】

トレーシングレポートを確認し，吸入薬の使用状況などの詳細を，奥様を含めてお話しすることとした．発作もなく，順調に経過していることを確認した．

前立腺 認知症で他医通院中 ●●病院
【FAX より】説明をしながらなら，問題なく吸入できるようですが一人でされるのは難しいと思われます．近医でアリセプト D 錠 5 mg×1 錠の服用もあり内服薬はすべて奥様が管理されているようです．

今後の展開

外来患者の吸入薬指導の充実を目的として，これまで京大病院と保険薬局が協働して患者指導を実施してきた．これにより緊急入院患者数が減少するなどの臨床的な効果がみられている．しかし，患者が吸入薬を使用し続けているうちに吸入手技が不適切な「自己流」となっているケースも少なくない．また，コントロール不良の発作発現は，患者が用法・用量や手技を正しく守れていないことが原因の一つとなっている．

そこで，2回目以降の吸入手技の確認を増やして，継続的な吸入薬の適正使用につなげていくこととした．保険薬局薬剤師に実施してもらう吸入手技を確認するタイミングや確認方法を，以下の通り変更した．

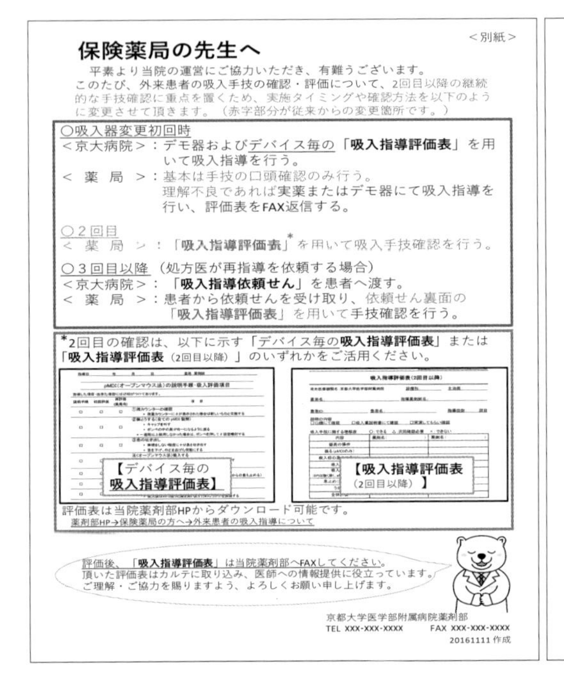

<別紙>

保険薬局の先生へ

平素より当院の運営にご協力いただき、有難うございます。
このたび、外来患者の吸入手技の確認・評価について、2回目以降の継続的な手技確認に重点を置くため、実施タイミングや確認方法を以下のように変更させて頂きます。（赤字部分が従来からの変更箇所です。）

○吸入器変更初回時
<京大病院>：デモ器およびデバイス毎の「**吸入指導評価表**」を用いて吸入指導を行う。
< 薬 局 >：基本は手技の口頭確認のみ行う。
理解不良であれば実薬またはデモ器にて吸入指導を行い、評価表をFAX返信する。

○2回目
< 薬 局 >：「**吸入指導評価表**」*を用いて吸入手技確認を行う。

○3回目以降（処方医が再指導を依頼する場合）
<京大病院>：「**吸入指導依頼せん**」を患者へ渡す。
< 薬 局 >：患者から依頼せんを受け取り、依頼せん裏面の「**吸入指導評価表**」を用いて手技確認を行う。

*2回目の確認は、以下に示す「デバイス毎の**吸入指導評価表**」または「**吸入指導評価表**（2回目以降）」のいずれかをご活用ください。

【デバイス毎の吸入指導評価表】

【吸入指導評価表（2回目以降）】

評価表は当院薬剤部HPからダウンロード可能です。
薬剤部HP→保険薬局の方へ→外来患者の吸入指導について

評価後、「**吸入指導評価表**」は当院薬剤部へFAXしてください。
頂いた評価表はカルテに取り込み、医師への情報提供に役立っています。
ご理解・ご協力を賜りますよう、よろしくお願い申し上げます。

京都大学医学部附属病院薬剤部
TEL XXX-XXX-XXXX　FAX XXX-XXX-XXXX
20161111 作成

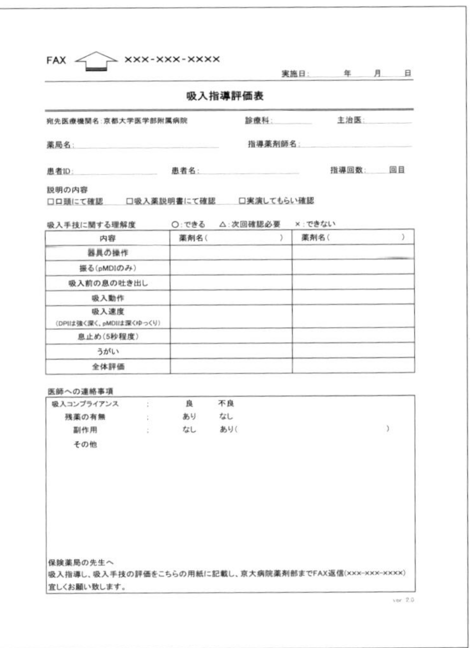

FAX ⇧ XXX-XXX-XXXX

実施日：　年　月　日

吸入指導評価表

宛先医療機関名：京都大学医学部附属病院　診療科：　主治医：

薬局名：　指導薬剤師名：

患者ID：　患者名：　指導回数：　回目

説明の内容
□口頭にて確認　□吸入薬説明書にて確認　□実演してもらい確認

吸入手技に関する理解度　○：できる　△：次回確認必要　×：できない

内容	薬剤名（　）	薬剤名（　）
器具の操作		
振る（pMDIのみ）		
吸入前の息の吐き出し		
吸入動作		
吸入速度（DPIは強く深く、pMDIは深くゆっくり）		
息止め（5秒程度）		
うがい		
全体評価		

医師への連絡事項
吸入コンプライアンス：良　不良
残薬の有無：あり　なし
副作用：なし　あり（　）
その他

保険薬局の先生へ
吸入指導し、吸入手技の評価をこちらの用紙に記載し、京大病院薬剤部までFAX返信(XXX-XXX-XXXX)
宜しくお願い致します。

ver 2.0

保険薬局薬剤師に期待するポイント！

- ☑ 説明手順に基づいて病院と同じ流れで説明すると理解が向上します．
- ☑ だんだん自己流になっていくので継続的な手技確認が必要です．
- ☑ トレーシングレポートによる病院（主治医）へのフィードバックが重要となります．

（米澤 淳）

2 がんサポート外来

がんサポート外来の内容と流れ

2001年に経口分子標的薬であるBCR-ABL阻害薬イマチニブが誕生した．それ以降，多くの分子標的薬が開発され，特にがん治療において汎用されている．従来の殺細胞性の抗がん薬は増殖細胞を非特異的に傷害するのに対し，分子標的薬は増殖に関わる特定の分子を阻害して細胞の増殖を抑制する．すなわち，殺細胞性の抗がん薬とはまったく異なった作用機序で効果を示す．副作用が決して少ないわけではなく，殺細胞性の抗がん薬とは異なった特徴を示し，予防と早期発見が治療継続を決める重要な因子となる．また，経口分子標的薬は主に外来治療で用いられることから，病院だけではなく，保険薬局や患者家族と連携した副作用マネジメントが必要となる．

京大病院では図1のような流れで分子標的薬の服薬指導を行っている．まず，医師が文書による説明を行い，患者の情報を薬剤部に伝える．病院薬剤師は，投薬開始前に患者情報の取得や併用薬の確認を行う．外来患者に対してはほとんどが院外処方であるが，初回処方日に当院の薬剤部外来調剤室において，説明書を用いて支持療法薬も含めた服薬指導を行う．このことで，患者の理解を深め，問題発生を未然に防ぐことができる．また，患者に服薬指導内容情報提供書（図2）と返信用トレーシングレポートテンプレートを渡す．病診薬連携を推進するために，病院から保険薬局への情報提供を行うことが重要である．保険薬局では，トレーシングレポートテンプレートを基に服薬指導を行い，病院へ情報のフィードバックを行う．その内容は，病院薬剤師がカルテに記載し，医師は次回受診時にその情報を参考にする．

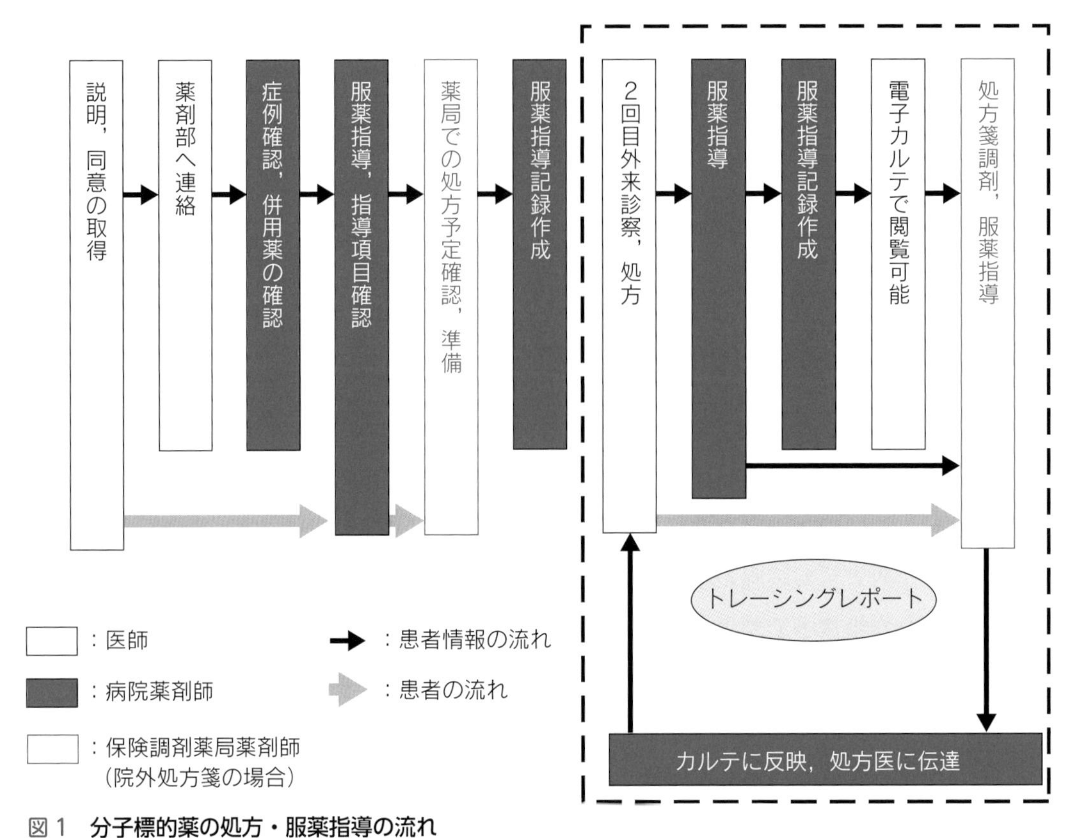

図1　分子標的薬の処方・服薬指導の流れ

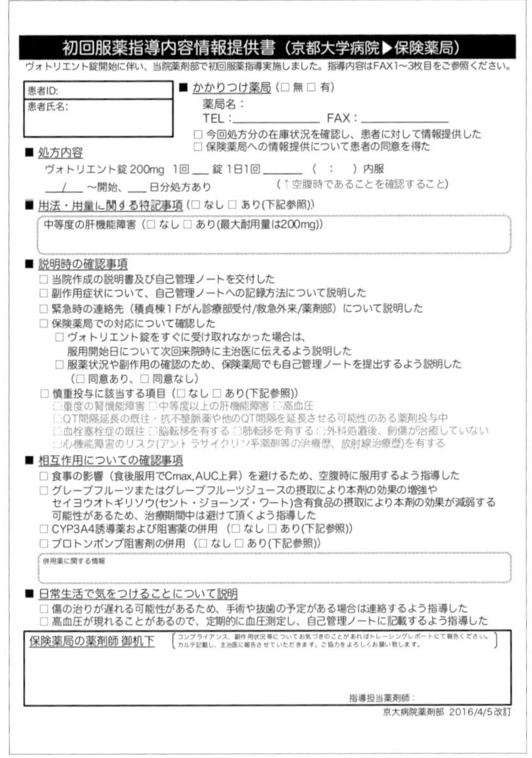

初回服薬指導内容情報提供書（京都大学病院▶保険薬局）

ヴォトリエント錠開始に伴い、当院薬剤部で初回服薬指導実施しました。指導内容はFAX1～3枚目をご参照ください。

患者ID:
患者氏名:

■ かかりつけ薬局（□ 無 □ 有）
薬局名：
TEL：＿＿＿＿＿＿　FAX：＿＿＿＿＿＿
□ 今回処方分の在庫状況を確認し、患者に対して情報提供した
□ 保険薬局への情報提供について患者の同意を得た

■ 処方内容
ヴォトリエント錠 200mg　1回＿＿錠 1日1回＿＿＿＿（　：　）内服
＿＿/＿＿ ～開始、＿＿日分処方あり　（↑空腹時であることを確認すること）

■ 用法・用量に関する特記事項（□ なし □ あり(下記参照)）
中等度の肝機能障害（□ なし □ あり(最大耐用量は200mg)）

■ 説明時の確認事項
□ 当院作成の説明書及び自己管理ノートを交付した
□ 副作用症状について、自己管理ノートへの記録方法について説明した
□ 緊急時の連絡先（積貞棟1Fがん診療部受付/救急外来/薬剤部）について説明した
□ 保険薬局での対応について確認した
　□ ヴォトリエント錠をすぐに受け取れなかった場合は、
　服用開始日について次回来院時に主治医に伝えるよう説明した
　□ 服薬状況や副作用の確認のため、保険薬局でも自己管理ノートを提出するよう説明した
　（□ 同意あり、□ 同意なし）
□ 慎重投与に該当する項目（□ なし □ あり(下記参照)）
　□重度の腎機能障害 □中等度以上の肝機能障害 □高血圧
　□QT間隔延長の既往・抗不整脈薬や他のQT間隔を延長させる可能性のある薬剤投与中
　□血栓塞栓症の既往 □脳転移を有する □肺転移を有する □外科処置後、創傷が治癒していない
　□心機能障害のリスク(アントラサイクリン系薬剤等の治療歴、放射線治療歴)を有する

■ 相互作用についての確認事項
□ 食事の影響（食後服用でCmax,AUC上昇）を避けるため、空腹時に服用するよう指導した
□ グレープフルーツまたはグレープフルーツジュースの摂取により本剤の効果の増強や
セイヨウオトギリソウ(セント・ジョーンズ・ワート)含有食品の摂取により本剤の効果が減弱する
可能性があるため、治療期間中は避けて頂くよう指導した
□ CYP3A4誘導薬および阻害薬の併用（□ なし □ あり(下記参照)）
□ プロトンポンプ阻害剤の併用（□ なし □ あり(下記参照)）
併用薬に関する情報

■ 日常生活で気をつけることについて説明
□ 傷の治りが遅れる可能性があるため、手術や抜歯の予定がある場合は連絡するよう指導した
□ 高血圧が現れることがあるので、定期的に血圧測定し、自己管理ノートに記載するよう指導した

保険薬局の薬剤師 御机下
（コンプライアンス、副作用状況等についてお気づきのことがあればトレーシングレポートにて報告ください。カルテ記載し、主治医に報告させていただきます。ご協力をよろしくお願い致します。）

指導担当薬剤師：

京大病院薬剤部　2016/4/5改訂

図2　服薬指導内容情報提供書（ヴォトリエント®）

主な分子標的薬

分類	名称（販売名）	備考
BCR-ABL 阻害薬	イマチニブ（グリベック®），ダサチニブ（スプリセル®），ニロチニブ（タシグナ®）	✓CYP3A4 阻害薬や胃酸分泌抑制薬などとの相互作用に注意 ✓血球減少に注意
マルチキナーゼ阻害薬	ソラフェニブ（ネクサバール®），スニチニブ（スーテント®），パゾパニブ（ヴォトリエント®），レゴラフェニブ（スチバーガ®）	✓手足症候群の予防 ✓高血圧，肝障害に注意 ✓スニチニブ，レゴラフェニブには休薬期間がある
EGFR 阻害薬	ゲフィチニブ（イレッサ®），エルロチニブ（タルセバ®），アファチニブ（ジオトリフ®）	✓CYP3A4 阻害薬や胃酸分泌抑制薬などとの相互作用に注意 ✓エルロチニブ，アファチニブは空腹時投与 ✓間質性肺炎，皮膚障害に注意
ALK 阻害薬	クリゾチニブ（ザーコリ®），アレクチニブ（アレセンサ®），セリチニブ（ジカディア®）	✓セリチニブは空腹時投与 ✓間質性肺炎，肝障害，不整脈に注意
その他	ラパチニブ(タイケルブ®，EGFR・HER2 阻害薬)，ダブラフェニブ（タフィンラー®，BRAF 阻害薬），トラメチニブ（メキニスト®，MEK 阻害薬），パノビノスタット（ファリーダック®，HDAC 阻害薬），イブルチニブ（イムブルビカ®，BTK 阻害薬），オラパリブ（リムパーザ®，PARP 阻害薬），エヌトレクチニブ（ロズリートレク®，NTRK 阻害薬）など	

Memo　体細胞変異と生殖細胞変異

BCR-ABL 融合遺伝子や *EGFR* 遺伝子変異などの遺伝子変異は体細胞変異といわれる．体細胞変異はがん細胞だけで起こっている変異なので遺伝しない．

オラパリブが適応をもつ *BRCA* 遺伝子変異は生殖細胞変異である．生殖細胞変異は，体中すべての細胞がもつ遺伝子変異であることから，後世に遺伝する．したがって，オラパニブの説明をする際には，特に患者のプライバシーへの配慮が必要である．

Memo　がんゲノム医療

エヌトレクチニブ（ロズリートレク®）は経口分子標的薬で初めて「*NTRK* 融合遺伝子陽性の進行・再発の固形がん」に対して臓器横断的に適応を得た．これまでは，肺がん，大腸がん，乳がんなど臓器ごとに薬剤が承認されていたが，これからはがんのゲノム情報に基づいて治療法が決められる「がんゲノム医療」が展開される．

処方監査の注意点

分子標的薬は難溶解性の薬剤が多いことから食事の影響を受けやすい．基本的には治験時の用法に従うため，空腹時なのか，食後なのかは薬剤ごとで異なる．各薬剤の用法をきちんとチェックすることが重要である．また，休薬期間がある薬剤については，副作用の発現に応じて減量基準が定められているものが多い．用量がその患者に適切であるか注意が必要である．皮膚障害などの予防薬が処方されることもあるので，適切に必要な薬剤が処方されているか確認する．相互作用にも注意が必要で，CYP3A4 阻害薬や胃酸分泌抑制薬などの有無は，特に他院からの処方状況を含めて確認が必要である．

モニタリングのポイント

☑用法・用量を正しく理解できているか．残薬はないか．
☑患者のライフスタイルにおいて，処方薬の用法でアドヒアランスを低下させる要因がないか．
☑副作用の予防法を理解し，実行できているか．
☑重篤な副作用の初期症状と発現時の対応を理解できているか．
☑副作用が発現していないか．発現しているとすれば，いつから，どの程度のものであるか．
☑他院の併用薬に変更はないか．

実践例

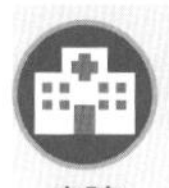
病院

60 歳，男性．背部軟部腫瘍術後，多発肺転移
20XX 年○月　ドキソルビシン 80%dose 開始（2 コース施行）
20XX 年△月　パゾパニブ 400 mg/body 開始
医師はパゾパニブを処方し院内薬剤部に服薬指導を依頼した．病院薬剤師は説明書を用いて，用法・用量，服用時の注意点，主な副作用ならびに緊急連絡先に関して説明を行った．また，服薬指導情報提供書に記載して患者に渡した(当時は返信用のトレーシングレポートテンプレートがなかった)．

＜処方薬（病院）＞

パゾパニブ錠 200 mg	1 回 2 錠　1 日 1 回空腹時

<処方薬（近医）>

ドキサゾシン錠 1 mg	1 回 1 錠 朝食後
テモカプリル錠 2 mg	1 回 1 錠 朝食後
シタグリプチン錠 50 mg	1 回 1 錠 朝食後
グリメピリド錠 1 mg	1 回 1 錠 朝食後
テルビナフィン錠 125 mg	1 回 1 錠 朝食後
プラバスタチン錠 10 mg	1 回 1 錠 夕食後
酸化マグネシウム錠 330 mg	1 回 1 錠　1 日 3 回毎食後

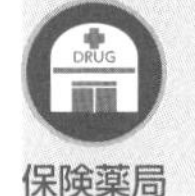

保険薬局

患者は翌日，処方箋と共に服薬指導情報提供書を持って保険薬局を訪れた．薬剤を受け取り全般的な服薬指導を受けると共に，副作用の発現の可能性のある血圧値を聴取した．また，アドヒアランスと副作用の確認のため翌日以降も来局することとなった．DAY5，DAY8 に来局され，以下の情報を聴取した．その内容はトレーシングレポートにて病院へ情報提供を行った．

DAY1

来局時血圧　124/82 mmHg

服用時間ですが，患者様とお話させていただいたところ，寝る前の服用の方が都合がよいとのことでした．

本日，夕食後19時の2時間経過後の21時くらいに服用を開始する予定になっています．

服用開始後1週間後くらいに時間があれば来局していただけるとのことでしたので，アドヒアランスの確認ならびに副作用の発現などについて聞き取りを行う予定です．

DAY5

来局時血圧　157/90 mmHg

アドヒアランスは良好です．毎日22時くらいに服用されています．

副作用ですが，本人に自覚症状はありません．ただ本人が記載されている治療冊子にあるように，血圧が高くなってきています．

今後は当薬局にて数日おきに血圧を測定したいとのことでしたので，数値に変動があればその都度ご報告させていただきます．

DAY8

来局時血圧　140/84 mmHg

アドヒアランスは良好．飲み忘れはありません．

副作用かどうかわかりませんが，やや便秘気味とのことです．

その他は服用前と変わったことはないそうです．

本日は治療冊子をご持参されませんでしたので，日々の血圧の確認はできませんでしたが，ご自宅ではだいたい150〜170 mmHg くらいとのことです．

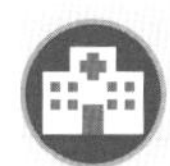

トレーシングレポートについては病院薬剤師がカルテに貼付し，血圧上昇の注意喚起も行った．2週間後の来院日に医師はその内容を確認した．血圧の評価も慎重に行った．服用開始初期の詳細な内服状況や副作用発現状況を処方医にフィードバックすることができた．

保険薬局からトレーシングレポートが届いています．添付の通り，アドヒアランスは良好です．しかし，血圧が上がり始めているようで，次回受診時に精査ください．

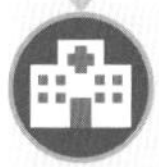

服用開始42日目

医師の診察後，患者は病院薬剤師のもとを訪れた．錠剤が大きく服薬が困難であることから，パンと共に服用していることを聴取した．パゾパニブは「食事の1時間以上前または食後2時間以降に経口投与する」こととなっている．吸収に影響が出る可能性があることから，服薬方法について指導を行うと共に，かかりつけ薬局に連絡し指導を依頼した．

ココに注目!

- 患者の服薬状況を詳細に聴取する．
- 病院と薬局での情報共有が重要！　指導内容が異なると患者は混乱するので，あらかじめ医療従事者間で指導内容を情報共有しておくことで，適切な薬学的指導が行える．
- 無理な指導は行わず，最良の策ではなくても，最善の策を提案することでアドヒアランス向上につながる．

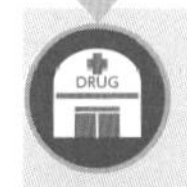

処方箋を持って訪れた患者に対し，薬局薬剤師は病院からの情報を基に服薬指導を行った．服薬ゼリーなどの紹介も行った．

DAY42

錠剤を多めの水で服用しても飲み込みにくく，最近はその後にごく少量のパンを食べて押し込むように服用していると言われました．

錠剤を割ったり粉砕したりはしていないということでした．

副作用などは出ていないということでしたが，あらためてヴォトリエント®の服用方法（基本的に水で服用，パンで飲み込み不可）についてご本人に指導いたしました．

今後，服薬ゼリーなどの使用を検討することも考え，飲み合わせの問題も含め，メーカーの担当MRさんにもよい方法がないか考えてほしいと連絡済みです．

再び患者が来局．薬局薬剤師は服薬状況を聴取し，問題なく水で服用ができていることが確認でき，トレーシングレポートにて病院へ報告した．

DAY54
前回来局時にヴォトリエント®の服用方法（基本的に水で服用，パンで飲み込み不可）を指導いたしましたが，その後は言われたとおりに水だけで服用しているとのこと．
飲み込むのも慣れてきたとおっしゃっていました．

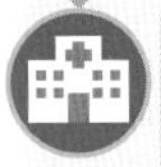
病院

保険薬局からトレーシングレポートが届いています．添付の通り，ヴォトリエントをきちんと服用できているとのことです．

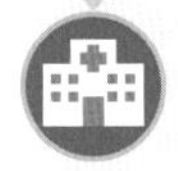
病院

服用開始70日目の診察前面談
患者は口内炎と下痢の副作用を病院薬剤師に訴えた．薬剤師は医師へデキサメタゾン口腔軟膏とロペラミドの処方を提案するとともに，保険薬局への服薬指導を依頼した．

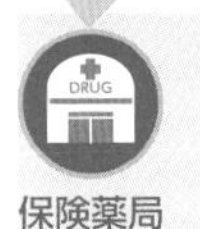
保険薬局

継続的に患者の副作用モニタリングを行い，状況の改善があまりみられず栄養状態が悪化していることを把握した．経腸栄養剤サンプルを渡すとともに，トレーシングレポートにて経腸栄養剤の処方提案を行った．

所見
食欲不振のために体重が落ちているのと，前日の昼食を食べてから丸一日食事をしていないとのことです．栄養状態の不良が懸念されます．

薬剤師からの提案事項
少しずつでもいいので食事をするように指導すると同時に，エンシュア®・Hのサンプルを3本差し上げました．液状のものなら固形物よりも摂りやすそうだとご本人も仰っていました．必要に応じ，処方の検討をお願いします．

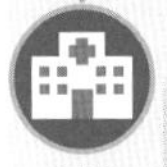
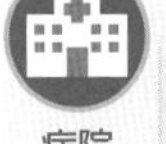
病院

医師はトレーシングレポートの内容を確認し，経腸栄養剤の処方を行った．

P#O　20XX-XX-XX　外来薬剤師○●

O	院外薬局よりトレーシングレポート 4/9 来局時血圧 152/80
	食欲不振のため体重減少傾向とのこと． 食事摂取減少のため，かかりつけ薬局よりエンシュア®・Hのサンプルを3本手渡し済みとのこと． 今後体重の変化もフォローしていく必要ありと記載あり． 詳細はスキャナ取り込みにて．

A
食欲不振
食事摂取量低下に伴い体重減少がみられている．
次回来院時，口内炎の経過要観察．
ALB は元々低値であるが，ヴォトリエント服用継続に伴い少しずつ低下してきている．
エンシュア®・H 服用していれば，使用感聴取し，適宜処方も考慮を．

選択オーダーの詳細　　薬剤情報　RP/薬品 DO

20XX-XX-XX　外　整形　外来院外

RP	薬品名	用量	単位
RP01	・ビオフェルミン R® 錠	3	錠
	分 3（朝，昼，夕）食後　XX-XX から 14 日分		
RP02	エンシュア®・リキッド（250 mL）	2	本
	分 2（朝，夕）食後　XX-XX から 3 日分		

ココに注目！

- 抗がん薬による副作用モニタリングから，一歩先の症状・現象まで聴取！
- 状況の把握だけではなく，具体的な提案までつなげることが重要！
- 最後は，情報共有によりチームで治療管理を行う．

保険薬局薬剤師に期待するポイント！

☑ 服薬開始初期は，患者に頻繁に来局してもらい，アドヒアランスのチェックと副作用モニタリングを実施して，トレーシングレポートを送って，主治医に情報共有をお願いします．

☑ 副作用予防の適切な実施により，治療の継続につながります．外用剤などの他の処方薬の適正使用の指導も重要です．

☑ 重篤な副作用は開始数ヵ月後にも発生するため，副作用モニタリングを継続的に行い，早期発見に努めてください．

（米澤 淳）

3 外来化学療法

外来化学療法の内容と流れ

がん薬物療法は，がん治療において，手術療法，放射線療法と並ぶ治療の3本柱の1つである．近年，より治療効果の高い抗悪性腫瘍薬の登場，支持療法薬の進歩による副作用症状の軽減とquality of life（QOL）の向上，医療制度の変化［入院日数の短縮，包括医療費支払制度（DPC）の導入，外来化学療法加算の充実］などにより，外来で通院しながらがん薬物治療を受ける，外来化学療法が増加している．さらに，ニボルマブをはじめとした免疫チェックポイント阻害薬が登場し，免疫チェックポイント阻害薬同士の併用療法や免疫チェックポイント阻害薬と従来の殺細胞性抗がん薬との併用療法など，がん薬物療法はますます高度，複雑化してきている．外来化学療法を安全に遂行するためには，病院薬剤師はレジメンの妥当性の評価や処方監査，治療内容や副作用症状などについての患者教育に関わることが重要である．また，病院薬剤師・保険薬局薬剤師が患者情報の共有し，連携して副作用モニタリングを行うことで，副作用の早期発見や重篤化回避に務めることが求められている．

京大病院における，外来化学療法での薬剤師の関わりの変遷について述べる．2003年10月に外来化学療法部が開設され，開設当初より，外来初回治療時およびレジメン変更時の薬剤説明を薬剤師が担当している．使用する薬剤，投与スケジュール，治療法における主な副作用について記載した説明書（図1，2）に沿って説明している．2006年11月より経口抗がん薬と注射抗がん薬の併用療法レジメン患者に対する継続的な薬学的管理を開始した．点滴治療中にベッドサイドに訪問し，服薬アドヒアランスや副作用症状のモニタリングを実施し，問題点があれば医師に報告するとともに，残薬調整や処方提案などを行える体制を整備した．2014年3月より，外来化学療法室でがん薬物療法を受ける全患者に対して，治療内容（レジメン名，投与スケジュール，抗がん薬の投与量，支持療法内容）を記載したお薬手帳用シール（図3）の交付を開始した．治療内容をお薬手帳に貼付することでがん治療内容を共有することが可能となり，保険薬局において，相互作用の確認や抗がん薬治療内容を踏まえた服薬指導に活用されている．外来治療中の服薬状況や副作用症状の有無，治療期間中のイベントなどを患者，医療従事者間で共有するため，自己管理ノート（図4）を全患者に交付している．医師は診察時，看

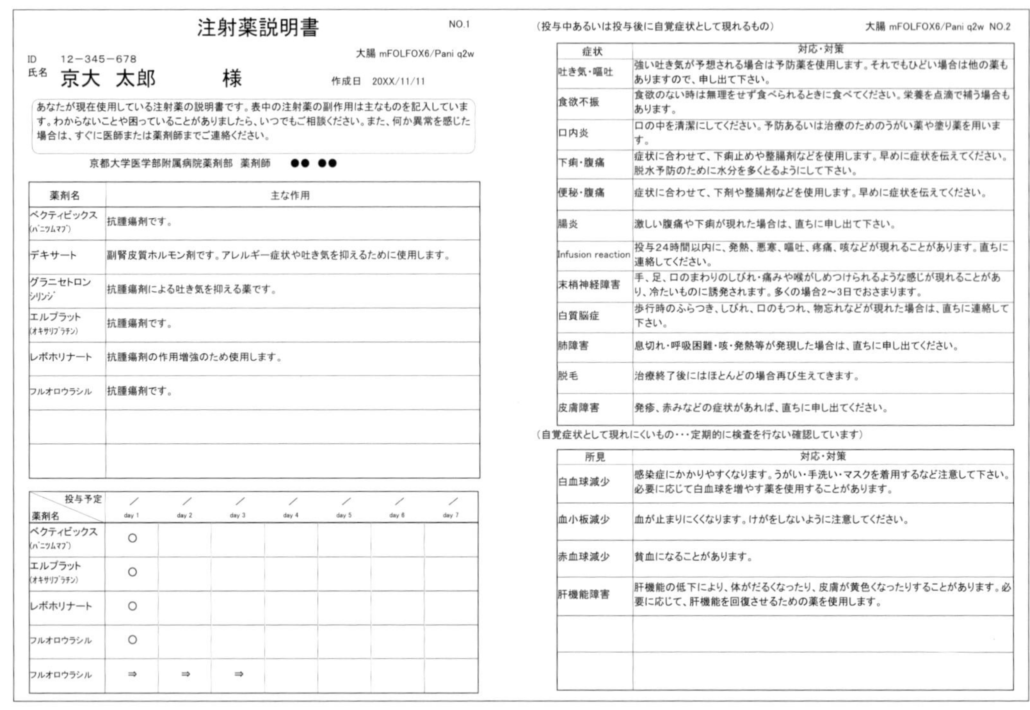

注射薬説明書　NO.1

大腸 mFOLFOX6/Pani q2w

ID　12−345−678
氏名　京大 太郎　様　　作成日　20XX/11/11

あなたが現在使用している注射薬の説明書です。表中の注射薬の副作用は主なものを記入しています。わからないことや困っていることがありましたら、いつでもご相談ください。また、何か異常を感じた場合は、すぐに医師または薬剤師までご連絡ください。

京都大学医学部附属病院薬剤部　薬剤師　●● ●●

薬剤名	主な作用
ベクティビックス(パニツムマブ)	抗腫瘍剤です。
デキサート	副腎皮質ホルモン剤です。アレルギー症状や吐き気を抑えるために使用します。
グラニセトロンシリンジ	抗腫瘍剤による吐き気を抑える薬です。
エルプラット(オキサリプラチン)	抗腫瘍剤です。
レボホリナート	抗腫瘍剤の作用増強のため使用します。
フルオロウラシル	抗腫瘍剤です。

投与予定／薬剤名	／ day 1	／ day 2	／ day 3	／ day 4	／ day 5	／ day 6	／ day 7
ベクティビックス(パニツムマブ)	○						
エルプラット(オキサリプラチン)	○						
レボホリナート	○						
フルオロウラシル	○						
フルオロウラシル	⇒	⇒	⇒				

（投与中あるいは投与後に自覚症状として現れるもの）　大腸 mFOLFOX6/Pani q2w NO.2

症状	対応・対策
吐き気・嘔吐	強い吐き気が予想される場合は予防薬を使用します。それでもひどい場合は他の薬もありますので、申し出て下さい。
食欲不振	食欲のない時は無理をせず食べられるときに食べてください。栄養を点滴で補う場合もあります。
口内炎	口の中を清潔にしてください。予防あるいは治療のためのうがい薬や塗り薬を用います。
下痢・腹痛	症状に合わせて、下痢止めや整腸剤などを使用します。早めに症状を伝えてください。脱水予防のために水分を多くとるようにして下さい。
便秘・腹痛	症状に合わせて、下剤や整腸剤などを使用します。早めに症状を伝えてください。
腸炎	激しい腹痛や下痢が現れた場合は、直ちに申し出て下さい。
Infusion reaction	投与24時間以内に、発熱、悪寒、嘔吐、疼痛、咳などが現れることがあります。直ちに連絡してください。
末梢神経障害	手、足、口のまわりのしびれ・痛みや喉がしめつけられるような感じが現れることがあり、冷たいものに誘発されます。多くの場合2〜3日でおさまります。
白質脳症	歩行時のふらつき、しびれ、口のもつれ、物忘れなどが現れた場合は、直ちに連絡して下さい。
肺障害	息切れ・呼吸困難・咳・発熱等が発現した場合は、直ちに申し出てください。
脱毛	治療終了後にはほとんどの場合再び生えてきます。
皮膚障害	発疹、赤みなどの症状があれば、直ちに申し出てください。

（自覚症状として現れにくいもの・・・定期的に検査を行ない確認しています）

所見	対応・対策
白血球減少	感染症にかかりやすくなります。うがい・手洗い・マスクを着用するなど注意して下さい。必要に応じて白血球を増やす薬を使用することがあります。
血小板減少	血が止まりにくくなります。けがをしないように注意してください。
赤血球減少	貧血になることがあります。
肝機能障害	肝機能の低下により、体がだるくなったり、皮膚が黄色くなったりすることがあります。必要に応じて、肝機能を回復させるための薬を使用します。

図１　注射抗がん薬説明書の例

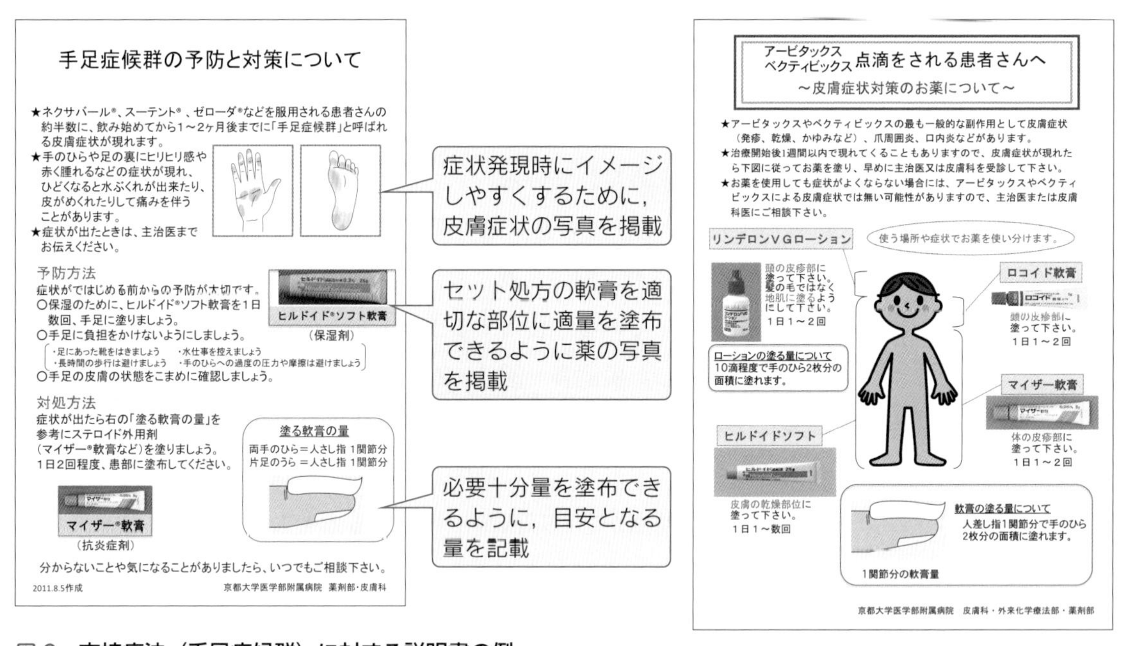

手足症候群の予防と対策について

★ネクサバール®、スーテント®、ゼローダ®などを服用される患者さんの約半数に、飲み始めてから1〜2ヶ月後までに「手足症候群」と呼ばれる皮膚症状が現れます。
★手のひらや足の裏にヒリヒリ感や赤く腫れるなどの症状が現れ、ひどくなると水ぶくれが出来たり、皮がめくれたりして痛みを伴うことがあります。
★症状が出たときは、主治医までお伝えください。

予防方法
症状がではじめる前からの予防が大切です。
○保湿のために、ヒルドイド®ソフト軟膏を1日数回、手足に塗りましょう。
○手足に負担をかけないようにしましょう。
（・足にあった靴をはきましょう　・水仕事を控えましょう　・長時間の歩行は避けましょう　・手のひらへの過度の圧力や摩擦は避けましょう）
○手足の皮膚の状態をこまめに確認しましょう。

ヒルドイド®ソフト軟膏（保湿剤）

対処方法
症状が出たら右の「塗る軟膏の量」を参考にステロイド外用剤（マイザー®軟膏など）を塗りましょう。
1日2回程度、患部に塗布してください。

塗る軟膏の量
両手のひら＝人さし指 1関節分
片足のうら ＝人さし指 1関節分

マイザー®軟膏（抗炎症剤）

分からないことや気になることがありましたら、いつでもご相談下さい。

2011.8.5作成　京都大学医学部附属病院 薬剤部・皮膚科

アービタックス ベクティビックス 点滴をされる患者さんへ
〜皮膚症状対策のお薬について〜

★アービタックスやベクティビックスの最も一般的な副作用として皮膚症状（発疹、乾燥、かゆみなど）、爪周囲炎、口内炎などがあります。
★治療開始後1週間以内で現れてくることもありますので、皮膚症状が現れたら下図に従ってお薬を塗り、早めに主治医又は皮膚科を受診して下さい。
★お薬を使用しても症状がよくならない場合には、アービタックスやベクティビックスによる皮膚症状では無い可能性がありますので、主治医または皮膚科医にご相談下さい。

使う場所や症状でお薬を使い分けます。

リンデロンVGローション
頭の皮疹部に塗って下さい。髪の毛ではなく地肌に塗るようにして下さい。
1日1〜2回

ローションの塗る量について
10滴程度で手のひら2枚分の面積に塗れます。

ロコイド軟膏
顔の皮疹部に塗って下さい。
1日1〜2回

マイザー軟膏
体の皮疹部に塗って下さい。
1日1〜2回

ヒルドイドソフト
皮膚の乾燥部位に塗って下さい。
1日1〜数回

軟膏の塗る量について
人差し指1関節分で手のひら2枚分の面積に塗れます。
1関節分の軟膏量

京都大学医学部附属病院　皮膚科・外来化学療法部・薬剤部

図２　支持療法（手足症候群）に対する説明書の例

護師・薬剤師は面談時に記載内容を確認することで，副作用の早期発見，重篤化の防止，ノンコンプライアンスの回避だけでなく，患者自身のセルフモニタリングにもつながっている．

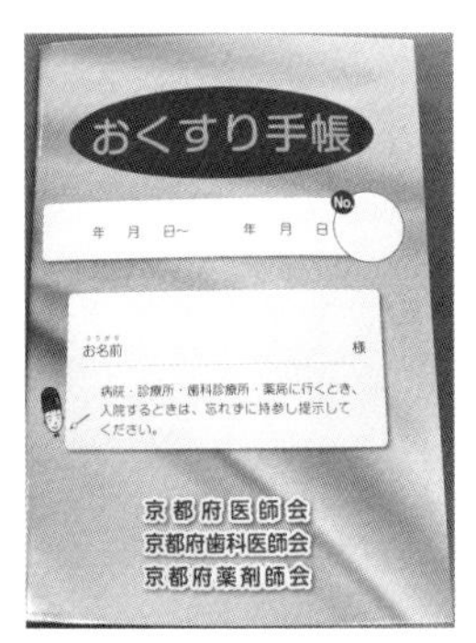

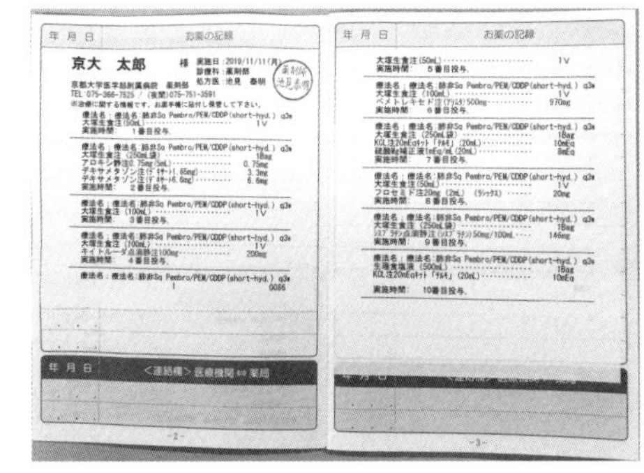

図3　**治療内容を記載したお薬手帳用シールの貼付例**

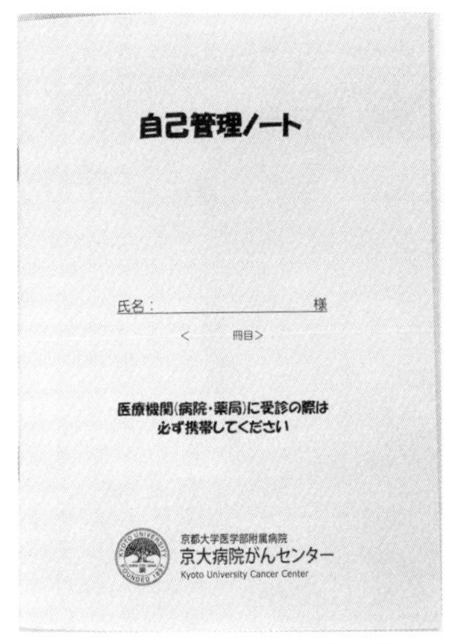

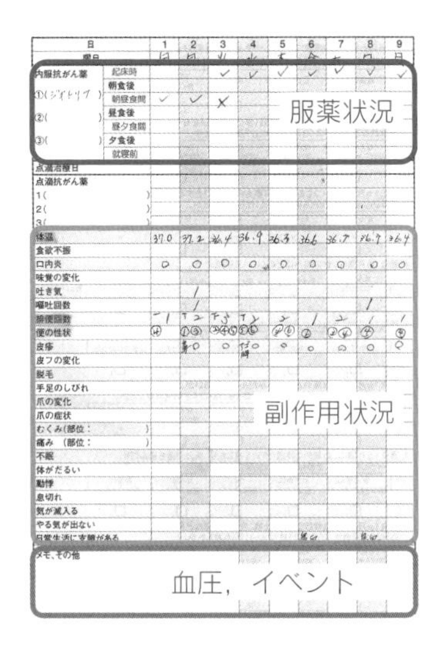

図4　**自己管理ノートの記載例**

Memo　外来化学療法加算（2018年度診療報酬改定）

2002年度4月の診療報酬改定において新設された，外来での化学療法の実施体制を評価した加算．悪性腫瘍などの患者に対して，注射の必要性，副作用，用法・用量，その他の留意点などについて文書で説明し同意を得た上で，専用室で悪性腫瘍などの治療を目的として抗悪性腫瘍薬などが投与された場合に算定する．

外来化学療法加算1

（A）600点（15歳未満820点），（B）450点（15歳未満670点）

外来化学療法加算2

（A）470点（15歳未満740点），（B）370点（15歳未満640点）

※外来化学療法加算A：薬効分類上の抗腫瘍薬を投与した場合，B：特定の疾患に対してインフリキシマブ製剤，トシリズマブ製剤，アバタセプト製剤，ナタリズマブ製剤を投与した場合

〈主な施設基準〉

●外来化学療法加算 1

1）専用のベッド（リクライニングシートなどを含む.）を有する治療室を保有．外来化学療法実施中は，当該治療室を外来化学療法その他の点滴注射（輸血を含む.）以外の目的で使用することは認められない.

2）化学療法の経験を 5 年以上有する専任の常勤医師が勤務.

3）化学療法の経験を 5 年以上有する専任の常勤看護師が化学療法を実施している時間帯に常時当該治療室に勤務.

4）化学療法に係る調剤の経験を 5 年以上有する専任の常勤薬剤師が勤務.

5）急変時などに患者が入院できる体制が整備されている.

6）化学療法のレジメン（治療内容）の妥当性を評価し，承認する委員会を開催し，化学療法に携わる各診療科の医師の代表者，業務に携わる看護師および薬剤師から構成し，年 1 回以上開催.

●外来化学療法加算 2

1）外来化学療法加算 1 の基準 1）5）を満たす.

2）化学療法の経験を有する専任の看護師が化学療法実施している時間帯に常時当該治療室に勤務.

3）当該化学療法につき専任の常勤薬剤師が勤務.

主な抗がん薬：注意すべき副作用（図 5）

分類	注意すべき副作用
一般的な抗がん薬； 殺細胞性抗がん薬	✓悪心・嘔吐：抗がん薬投与後 24 時間以内に出現する急性の悪心・嘔吐と 24 時間以降に出現する遅発性の悪心・嘔吐がある．また，以前の抗がん薬投与時の悪心・嘔吐のコントロールに難渋した症例においては，予期性の悪心・嘔吐が出現することがある．抗がん薬の催吐リスクに応じた適切な制吐療法が選択されているかを確認する. ✓食欲不振：食事摂取状況（カロリーや水分の経口摂取状況）を確認する. ✓口内炎：疼痛の有無，食事摂取状況を確認する．口腔内を清潔にすること，予防・治療のためうがいの実施を指導する. ✓下痢・便秘：ブリストルスケール（図 6）を用いて排便状況を評価する．便秘の場合は緩下薬や刺激性下剤の追加を検討する．下痢の場合は，脱水に注意し，水分摂取の励行について指導する．下痢症状が遷延する場合は，主治医に連絡するよう指導する. ✓末梢神経障害：手，足などのしびれ・痛みについて評価する．点滴治療回数の増加により，症状が悪化することが多いため，ボタンを留めるのが難しい，物を落としやすいなどの日常生活に支障を来していないかを確認する.

分類	注意すべき副作用
一般的な抗がん薬；殺細胞性抗がん薬	✓倦怠感：化学療法後，数日間は体がだるく感じることが多い．症状が出現している際は，無理しないように指導する． ✓骨髄抑制（白血球減少，血小板減少，貧血）：抗がん薬投与後1～2週間後に出現する．うがい・手洗いなどの感染予防策の励行を指導し，38℃以上の発熱を認めた場合は，主治医に連絡するよう指導する．けがに注意する．治療期間が長くなると，貧血症状が出現しやすいため，ふらつきなどの症状の確認，転倒に対する注意が必要である． ✓肝機能障害：臨床検査値の変化を確認する．体がだるくなったり，皮膚・白目が黄色くなっていないかなどを確認する． ✓腎機能障害：臨床検査値の変化を確認する．尿量を確認する． ✓間質性肺炎：発熱，空咳，呼吸困難などの有無を確認する．症状が出現した場合は，主治医に連絡するよう指導する．
抗体薬	✓ Infusion reaction：投与後24時間以内に出現することが多い．蕁麻疹，呼吸困難，咽頭浮腫，咳嗽，発熱などの症状に注意する．場合によっては，infusion reactionを予防するため，抗ヒスタミン薬や副腎皮質ホルモン，解熱鎮痛薬などを投与する． ✓抗VEGF薬（ベバシズマブ，ラムシルマブ，アフリベルセプトベータなど）：出血，血栓塞栓症，高血圧，白質脳症，消化管穿孔，創傷治癒遅延，ネフローゼ症候群など ✓抗EGFR薬（セツキシマブ，パニツムマブなど）：ざ瘡様皮疹，皮膚乾燥，低マグネシウム血症，低カルシウム血症，低カリウム血症など ✓免疫チェックポイント阻害薬：免疫関連副作用（間質性肺炎，重症筋無力症，心筋炎，筋炎，横紋筋融解症，大腸炎，重度の下痢，1型糖尿病，免疫性血小板減少性紫斑病，肝炎，硬化性胆管炎，甲状腺機能障害，下垂体機能障害，副腎機能障害，神経障害，腎障害，脳炎，重度の皮膚障害，静脈血栓塞栓症，血球貪食症候群など）に注意する．

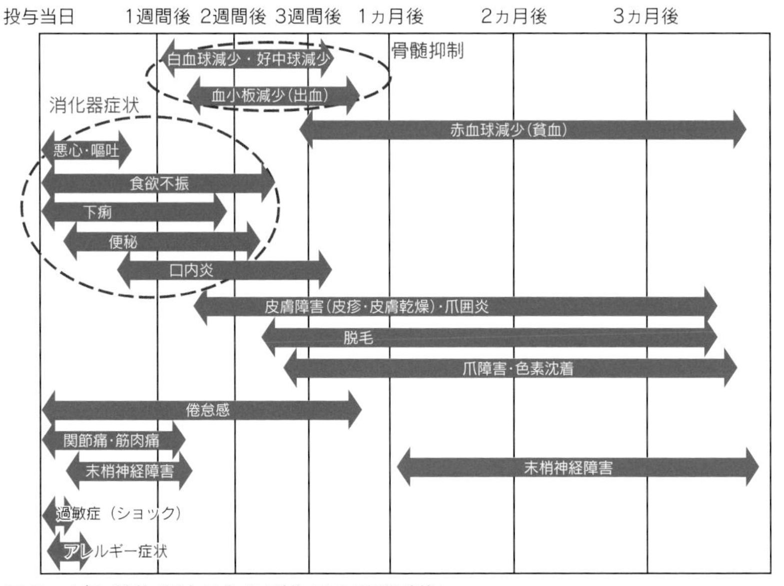

図5　**がん薬物療法の主な副作用の発現時期**

	スケール		便の状態	
便秘	1	コロコロ便		硬くてコロコロの兎糞状の便
	2	硬い便		ソーセージ状であるが硬い便
正常	3	やや硬い便		表面にひび割れのあるソーセージ状の便
	4	普通便		表面がなめらかで柔らかいソーセージ状，あるいは蛇のようなとぐろを巻く便
	5	やや軟らかい便		はっきりとしたしわのある柔らかい半分固形の便
下痢	6	泥状便		境界がほぐれて，ふにゃふにゃの不定形の小片便，泥状の便
	7	水様便		水様で，固形物を含まない液体状の便

図6　ブリストルスケールを活用した排便状況評価

処方監査の注意点

治療レジメンごとに抗がん薬の組み合わせや投与量，投与スケジュール，投与速度や支持療法の内容が決まっている．オーダーされた投与量が，体表面積や体重あたりから算出される投与量と比較して過量・過少となっていないかを処方監査時に確認することが重要である．また，骨髄抑制などの副作用歴を有する場合には，標準投与量から減量して投与される場合も少なくないため，医師・薬剤師間で投与量について情報共有を図っておくことも必要となる．

がん薬物療法による副作用症状を回避するためには，催吐リスクに応じた制吐療法がなされているか，過敏症対策の抗アレルギー薬の投与が適切に行われているかなどについても確認が必要である．患者ごとの症状に応じて支持療法薬が追加されたり，変更されている場合には，レジメン登録内容と異なる点を把握し，その内容が適切かどうかを評価することが重要となる．

経口抗がん薬併用レジメンの場合は，S-1やカペシタビンのように服用期間と休薬期間が設定されていたり，がん種ごとに経口抗がん薬の投与量設定が異なる場合があるため，レジメン内容を正しく理解しておくことが重要である．

CYP3A4で代謝される抗がん薬（タキサン系薬剤，イリノテカンなど）においては，CYP阻害薬や誘導薬との併用の有無を確認すること，シスプラチンやS-1のように腎機能に応じて投与量調節が必要な薬剤においては，腎機能を評価することが重要である．

モニタリングのポイント

☑前回の治療内容から変更となった処方内容（投与量の減量，支持療法の追加・削除など）がないかを確認し，変更となった内容を基に，カルテ記載，検査値異常，患者への問診などから，さらに必要な情報を収集することで，患者の問題点を把握しやすくなる．

☑治療レジメンごとに出現しやすい副作用症状やその発現時期を把握しておくことがより有効な薬学的管理につながる．さらに，それぞれの症状に対する支持療法を理解しておくことも重要である．

保険薬局薬剤師に期待するポイント！

☑外来化学療法は注射抗がん薬での治療が中心となります．現在どのような治療を行っているかについて，患者からの聞き取りやお薬手帳に記載された治療レジメン内容を把握することが重要です．

☑S-1，カペシタビンなどの経口抗がん薬は単剤での治療のほか，注射抗がん薬と併用して用いる場合があります．がん種，体表面積，腎機能などにより投与量が異なり，副作用発現のため減量されることもあります．治療内容や用法・用量に疑問がある場合は，医師に疑義照会することが重要です．

☑アプレピタント，デキサメタゾン，オランザピンなどの制吐薬，ヘパリン類似物質軟膏やステロイド外用剤などの皮膚症状に対する支持療法薬は，病院薬剤師・保険薬局薬剤師が協力して患者教育することが求められます．支持療法を適切に行うことで，抗がん薬治療期間中の QOL を維持することが重要です．

☑服薬アドヒアランスが不良や副作用症状の発現を見つけた場合は，トレーシングレポートを送信し，主治医への情報共有をお願いします．

（池見 泰明）

4 がんホルモン療法

ホルモン治療教室・薬剤師外来の内容と流れ

乳がんホルモン療法は，ホルモン受容体［エストロゲン受容体（estrogen receptor：ER）またはプロゲステロン受容体（progesterone receptor：PgR）］陽性の乳がんに対して適応となる．ホルモン依存性の乳がんの増殖を促すエストロゲンの働きを抑え，乳がんの再発や死亡の相対リスクを低下させるため，術後に抗エストロゲン薬，アロマターゼ阻害薬，LH-RH アゴニスト製剤などのホルモン治療薬による治療を行う．閉経前乳がんと閉経後乳がんで使用する薬剤は異なるが，乳がんホルモン療法の治療期間は5～10年と長期にわたり，服薬アドヒアランスの低下や自己判断による治療中断を防ぐことが重要となる．

京大病院では，乳がんホルモン療法の治療効果向上を目指し，2014年7月より乳腺外科の医師と乳腺外科病棟担当薬剤師との協働によるホルモン治療教室を開始した．この教室は，乳がん術後の入院期間中にホルモン受容体陽性乳がんの詳細や術後補助化学療法で使用するホルモン治療薬とその効果・副作用について説明することで，将来行うホルモン療法について患者の理解を深めてもらうことを目的とし，入院期間中に1回参加してもらっている（図1）．

さらに，2015年7月より，術後ホルモン療法が開始されるタイミングで，病院薬剤師が処方されたホルモン治療について詳細に説明を行うための，ホルモン治療薬剤師外来を開設した．ホルモン治療薬剤師外来の流れを示す（図2，3）．主治医はカンファレンスにてホルモン治療の方針を決定し，ホルモン治療を開始する外来日に薬剤師外来を予約する．ホルモン治療開始当日は，医師はホルモン治療薬を処方し，乳腺術後ホルモン治療チェックシート（図4）の治療方針と薬剤師の服薬指導で特に要望したいことの欄を記入し，患者に交付する．ホルモン治療薬剤師外来担当薬剤師は，患者から乳腺術後ホルモン治療チェックシートを回収し，治療医師が記載した治療方針，薬剤師の服薬指導時の要望，併用薬・相互作用について確認し，処方されたホルモン治療薬について服薬指導を行う．さらに，チェックシートに服薬指導の際に収集した患者情報やホルモン治療中に保険薬局でも確認してもらいたい点などを記載し，FAX にてかかりつけ薬局に対して情報提供を行うとともに，次回外来受診日に合わせて薬剤師外来を予約する．

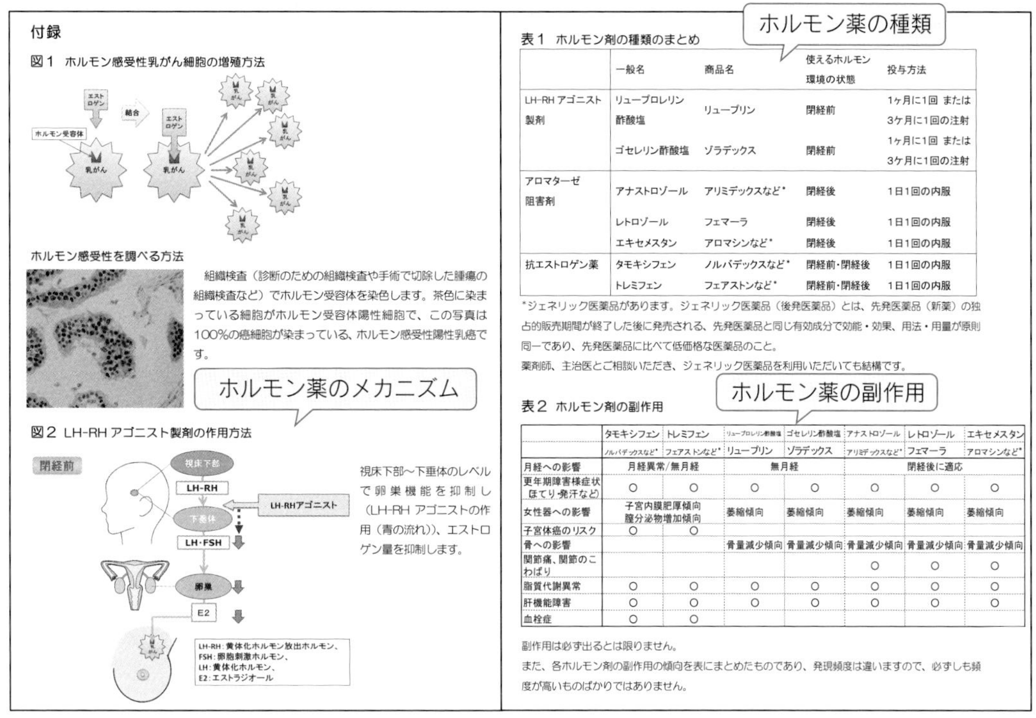

付録

図1　ホルモン感受性乳がん細胞の増殖方法

ホルモン感受性を調べる方法

組織検査（診断のための組織検査や手術で切除した腫瘍の組織検査など）でホルモン受容体を染色します。茶色に染まっている細胞がホルモン受容体陽性細胞で、この写真は100%の癌細胞が染まっている、ホルモン感受性陽性乳癌です。

図2 LH-RH アゴニスト製剤の作用方法

視床下部〜下垂体のレベルで卵巣機能を抑制し（LH-RH アゴニストの作用（青の流れ））、エストロゲン量を抑制します。

表1　ホルモン剤の種類のまとめ

	一般名	商品名	使えるホルモン環境の状態	投与方法
LH-RH アゴニスト製剤	リュープロレリン酢酸塩	リュープリン	閉経前	1ヶ月に1回 または 3ケ月に1回の注射
	ゴセレリン酢酸塩	ゾラデックス	閉経前	1ヶ月に1回 または 3ケ月に1回の注射
アロマターゼ阻害剤	アナストロゾール	アリミデックスなど*	閉経後	1日1回の内服
	レトロゾール	フェマーラ	閉経後	1日1回の内服
	エキセメスタン	アロマシンなど*	閉経後	1日1回の内服
抗エストロゲン薬	タモキシフェン	ノルバデックスなど*	閉経前・閉経後	1日1回の内服
	トレミフェン	フェアストンなど*	閉経前・閉経後	1日1回の内服

*ジェネリック医薬品があります。ジェネリック医薬品（後発医薬品）とは、先発医薬品（新薬）の独占的販売期間が終了した後に発売される、先発医薬品と同じ有効成分で効能・効果、用法・用量が原則同一であり、先発医薬品に比べて低価格な医薬品のこと。
薬剤師、主治医とご相談いただき、ジェネリック医薬品を利用いただいても結構です。

表2 ホルモン剤の副作用

	タモキシフェン	トレミフェン	リュープロレリン酢酸塩	ゴセレリン酢酸塩	アナストロゾール	レトロゾール	エキセメスタン
	ノルバデックスなど*	フェアストンなど*	リュープリン	ゾラデックス	アリミデックスなど*	フェマーラ	アロマシンなど*
月経への影響	月経異常/無月経		無月経		閉経後に適応		
更年期障害様症状（ほてり・発汗など）	○	○	○	○	○	○	○
女性器への影響	子宮内膜肥厚傾向 膣分泌物増加傾向		萎縮傾向	萎縮傾向	萎縮傾向	萎縮傾向	萎縮傾向
子宮体癌のリスク	○	○					
骨への影響			骨量減少傾向	骨量減少傾向	骨量減少傾向	骨量減少傾向	骨量減少傾向
関節痛、関節のこわばり					○	○	○
脂質代謝異常	○	○	○	○	○	○	○
肝機能障害	○	○	○	○	○	○	○
血栓症	○	○					

副作用は必ず出るとは限りません。
また、各ホルモン剤の副作用の傾向を表にまとめたものであり、発現頻度は違いますので、必ずしも頻度が高いものばかりではありません。

図1　ホルモン治療教室で使用する説明資材

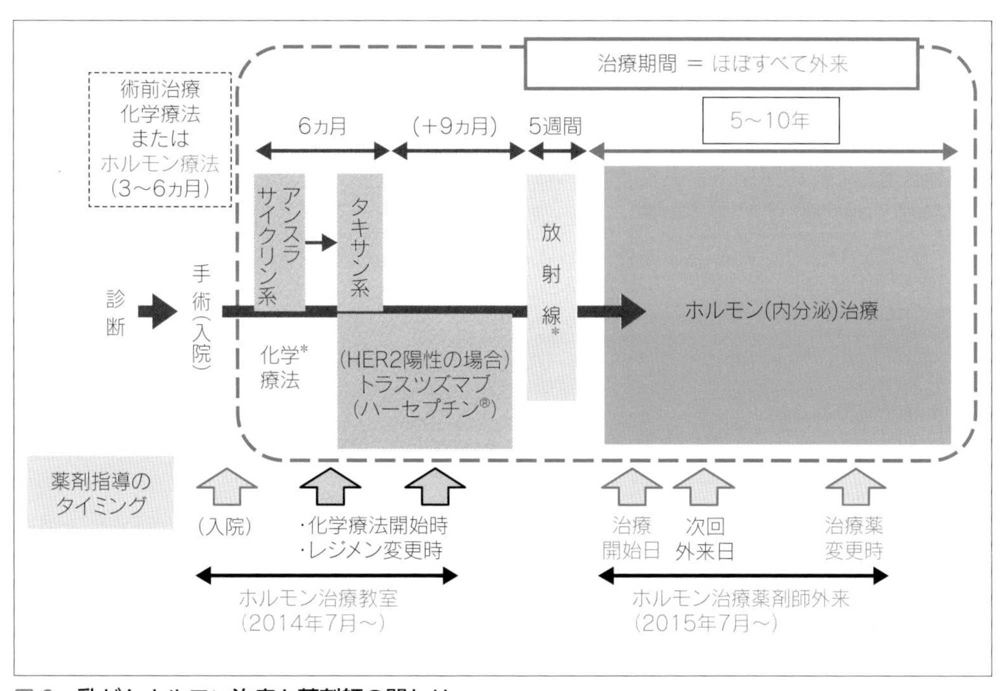

図2　乳がんホルモン治療と薬剤師の関わり
＊術式，乳がん組織のサブタイプ，リンパ節転移など再発リスクに応じて実施

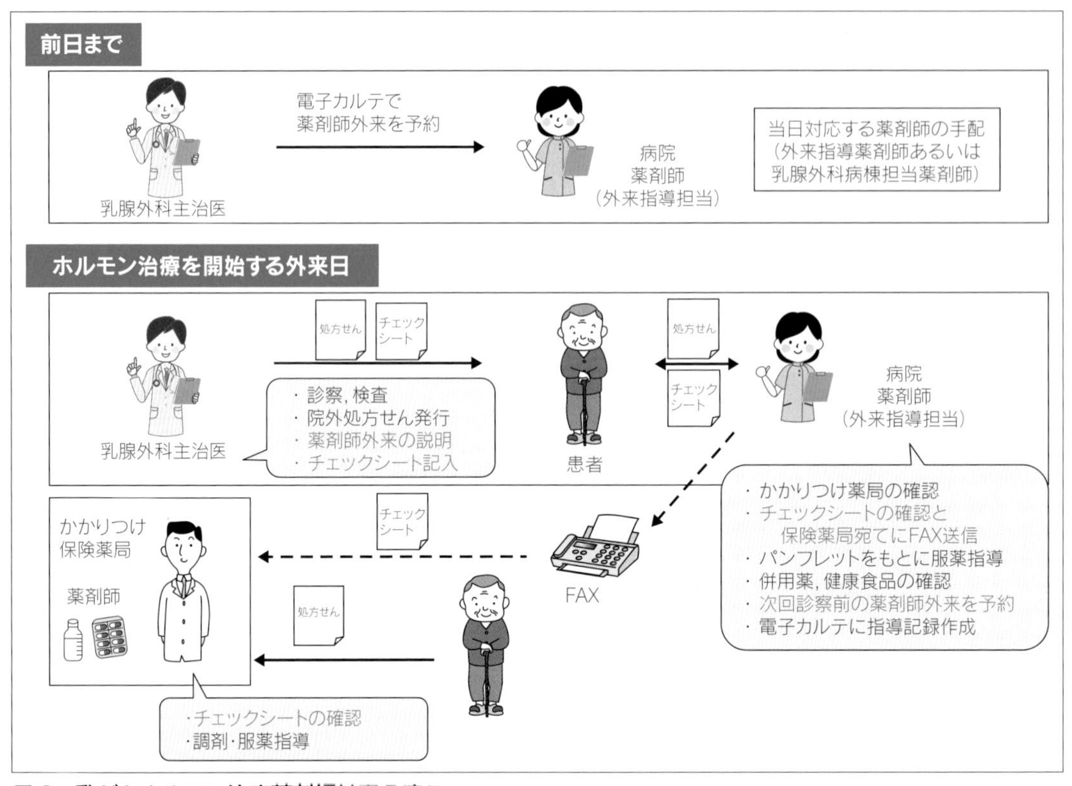

図 3　**乳がんホルモン治療薬剤師外来の流れ**
※薬の変更時も同様の流れ

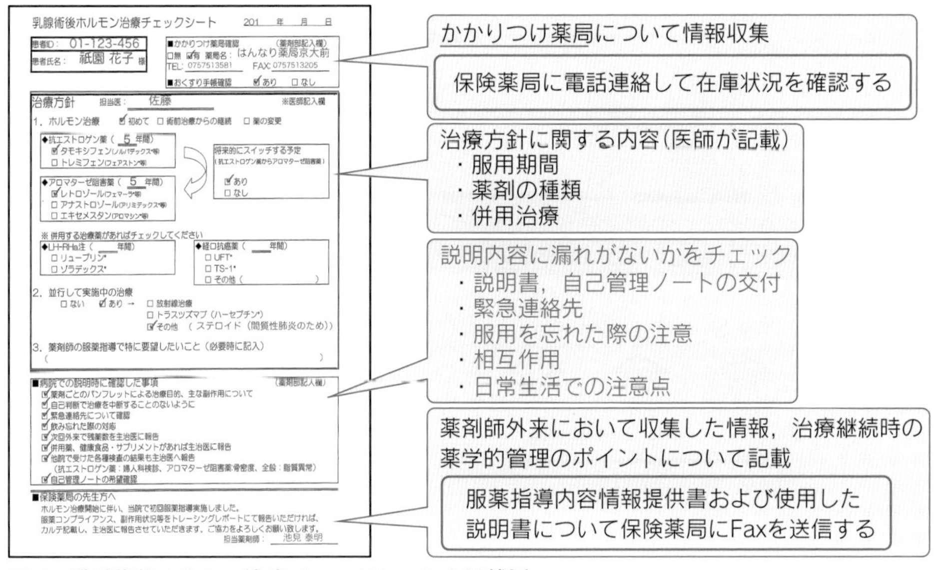

乳腺術後ホルモン治療チェックシート
かかりつけ薬局について情報収集
保険薬局に電話連絡して在庫状況を確認する
治療方針に関する内容（医師が記載）
・服用期間
・薬剤の種類
・併用治療
説明内容に漏れがないかをチェック
・説明書，自己管理ノートの交付
・緊急連絡先
・服用を忘れた際の注意
・相互作用
・日常生活での注意点
薬剤師外来において収集した情報，治療継続時の
薬学的管理のポイントについて記載
服薬指導内容情報提供書および使用した
説明書について保険薬局にFaxを送信する

図 4　**乳腺術後ホルモン治療チェックシートの記載例**

保険薬局薬剤師（かかりつけ薬剤師）は，送付された乳腺術後ホルモン治療チェックシートを確認し，ホルモン治療に関する治療計画，患者情報を把握し，調剤，服薬指導を行う．

ホルモン治療薬剤師外来担当薬剤師は，治療開始後初の外来受診時に，服薬状況やホルモン治療に関連した問題となる副作用症状が発現していないかを確認する．継続フォローが必要と判断した場合は，引き続き薬剤師外来にてフォローするが，特に問題なく治療導入となった患者については，保険薬局薬剤師に以降のフォローを依頼する．保険薬局薬剤師は，治療継続中に服薬アドヒアランスの低下や治療に関連する副作用症状を把握した場合は，服薬情報提供書（トレーシングレポート）を送付し，主治医と密な情報共有を図る．

乳がんホルモン治療におけるホルモン治療教室やホルモン治療薬剤師外来の取り組みにより，乳腺外科医師，病院薬剤師，保険薬局薬剤師が協力して，長期服用が必要なホルモン治療を支援する体制を構築できた．乳がんホルモン治療は，5～10年の長期にわたりホルモン治療薬の服用が必要であり，治療完遂率を向上させるためにもチームで関わることは有用であると考える．

主なホルモン治療薬（乳がん）

分類	名称（販売名）	備考
抗エストロゲン薬	タモキシフェン（ノルバデックス®），トレミフェン（フェアストン®）	✓タモキシフェン：肝代謝酵素 CYP3A4 および CYP2D6 により代謝される．ワルファリン，リファンピシン，選択的セロトニン再取り込み阻害薬との相互作用に注意 ✓トレミフェン：低カリウム血症には禁忌．クラスⅠA 抗不整脈薬（プロカインアミド），クラスⅢ抗不整脈薬（アミオダロン，ソタコール）とは併用禁忌（→QT 延長を増強し，心室性頻拍を起こすおそれがある）．チアジド系利尿薬，ワルファリン，CYP3A4 阻害薬・誘導薬とは併用注意 ✓更年期様症状（ほてり，発汗），月経異常，気分の変化（いらいら，落ち込み），子宮体がん，血栓塞栓症などに注意
アロマターゼ阻害薬	アナストロゾール（アリミデックス®），レトロゾール（フェマーラ®），エキセメスタン（アロマシン®）	✓レトロゾール：肝代謝酵素 CYP3A4 および CYP2A6 により代謝されるため，これら肝代謝酵素の阻害薬・誘導薬とは併用注意 ✓更年期様症状（ほてり，発汗），脂質異常症，関節痛などに注意 ✓骨密度が低下するため，定期的な骨密度検査を実施する
LH-RH アゴニスト製剤	ゴセレリン（ゾラデックス®），リュープロレリン（リュープリン®）	✓更年期様症状（ほてり，発汗），骨密度低下，注射部位反応（疼痛・硬結・発赤），アナフィラキシー，血栓塞栓症などに注意 ✓リュープロレリン：間質性肺炎にも注意

処方監査の注意点

乳がん患者のうち，エストロゲン受容体（ER）陽性またはプロゲステロン受容体（PgR）陽性の場合にホルモン治療（内分泌療法）に対して効果が期待できるため，ホルモン受容体陽性の可否を確認することが重要である．また，閉経前と閉経後において使用するホルモン治療薬に違いがあるため，ホルモン環境の状況についても情報収集するとともに，治療薬ごとの使えるホルモン環境の状態を整理しておくことが重要である．

リュープロレリン（リュープリン®），ゴセレリン（ゾラデックス®）などのLH-RHアゴニスト製剤は，流産の報告や動物実験での分娩障害，乳汁移行が報告されている．また，抗エストロゲン薬のタモキシフェン（ノルバデックス®），トレミフェン（フェアストン®）は，動物実験で胎児毒性（死亡，発育遅延，内臓・骨格異常，出生児の生殖障害），妊娠維持および分娩への障害などの生殖障害，乳汁移行も認められている．そのため，これら薬剤については，妊婦または妊娠している可能性のある婦人，授乳中の患者には禁忌となっており，閉経前の場合には，妊娠・授乳の有無を確認しておく．

保険薬局薬剤師は，複数の医療機関からの処方歴を一元的に管理することが求められており，相互作用回避のための併用薬の確認は特に重要である．例えば，タモキシフェン（ノルバデックス®）は，CYP3A4およびCYP2D6により代謝される．タモキシフェンがワルファリンの肝臓での代謝を阻害することによる抗凝固作用の増強やパロキセチンなどの選択的セロトニン再取り込み阻害薬（SSRI）によるCYP2D6阻害作用によるタモキシフェンの活性代謝物の血中濃度低下により作用の減弱などが報告されており，これら薬剤の併用の有無を確認し，相互作用回避を提案することが求められる．レトロゾール（フェマーラ®）は，CYP3A4およびCYP2A6により代謝されるため，これら薬剤の阻害・誘導作用を有する薬剤師との併用に注意する．トレミフェン（フェアストン®）はクラスⅠA抗不整脈薬（キニジン，プロカインアミド），クラスⅢ抗不整脈薬（アミオダロンなど）といった薬剤のQT延長を増強し，心室性頻拍を起こすおそれのある薬剤とは併用禁忌である．

モニタリングのポイント

☑用法・用量を正しく理解できているか．

☑残薬はないか．残薬がある場合は，患者のアドヒアランスを低下させる要因は何か．

☑副作用が発現していないか．発現しているとすれば，いつから，どの程度のものであるか．重篤な副作用が出現していないか（**表1**参照）．

▶抗エストロゲン薬では，確率は低いものの子宮体がんの発症リスクが上昇するため，性器からの不規則な出血，腹痛，おりものの増加などを認めた場合は，婦人科を受診することを勧める．また，定期的（年１回程度）に婦人科での検診を受けることを勧める．

▶アロマターゼ阻害薬やLH-RHアゴニスト製剤では，骨密度が低下しやすくなるため，定期的（年１回程度）に骨密度測定が実施されているかを確認する．

☑他院から併用に注意すべき薬剤の追加処方はないか．

表１　乳がんホルモン治療のまとめ

	一般名	販売名	ホルモン環境の状態	投与方法	月経への影響	更年期障害様症状	女性器への影響	子宮体がんのリスク	骨への影響	関節痛・関節のこわばり	脂質代謝異常	肝機能障害	血栓塞栓症
LH-RHアゴニスト製剤	リュープロレリン	リュープリン®	閉経前	皮下注射 1ヵ月ごと または 3ヵ月ごと	無月経	○	萎縮傾向	—	○	—	○	○	—
	ゴセレリン	ゾラデックス®				○		—	○	—	○	○	—
アロマターゼ阻害薬	アナストロゾール	アリミデックス®	閉経後	内服薬 1日1回	閉経後に適応	○		—	○	○	○	○	—
	レトロゾール	フェマーラ®				○		—	○	○	○	○	—
	エキセメスタン	アロマシン				○		—	○	○	○	○	—
抗エストロゲン薬	タモキシフェン	ノルバデックス®	閉経前・閉経後		月経異常/無月経	○	子宮内膜肥厚傾向 膣分泌物増加傾向	○	—	—	○	○	○
	トレミフェン	フェアストン®				○		○	—	—	○	○	○

実践例

病院

病院薬剤師は医師が記載した乳腺術後ホルモン治療チェックシートの内容から治療方針（治療薬，服用期間）を把握する．患者情報（併用薬，臨床検査値，かかりつけ薬局など）を収集する．病院薬剤師が説明した内容（服用方法，主な副作用，日常生活の注意点）などについてカルテに記載する．薬物相互作用の問題が考えられる場合は，薬剤の継続可否や他剤への変更などについて検討を行い，薬学的管理のポイントについても記載する（図５）．さらに，ホルモン治療チェックシートにも収集した患者情報や治療継続時の薬学的管理のポイントについて記載し，情報提供を行う．

【乳がん術後ホルモン治療薬剤指導：A開始時】 ※明日×/×より開始予定。
【薬剤師】 ●●

【指導時間】○○：○○-△△：△△
【年齢】68歳
【閉経状態】閉経後
【本日の身長・体重】154.9cm 54.4kg BMI:22.7
【同席者】夫氏

【薬剤アレルギー】 なし

【ホルモン治療薬】 ※5年間内服予定
・フェマーラ錠2.5mg　　1回 1錠　　1日1回朝食後　　明日より開始予定。40日分処方あり。

※次回受診日の処方：要

【分割調剤】
40日処方で有り今回は不要。**次回以降要確認。**

●ホルモン治療薬の服用方法
-処方に基づき用法用量（1錠分1）を説明した。
-飲み忘れのない工夫を。例）シートに日付を記入、服薬カレンダーなどの活用、スマホのアラーム設定など。
-飲み忘れた時の対処：当日に気づいた場合は、気づいた時点で内服（食事の影響はなし）。
-飲んだか飲まなかったか不明な場合：スキップ。
-毎回の受診時に、残薬数を主治医に報告を。
●発現する可能性のある主な副作用
-更年期様症状（ほてり・発汗など）、関節痛・こわばり、骨粗しょう症、頭痛、嘔気、抑うつ、脂質異常症、体重増加、婦人科系症状、めまい、傾眠など。
●緊急連絡先
-基本的に病院代表の電話番号に連絡を（平日9:00-17:00）。（自己管理ノート使用される方は積1受付の電話番号も記載あり）
●併用薬
-今後の治療期間中に併用薬の追加・変更があれば、乳腺外科主治医にも、他院他科のかかりつけ医にも伝えていただくように。保険薬局でも相互作用のチェックをしてもらえる。お薬手帳の使用の励行を。
●市販薬・健康食品・サプリメント
-使用したいものがあれば基本的に事前に乳腺外科主治医にご相談を。
●日常生活上の注意点
バランスの良い食事と無理のない範囲でウォーキングなどの運動、体重測定を心がけてください。
●長期的な治療になるため、自己判断で治療を中断しないでください。
●めまい、傾眠が起こりうるため車の運転や高所での危険な作業には注意してください。

■治療開始日，薬剤名
■月経状態の確認
■治療開始時のベースの体重
■薬剤アレルギーの確認
■用法用量
■飲み忘れたときの対応
■副作用
・更年期様症状　・関節のこわばり
・骨粗鬆症　・抑うつ
・脂質代謝異常　・体重増加
・傾眠　・肝機能異常　など
■緊急連絡先
■日常生活の注意点
・ストレッチや適度な運動
・運転や高所での作業への注意喚起
・サプリメント摂取について

【併用薬の確認】
現在併用薬なし。目眩の薬剤も使用されていないと。
→確認結果：問題なし

【臨床検査値】

	20XX-XX-XX
AST/GOT	18
ALT/GPT	14
γ-GTP	16
ALB	4.3
T-Bil	0.6
UA	H 6.2
T-CHO	192
TG	103
血清血糖	H 111
Na	142
K	4.4
Ca	9.4

【骨密度】
当院でフォロー予定。予約がこみあっており、1カ月ほど後に確認予定。（●●Dr確認）
ご本人にもお伝えすみ。
★次回要確認！！

【確認事項】
・当院以外のかかりつけ病院：なし
・かかりつけ薬局：あり
　薬局名：●●薬局 京大病院前
・おくすり手帳：なし
・自己管理ノートの希望：なし
・チェックシート
　手持ち希望：なし
　→かかりつけ薬局にFAX送信済み

■現在の併用薬の確認
■併用薬の相互作用確認
■直近の臨床検査データ
（肝・胆道系酵素，補正Ca値，脂質代謝など）
■骨密度チェックについて
検査予約やカルテの記載から情報収集し，フォローがなければ医師に連絡
■当院以外のかかりつけ医院
他院での臨床検査結果や検診結果なども情報共有を図る
■かかりつけ薬局についての情報収集
■自己管理ノートについて

#パニック障害に対して
○tamoxifen：CYP3A4、CYP2D6、CYP2C9(major)

<▲▲クリニック>

ロラゼパム：drug metabolism：none known
アモキサン（2-2-3Cap）：CYP2D6(major)→Drugs.com Drug Interaction checkerより>moderate interaction
エチゾラム：CYP3A4(major)→特に問題なし
ロフラゼプ酸エチル（メイラックス）：CYP3A4→特に問題なし
< drug interactionより >
tamoxifen amoxapine

Using tamoxifen together with amoxapine **can increase the risk of an irregular heart rhythm that may be serious and potentially life-threatening, although it is a relatively rare side effect. You may be more susceptible if you have a heart condition called congenital long QT syndrome, other cardiac diseases, conduction abnormalities, or electrolyte disturbances (for example, magnesium or potassium loss due to severe or prolonged diarrhea or vomiting).** Talk to your doctor if you have any questions or concerns. You should seek immediate medical attention if you develop sudden dizziness, lightheadedness, fainting, shortness of breath, or heart palpitations during treatment with these medications, whether together or alone. It is important to tell your doctor about all other medications you use, including vitamins and herbs. Do not stop using any medications without first talking to your doctor.

アモキサンに関して●●Drに報告。
▲▲クリニックに連絡していただくことに。

次回お薬手帳持参していただき、他の2剤併用薬確認。

▲▲クリニックからの薬剤も精神状態に対しては重要な薬剤ではあるが、代謝酵素阻害薬併用による TAMの血中濃度上昇の恐れがあるため
初めはアモキサン漸減していただき、他剤変更が望ましく、治療に重要なノルバデックスはひきつづき飲み続けていただよう指導。

相互作用に関しても副作用に関しても理解良好。

■相互作用の確認
・代謝酵素がどの程度関与しているかを確認し，カルテにも記載する
・抗精神病薬など，容易に変更できない薬剤を併用している場合は，主治医と相談した上で副作用に注意して継続する場合もある
・薬剤の使用目的を含めて継続の可否を検討することが重要

図5　アロマターゼ阻害薬指導時のカルテ記載例

保険薬局

処方医，病院薬剤師が記載した乳腺術後ホルモン治療チェックシートの内容を確認し，治療方針，説明内容を把握する．治療継続中に服薬状況の悪化や治療継続に影響を及ぼす可能性のある副作用症状，他院からの追加処方などの情報を収集した場合は，トレーシングレポートを用いて病院に情報をフィードバックする．緊急を要する場合は，電話で速やかに報告する．

ココに注目!

- 乳がん治療は5～10年と長期に及ぶため，服薬アドヒアランスが維持できているかを定期的に確認する．
- 他院からCYP3A4やCYP2D6などの阻害・誘導作用を有する処方が追加された場合は，薬効の減弱や副作用の増強などに影響を及ぼす可能性があり，処方医への疑義照会やトレーシングでの情報提供が特に重要となる．
- 閉経前にホルモン治療が開始となった患者においては，ホルモン環境の変化について定期的に確認し，適切なホルモン治療薬での治療が行われているかを確認することが重要である．

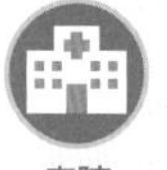

病院

保険薬局から報告されたトレーシングレポートの内容から治療継続中の問題点を把握し，問題解決（アドヒアランスの維持，副作用回避および軽減）に努める．

保険薬局薬剤師に期待するポイント！

- ☑ 長期服用を完遂するためには，患者・医療従事者双方がホルモン治療の目的（再発リスクの低下）を共有しておくことが重要です．
- ☑ 乳がんホルモン療法においては，長期継続服用により，乳がんの再発リスクを低下させることが重要です．そのため，薬局来局時には，服薬アドヒアランスを良好に維持するため服薬状況の確認と副作用モニタリングの継続的な実施をお願いします．
- ☑ 服薬アドヒアランスが不良，治療期間中の予期しない処方中断や副作用症状の発現を見つけた場合は，トレーシングレポートを送信し，主治医への情報共有をお願いします．

（池見 泰明）

5 服薬支援（HIV感染症）

HIV感染症服薬支援の内容と流れ

HIV感染症は，発見当初はいずれ後天性免疫不全症候群（AIDS）を発症し死に至る不治の病であったが，抗HIV薬の登場により医学的にコントロール可能な慢性の感染症との位置づけになった．今では，早期発見・早期治療［抗HIV薬の多剤併用療法（anti-retroviral therapy：ART)］によりAIDSを発症させることなく日常生活を続けることも可能である．初期の抗HIV薬は，服用錠数も服用回数も多く，副作用も耐えがたいものがありながらそれでも服用を続ける必要があったが，現在では副作用も軽微となり，1日1回1錠での服薬が可能とさえなっている．しかし，根治薬がない状況に変化はなく，副作用や耐性ウイルスの出現に怯えながらアドヒアランスの維持が要求される状況にも変わりはない．加えて，HIV感染症に対する社会通念や社会の認識は現状に追いついておらず，医療従事者であっても感染に対する正しい認識ができているとは言えない状況にある．このような状況のもと，HIV感染症患者は時に孤独を強いられ，身近な家族にさえ病気について語ることが不可能となっている．薬局においても，患者が医療者にさえHIV感染を開示することへの不安や偏見差別への恐怖を抱えて来局している場合が少なくないことを念頭に置いて対応する必要がある．

現在の抗HIV薬による治療では，HIVを駆逐するためには数十年治療を継続する必要があると考えられている．このことはすなわち，治療開始が必要になった場合，患者はほとんど一生涯にわたって治療を継続することを意味し，治療を中断すれば治療前の状態に戻ってしまうことを意味する．また，治療によるQOLの低下はもとより，経済的負担，精神的負担，治療薬による副作用などさまざまな問題が生じることとなる．これらの問題を薬剤師だけで解決することは困難である．患者に関わっている医師，看護師，ソーシャルワーカー，心理士など必要に応じて情報を共有し，必要な対応を協議する必要がある．HIV感染症はチーム医療で対応すべき疾患である．その中で，チーム医療の一員として，薬剤師の役割をきちんと果たすことが必要である．

薬剤師外来では服薬支援（感染症）として，以下の業務を行っている．服薬開始時においては，併用薬やサプリメント，患者背景を聞き取り，その人のライフスタイルに合った最も有効な治療薬を提案し，アドヒアランスの維持につながる服薬指導を行う

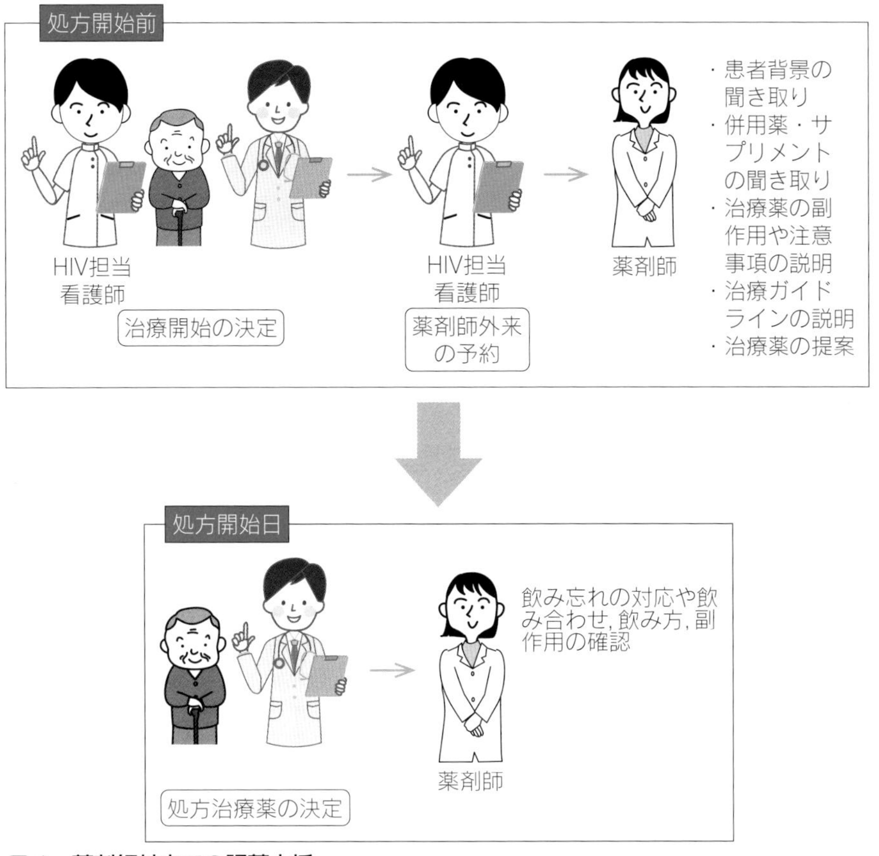

図1　**薬剤師外来での服薬支援**

(図1)．患者は薬剤師の説明を聞き，治療に関するイメージと正しい知識を身につける．この際，最新のガイドラインの理解も不可欠である．服薬開始後は，処方監査における用法・用量の確認に加え，相互作用の確認も重要なポイントとなる．抗 HIV 薬は多剤併用療法が行われることに加え，日和見感染症治療など，抗 HIV 薬以外の薬剤が併用される例も多くみられる．抗 HIV 薬とこれら薬剤の相互作用は数多く報告されており，薬剤個々の薬物動態を十分に把握し，相互作用を理解し，処方箋の確認，投与量調整を行うことが求められる．また，治療継続中の副作用の出現，飲み疲れやそのほかの問題が生じていることが判明する場合がある．主治医や担当するチームの看護師へ連絡し対策を協議する．また，抗 HIV 薬は高価であることから，薬剤の供給体制に配慮する必要がある．

抗 HIV 療法の基本

作用機序の異なる複数の抗 HIV 治療薬を組み合わせることを基本とする.

核酸系逆転写酵素阻害薬（NRTI）2 剤 ＋ ｛非核酸系逆転写酵素阻害薬（NNRTI）／プロテアーゼ阻害薬（PI）／インテグラーゼ阻害薬（INSTI）｝のいずれか

代表的な抗 HIV 薬

分類		販売名	含有成分	処方監査・服薬指導の留意点
STR	INSTI＋NRTI 2 剤	トリーメク® 配合錠	ドルテグラビル（DTG）・アバカビル（ABC）・ラミブジン（3TC）	食事制限なし CCr＞50 多価カチオン（Mg, Al, 食後でない場合の Ca・Fe）はずらして服用 OCT2・MATE1 阻害でピルジカイニド，メトホルミンの濃度上昇 CYP3A4 誘導薬に注意
	NNRTI＋NRTI 2 剤	オデフシィ® 配合錠	リルピビリン（RPV）・テノホビルアラフェナミドフマル酸塩（TAF）・エムトリシタビン（FTC）	食中あるいは食直後服用（ドリンクは不可） CL≧30 PPI・CYP3A4 誘導薬は併用禁忌 ヒスタミン H_2 遮断薬・制酸薬はずらして服用することが必要
	INSTI＋NRTI 2 剤	ゲンボイヤ® 配合錠	エルビテグラビル（EVG）・コビシスタット（cobi）・TAF・FTC	食後服用（＞250 kcal ドリンクでも良い） CL≧30 相互作用が多い（禁忌薬多数あり．CYP3A4, CYP2D6 を基質とする薬に注意．P-GP 阻害作用あり） 多価カチオンはずらして服用することが必要
	INSTI＋NRTI 2 剤	ビクタルビ® 配合錠	ビクテグラビル（BIC）・TAF・FTC	食事制限なし CL≧30 多価カチオンはずらして服用することが必要 CYP3A4 誘導薬は併用禁忌 OCT2・MATE1 阻害でピルジカイニド，メトホルミンの濃度上昇に注意
	PI＋NRTI 2 剤	シムツーザ® 配合錠	ダルナビル（DRV）・cobi・TAF・FTC	食中あるいは食直後服用（ドリンクは不可） CL≧30 相互作用が多い（禁忌薬多数あり．CYP3A4 誘導薬および CYP3A4, CYP2D6 を基質とする薬に注意．P-GP 阻害作用もある）

分類	販売名	含有成分	処方監査・服薬指導の留意点
NRTI	エプジコム®配合錠	ABC・3TC	食事制限なし 必ずNNRTIかINSTIかPIとの併用が必要 CL<50の場合，用量調節が必要なので，ABC，3TCの個別の製剤を使用する
	デシコビ®配合錠LT/HT	TAF・FTC	食事制限なし 必ずNNRTIかINSTIかPIとの併用が必要 CL≧30 リトナビルあるいはコビシスタットと併用する場合はLT，併用しない場合はHTを使用する
NNRTI	ストックリン®錠600 mg	エファビレンツ（EFV）	食事制限なし ほかのHIV薬との併用が必要 相互作用が多い（禁忌薬多数あり．CYP3A4およびCYP2B6の誘導作用があるため，これらを基質とする薬に注意）
INSTI	アイセントレス®錠400 mg/600 mg	ラルテグラビル（RAL）	食事制限なし ほかのHIV薬との併用が必要 400 mgは1回1錠1日2回，600 mgは1日1回2錠服用 多価カチオンはずらして服用することが必要 UGT1A1誘導薬に注意
	テビケイ®錠50 mg	DTG＊単独製剤	食事制限なし ほかのHIV薬との併用が必要 通常1日1回1錠だが，INSTI耐性がある場合1日2回服用する 多価カチオンとずらして服用 OCT2・MATE1阻害でピルジカイニド，メトホルミンの濃度上昇 CYP3A4誘導薬に注意
PI	カレトラ®配合錠	ロピナビル/リトナビル（LPV/rtv）	食事制限なし ほかのHIV薬との併用が必要 1回2錠1日2回あるいは1日1回4錠服用 相互作用が多い（禁忌薬多数あり．CYP3A4誘導薬および主にCYP3A4を基質とする薬に注意．P-gp，BCRP，OATP1B阻害作用も有する）

STR（Single Tablet Regimen）：抗HIV薬の組み合わせを配合剤として1錠にまとめ，1日1回1錠の内服を可能にしたもの．

主な注意点

- 主治医および治療チームとよく連携し，患者背景や治療の現状，また本人以外の告知状況を把握しておく．プライバシーには十分配慮する．
- ガイドラインは海外の動向などにより，1年に1回程度改訂される．インターネットなどで情報を入手し，現在の動向を把握することが望ましい．

（参考）『抗 HIV 治療ガイドライン』（HIV 感染症及びその合併症の課題を克服する研究班）
『HIV 感染症「治療の手引き」』（日本エイズ学会 HIV 感染症治療委員会）

処方監査の注意点

抗 HIV 療法は多剤併用が基本である．まず，STR 以外では 2 錠以上の服薬となっていることを確認する．また，抗 HIV 薬は相互作用が問題となる薬剤が多く，新たな薬剤を追加する際は，相互作用に注意が必要である．特に薬物動態学的増強因子（ブースター）といわれる成分を含有している薬剤は，他の薬剤の濃度を上昇させる可能性があるため用量調整が必要となる．ブースターとは，そのものの薬効を期待するのではなく本来半減期の短い薬剤の代謝を阻害することで，半減期を延長させる効果を狙って用いられる薬剤である．抗 HIV 薬においては，リトナビル（RTV）あるいはコビシスタット（cobi）がブースターとして使用されている．これらは CYP3A4 阻害効果があり，CYP3A4 にて代謝される抗 HIV 薬の半減期を延長し，1 日 1 回の服薬を可能としている．しかし，その効果に薬剤選択性はないため，同時に服用している CYP3A4 で代謝されるすべての薬剤が影響を受ける．ブースター効果をもつ薬剤を服用している際は，ほかの薬剤との相互作用に十分注意する必要がある．また，CYP3A 以外でも相互作用は多く存在する．OTC 薬や健康食品，サプリメントでも注意が必要なケースが存在する．抗 HIV 療法を実施している患者に対して新しい薬の投与を始める際は必ず薬剤師に相談するよう伝えるなど，患者自身にも相互作用に対する注意をよく認識してもらう必要がある．個々の患者の服用している薬を把握し，処方監査の際には常に相互作用を意識しておく．また，食後すぐに服薬が必要など，服薬タイミングがあっているかを確認しておく．

日和見感染の治療を併用されている際は，それらを含めて処方監査を行う．MAC 感染症治療の場合など，治療が長期間にわたる上に服薬錠数が多くなり患者の負担が多くなるケースが多い．抗 HIV 療法においては，アドヒアランスの維持が最も重要となる．一包化を取り入れるなど調剤上の工夫も検討が必要である．

モニタリングのポイント

☑合併症や併用薬に変わりはないか．サプリメントの追加はないか．
☑自覚する新たな副作用が出現していないか．
☑治療効果を示すのは，CD4 リンパ球数の値とウイルス量．ウイルス量が増えていたら，飲んでいない（飲めていない）可能性を考える．

☑肝障害や脂質異常など，検査値からわかる副作用に注意．生活習慣病にも気をつける．
☑アドヒアランスの維持が最重要課題である．生活環境の変化がないか，精神状態の変化を認めないかに気をつける．
☑新たに得られた患者情報はチームで共有する．

実践例

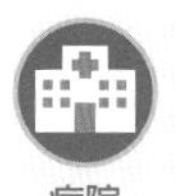

40代，男性．10年以上前から抗HIV療法を施行しており，アドヒアランスは良好であった．2〜3日前より41℃以上の発熱があり，CTを施行したところ右胸水貯留を認めたため精査加療目的で入院となった．入院時のHIV RNAは検出限界以下，CD4 284/μLであった．精査の結果，結核性胸膜炎との診断で抗結核療法を開始することとなった．抗結核療法を開始するにあたり，薬剤師に飲み合わせの相談があった．

＜処方薬（病院）＞

Rp 1）	ツルバダ®配合錠	1回1錠			
	カレトラ®配合錠	1回4錠	1日1回	就寝前	35日分
2）	アモバン®錠7.5 mg	1回1錠	1日1回	就寝前	35日分

ココに注目！

▶抗HIV薬は，相互作用が比較的多い．特にブースターであるリトナビルやコビシスタットを含む処方は，他の薬剤の効果を増強する可能性があり，薬物相互作用に注意が必要である．
▶新しい薬剤を開始する際は，必ず薬物相互作用がないか添付文書などで確認する．

今回の相談内容：結核性胸膜炎の治療にて，リファマイシン系を含む多剤併用療法を行う予定である．抗HIV療法とリファマイシン系薬剤（リファンピシンおよびリファブチン）との相互作用はあるか．また，この患者さんの場合，抗HIV療法はどの治療を選択すべきか．

相談内容に対するカルテ記載	
#1	本院採用抗HIV薬とリファマイシン系薬剤リファンピシン（RFP），リファブチン（RBT）との相互作用について
O	①プロテアーゼ阻害薬（PI） ・RFPは併用禁忌． ・RBTは減量にて併用可能（RBT 150 mg隔日または週3回）． ・PIの調節は不要．

O	②インテグラーゼ阻害薬（INSTI） ・REPと併用する場合：INSTIの代謝酵素UGT1A1を誘導するため，INSTIの増量が必要．RALの場合は1回800 mg 1日2回，DTGの場合は1回50 mg 1日2回． ・RBTと併用する場合：RAL，DTGどちらも用量調節は不要． ③非核酸系逆転写酵素阻害薬（NNRTI） ・REPと併用する場合：RPVは禁忌，EFVは体重60 kg以上で800 mgに増量必要． ・RBTと併用する場合：RPVは禁忌，EFVはRBT 450～600 mg連日または600 mg週3回．
A	・RFPで治療される場合：，INSTIあるいはEFVとなる．現在と同じ1日1回服用を希望されるならば，INSTIであれば抗結核療法終了後に1日1回とできるDTGが良いと思われる（治療中は1日2回が必要ではあるが）．NNRTIであれば，EFV 600 mgとなるが，以前この患者はうつ病の既往歴があるため，推奨できない． ・RBTでの治療であれば，RAL，DTGは通常量での治療が可能．薬剤変更を希望されない場合（カレトラ配合錠継続）は，RBTを150 mg隔日投与とする．ただし，クラリスロマイシンを使用する場合，アジスロマイシンに変更が必要．

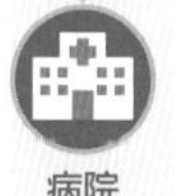
病院

カレトラ®配合錠よりアイセントレス®錠400 mg　1回1錠　1日2回に変更し，リファブチンを含む4剤で治療開始となった．

保険薬局薬剤師に期待するポイント！

- ☑ 併用薬を確認し，相互作用がないかチェックしましょう．特に新規に薬剤投与が始まる際は要注意です．OTCやサプリメントもチェックが必要です．
- ☑ アドヒアランスが保てているか確認しましょう．
- ☑ 医療従事者にしか病気の話をしていないという患者が存在します．病院では言えないことを薬局では言えるという可能性もあります．病院以外でいろいろな相談にのってあげられる存在になれるといいですね．
- ☑ 病院との連携だけでなく，パートナー，家族，訪問看護師，ヘルパーとも連携し，患者を支えるチームの一員となることを期待しています．

（尾崎 淳子）

6 肝炎治療

C 型肝炎薬剤師外来の内容と流れ

C 型慢性肝炎の薬物治療は，長らくインターフェロン（IFN）の使用が中心であったが，高齢者や合併症のために IFN が使用できない不適格例，副作用のために IFN を中止した不耐容例や治療無効例が存在した．C 型肝炎ウイルス（HCV）は genotype 1〜6 に分類され，わが国における HCV 患者の約 70％が genotype 1，約 30％が genotype 2，約 2％が genotype 3，4，5 または 6 に感染しているが，genotype 1 で高ウイルス量の場合は IFN の効果が低いとされている．近年，直接作用型抗ウイルス薬（DAA）が登場し，違う作用機序の DAA 製剤を併用することにより，IFN の効果が低い genotype 1 型や前治療無効例に対しても高い効果が認められている．また，IFN フリー DAA 併用療法は，不適格例や不耐容例に対しても使用でき，投与期間が短く副作用が少ないことからも，治療対象は拡大している．

しかし，DAA は併用禁忌や併用注意薬が多く，合併症治療のための薬剤との薬物相互作用を治療開始前に確認する必要がある．さらに，外来で導入する場合，医師が診察中に併用薬の確認を行うことは困難である．そこで，外来診療での円滑な治療開始を支援するため，C 型肝炎薬剤師外来を開設し，併用薬との相互作用の確認と保険薬局への情報提供を行った．

薬剤師外来の予約と併用薬確認の流れを図 1 に示す．主治医は薬剤開始前の診察日に合わせて薬剤師外来の予約を入れ，患者に予約票と持参品リストを交付して併用薬確認が必要である旨を説明する．薬剤師は外来予約日に面談し，持参した薬やお薬手帳を確認し，併用禁忌薬があれば医師へ報告する．また，かかりつけ保険薬局宛ての併用禁忌薬事前確認報告書（図 2）を作成し，同様の内容をお薬手帳用のシールに記載して貼付する．薬剤追加があれば，再度相互作用を確認するため面談することを案内する．医師は併用禁忌薬の有無を確認し，外来にて治療薬を処方する．保険薬局の薬剤師は，事前確認報告書を確認し，また薬歴からも相互作用を確認して，調剤，服薬指導を行う．

薬剤師外来により，併用禁忌薬を服用している，または，服用する可能性のある患者を治療開始前に発見することができ，他剤への変更や禁忌薬を服用しないよう医師とともに指導を行った．保険薬局とも情報共有することができ，安全な服薬継続が可能と

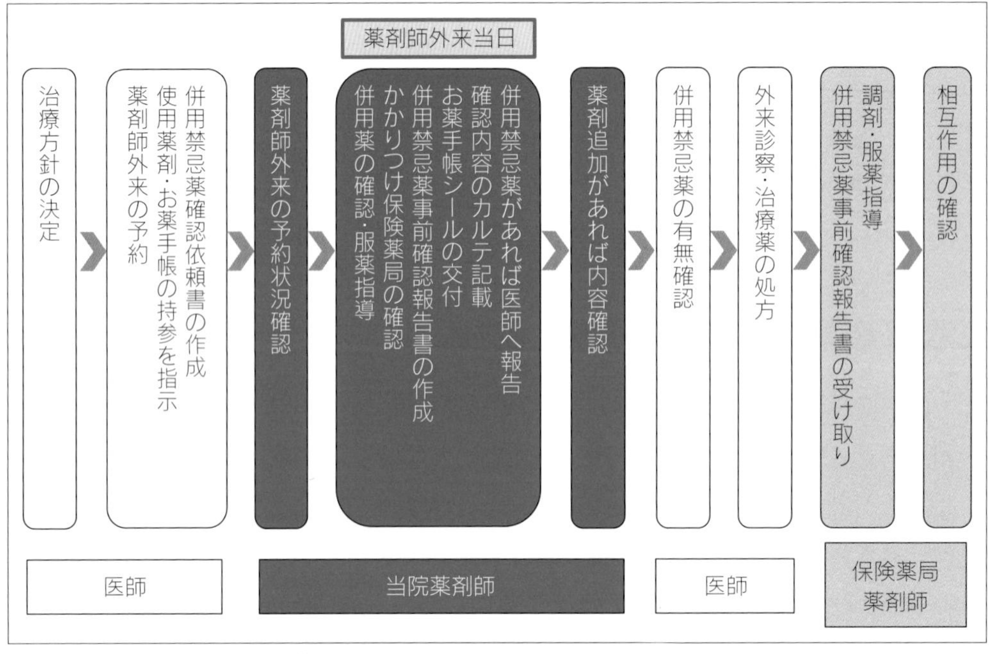

図 1　C 型肝炎薬剤師外来の流れ

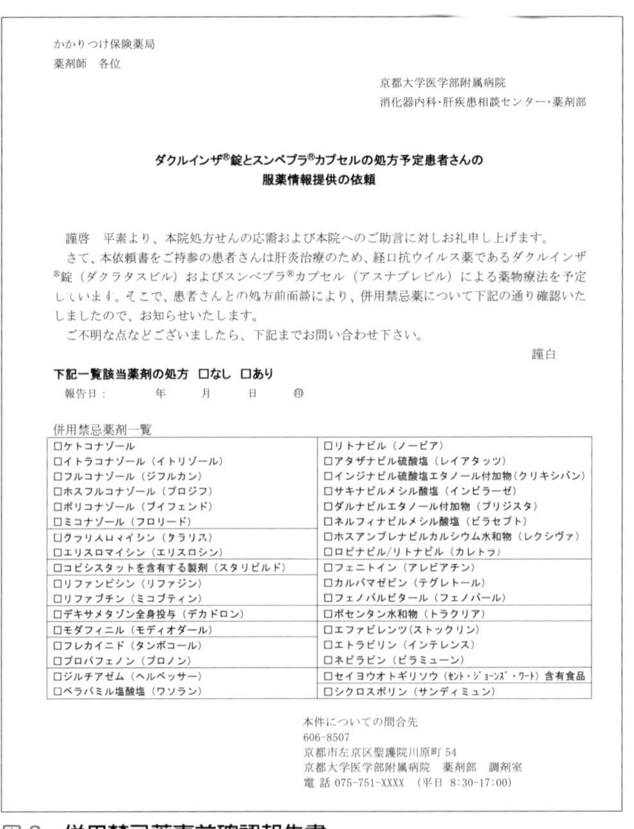

かかりつけ保険薬局
薬剤師　各位

京都大学医学部附属病院
消化器内科・肝疾患相談センター・薬剤部

ダクルインザ®錠とスンベプラ®カプセルの処方予定患者さんの
服薬情報提供の依頼

謹啓　平素より、本院処方せんの応需および本院へのご助言に対しお礼申し上げます。
さて、本依頼書をご持参の患者さんは肝炎治療のため、経口抗ウイルス薬であるダクルインザ®錠（ダクラタスビル）およびスンベプラ®カプセル（アスナプレビル）による薬物療法を予定しています。そこで、患者さんとの処方前面談により、併用禁忌薬について下記の通り確認いたしましたので、お知らせいたします。
ご不明な点などございましたら、下記までお問い合わせ下さい。

謹白

下記一覧該当薬剤の処方　□なし　□あり
報告日：　　年　　月　　日　　㊞

併用禁忌薬剤一覧

□ケトコナゾール	□リトナビル（ノービア）
□イトラコナゾール（イトリゾール）	□アタザナビル硫酸塩（レイアタッツ）
□フルコナゾール（ジフルカン）	□インジナビル硫酸塩エタノール付加物（クリキシバン）
□ホスフルコナゾール（プロジフ）	□サキナビルメシル酸塩（インビラーゼ）
□ボリコナゾール（ブイフェンド）	□ダルナビルエタノール付加物（プリジスタ）
□ミコナゾール（フロリード）	□ネルフィナビルメシル酸塩（ビラセプト）
□クラリスロマイシン（クラリス）	□ホスアンプレナビルカルシウム水和物（レクシヴァ）
□エリスロマイシン（エリスロシン）	□ロピナビル/リトナビル（カレトラ）
□コビシスタットを含有する製剤（スタリビルド）	□フェニトイン（アレビアチン）
□リファンピシン（リファジン）	□カルバマゼピン（テグレトール）
□リファブチン（ミコブティン）	□フェノバルビタール（フェノバール）
□デキサメタゾン全身投与（デカドロン）	□ボセンタン水和物（トラクリア）
□モダフィニル（モディオダール）	□エファビレンツ(ストックリン)
□フレカイニド（タンボコール）	□エトラビリン（インテレンス）
□プロパフェノン（プロノン）	□ネビラピン（ビラミューン）
□ジルチアゼム（ヘルベッサー）	□セイヨウオトギリソウ（ｾﾝﾄ・ｼﾞｮｰﾝｽﾞ・ﾜｰﾄ）含有食品
□ベラパミル塩酸塩（ワソラン）	□シクロスポリン（サンディミュン）

本件についての問合先
606-8507
京都市左京区聖護院川原町 54
京都大学医学部附属病院　薬剤部　調剤室
電 話 075-751-XXXX　（平日 8:30-17:00）

図 2　併用禁忌薬事前確認報告書

なった．また，治療開始前に病院内で面談することにより，患者負担をかけることなく円滑な治療導入に貢献できた．

Ｃ型肝炎治療薬は，次々と新しい製剤が開発されており，相互作用に関する注意項目は減少しているが，この薬剤師外来の取り組みは，初回導入に注意を要する医薬品の対応において有用であると考えられる．

C 型肝炎ウイルスに対する経口治療薬

一般名（販売名）	阻害部位			セログループ 1（ジェノタイプ 1）			セログループ 2（ジェノタイプ 2）			セログループ 1，2 以外			治療週数
	NS3	NS5A	NS5B	慢性肝炎	代償性肝硬変	非代償性肝硬変	慢性肝炎	代償性肝硬変	非代償性肝硬変	慢性肝炎	代償性肝硬変	非代償性肝硬変	
アスナプレビル（スンベプラ®）ダクラタスビル（ダクルインザ®）	○	○		○	○								24 週
ソホスブビル（ソバルディ®）※			○				○	○					12 週
										○	○		24 週
レジパスビル ソホスブビル（ハーボニー®）		○	○	○	○		○	○					12 週
グラゾプレビル（グラジナ®）エルバスビル（エレルサ®）	○	○		○	○								12 週
ダクラタスビル・アスナプレビル・ベクラブビル（ジメンシー®）	○	○	○	○	○								12 週
グレカプレビル・ピブレンタスビル（マヴィレット®）	○	○		○			○						8 週
				△	○		△	○		○	○		12 週
ソホスブビル・ベルパタスビル（エプクルーサ®）		○	○	○※（再治療例）			○※（再治療例）			○※（再治療例）			24 週
						○			○			○	12 週

△前治療に応じて 12 週投与可　※リバビリンと併用

（厚生労働省：第 19 回肝炎治療戦略会議資料より引用，一部改変）

処方監査の注意点

C型肝炎の抗ウイルス薬は，各製剤によって薬物相互作用，用法・用量，治療週数，腎機能低下患者への使用が異なる．セント・ジョーンズ・ワートが併用禁忌となる薬剤もあり，サプリメントを含めてすべての医療機関から処方されている薬剤を確認する必要がある．治療期間中に追加になった薬剤がないか確認するとともに，患者にも薬物相互作用についての教育と，服薬継続の指導が重要である．

モニタリングのポイント

☑併用薬に変更はないか．
☑腎機能に変動はないか．
☑服薬継続はできているか．

実践例

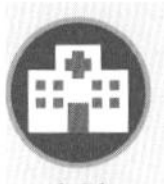

60歳代，男性．他院より降圧薬2剤が処方されている．
既往歴：高血圧症　薬剤アレルギー歴：ペニシリン系抗菌薬
C型肝炎治療のため，●●大学病院消化器内科を受診．担当医師より併用薬確認の依頼があった．薬剤師外来では服薬中の薬剤と相互作用がないことを確認し，サプリメントを含めた薬物相互作用に関する患者指導を行って，併用禁忌薬事前確認報告書を交付した．

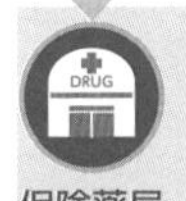

後日，患者はかかりつけ医を受診し，かかりつけ薬局へ処方箋を持って訪れた．●●大学病院当院からの併用禁忌薬事前確認報告書も提出した．急性鼻副鼻腔炎があり，クラリスロマイシンが10日間分追加処方されていた．
抗ウイルス薬の開始予定は1ヵ月後であることを患者から聴取し，現時点では相互作用の影響がないことを確認した．患者の同意を得て●●大学病院にトレーシングレポートを送付するとともに，かかりつけ医にも情報提供を行った．

FAX：京大病院薬剤部 xxx-xxx-xxxx

保険薬局 → 薬剤部 → 主治医

京都大学医学部附属病院　御中　　　報告日：　　年　　月　　日

服薬情報提供書（トレーシングレポート）

担当医　　　科 先生　御机下	保険薬局　名称・所在地
患者 ID： 患者名：	電話番号： FAX 番号： 担当薬剤師名：　　印
この情報を伝えることに対して患者の同意を　■得た。　□得ていない。 □患者は主治医への報告を拒否していますが、治療上重要だと思われますので報告いたします。	

処方せんに基づき調剤を行い、薬剤交付いたしました。
下記の通り、ご報告いたします。ご高配賜りますようお願い申し上げます。

所見

本日、急性鼻副鼻腔炎のため他院よりクラリスロマイシンが処方されました。
10日間の服用予定です。

薬剤師としての提案事項

DAA開始予定とのことですが、服用開始までには期間があることから、今回はこのまま服用いただくこととしました。
患者さんには、DAAとは飲み合わせが悪いので、DAAの服薬期間中には併用しないよう、再指導しております。
また、降圧薬の飲み忘れが週2回程度あります。服薬継続の必要性についても再指導しております。

<注意>　FAX よる情報伝達は、疑義照会ではありません。緊急性のある疑義照会は通常通り電話にてお願いします。

ココに注目！

▶ 相互作用の確認を受けることへの患者の理解を深めることが大切.

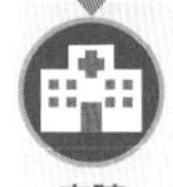

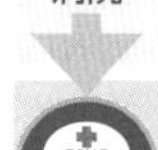
病院

患者は受診前に薬剤師外来を訪れた．クラリスロマイシンは2週間前に終了していること，ほかに追加の薬剤がないことを確認し，服薬継続の必要性について指導した．

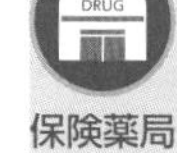

保険薬局

併用薬に問題がないことを確認した．服薬継続の必要性についても再指導を行った．その後，降圧薬の服薬アドヒアランスも向上し，降圧薬は1剤に減薬となった．

保険薬局薬剤師に期待するポイント！

- ☑ 服薬継続が治療の効果に影響します．服薬継続のサポートをお願いします．
- ☑ 薬剤によって相互作用や腎機能低下時の対応が異なりますので，服用期間中の併用薬や腎機能の確認をお願いします．
- ☑ ほかの医療機関を受診する場合，服用中（服用予定）の薬剤があることを伝えるようご指導ください．

（吉田 優子）

7 妊娠・母乳とお薬相談室

妊婦・授乳のお薬相談室の内容と流れ

サリドマイドの薬害は，医療従事者のみならず一般の人にとっても，妊婦の薬剤服用と胎児毒性への関心を高める契機となった．慢性疾患で薬剤を服用する女性の妊娠や，妊娠中の合併症のために，妊婦が薬剤を服用する機会は少くない．妊娠・授乳中の薬剤服用は，患者にとって大きな不安である．

妊婦への薬剤投与に際し，判断を困難にしている一因として添付文書の記載が挙げられる.「妊婦，産婦，授乳婦等への投与」の項目では,「治療上の有益性が危険性を上回ると判断される場合にのみ投与すること」といった有益性投与の記載が多い．一般的な医薬品の臨床試験では，倫理上の側面により妊婦や授乳婦を被験者から除外するため，承認審査の段階では十分なエビデンスがない．このため，動物実験などの結果をもとに安全性に配慮した記載となっているが，この内容だけでは対応できない場面が多く，医療現場とのギャップが生じている．

医薬品による催奇形性の問題は極めて重要であり，妊娠中の不要な薬物治療は避けるべきであるが，薬物治療の中断による母親の疾患増悪が，直接的や間接的に胎児の発達に与える悪影響も考慮しなければならない．母親の疾患や薬剤服用がなかった場合でも，自然流産や先天異常の自然発症などベースラインリスクが存在する．疫学調査や症例報告など限られた情報から判断されることになるが，ベースラインリスクを踏まえた上で，薬剤の胎児毒性リスクを評価する．また，妊娠週数によっても胎児への影響が大きく異なるため，服用時期の評価も必要である．妊婦に禁忌あるいは胎児毒性のリスクがあるとされる薬が処方されている場合，医師が知らずに処方したのか，患者のリスクとベネフィットを考慮してあえて処方したのかは，処方箋から見分けることは困難である．その薬剤の胎児毒性リスクを評価し，患者が医師からどのような説明を受けているかの聞き取りや疑義照会によって医師の処方意図を確認し，患者が混乱しないよう配慮する．

結果を患者に説明するにあたっては，問題を適切に理解してもらうため，医療者側にもコミュニケーションスキルが求められる．リスクを過度に受け止めると服薬アドヒアランスの低下や治療の自己中断を招くおそれがある．また，胎児毒性リスクがないとされる薬剤であっても，安易な「大丈夫です」という返答は，ベースラインリスクさえないという誤解を生みかねない．患者の受け止め方や理解度，価値観は多様であり，状況に応じたわかりやすい説明が必要である．プライバシーに配慮した環境とともに十分な時間を確保し，薬を飲みたくないという患者の思いに共感や理解を示すこと，主治医と連携しながら患者の不安を軽減して服薬継続を支援することは，薬剤師の重要な役割である．

授乳婦への投与については，主に動物実験の結果に基づき，微量であっても母乳中への移行が確認されれば，添付文書に投与中の授乳中止と記載されている薬剤が多い．ここでは母乳を介して乳児が薬剤を経口摂取した場合の吸収性や毒性については考慮されていない．

一方で，母乳育児には母子双方にとって心身の健康に対する利点がある．乳児の感染症やアレルギー疾患予防，母親の骨粗鬆症やがんの発症リスク低下なども報告されており，産科医療の現場では母乳育児が積極的に推進されている．授乳中止が母親の乳腺炎を引き起こしたり，乳児が母乳から得られるはずの利点を奪ってしまう可能性があることも認識しておく必要がある．

相対的乳児薬物摂取量（relative infant dose：RID）は，母親の薬物投与量に対する乳児の摂取量の割合を示す．一般に，RID が 10%以下であれば，授乳しても問題ないとされている．医学的根拠のある情報をもとに，授乳婦の主治医と小児科医，薬剤師が連携して，患者に薬物治療の必要性と乳児への影響をよく説明した上で，できるだけ授乳を継続して乳児への影響を最小限にすること，また授乳を継続できない場合でも，母親の薬物治療の中断を回避するためには，医療者の十分なサポートが必要である．

女性は男性の 2 倍うつ病に罹患しやすく，また妊娠中や出産後は特にうつ病が発症しやすい時期である．また，統合失調症やてんかんなどの慢性疾患の場合，母体の症状コントロールは胎児のためにも重要である．しかし，薬物の胎児毒性や母乳移行による乳児への悪影響の不安が，受診中断や自己判断での薬物減量や中止を招き，その結果，精神症状が悪化して妊娠の継続や育児そのものが困難になるケースがある．妊産婦が薬物療法の必要性を理解して，専門の医療スタッフによる適切な治療および指導を受けることは，母子双方に重要なことである．

「妊娠・母乳とお薬相談室」では，精神科受診の患者を対象に，妊娠および授乳中の薬剤使用の影響について情報提供をしている．患者の相談希望があり，医師からカウンセリング許可があったら，精神科病棟担当薬剤師が患者に面談して問診票を記入してもらい，次回のカウンセリング日を予約する．産科病棟担当薬剤師が調査結果やカウンセリングの予定について電子カルテに記載し，精神科主治医，産科医師，小児科医師と情報共有する．医師の承認後，配慮した環境でカウンセリングを行い，その内容を電子カルテに記載する（図 1）．

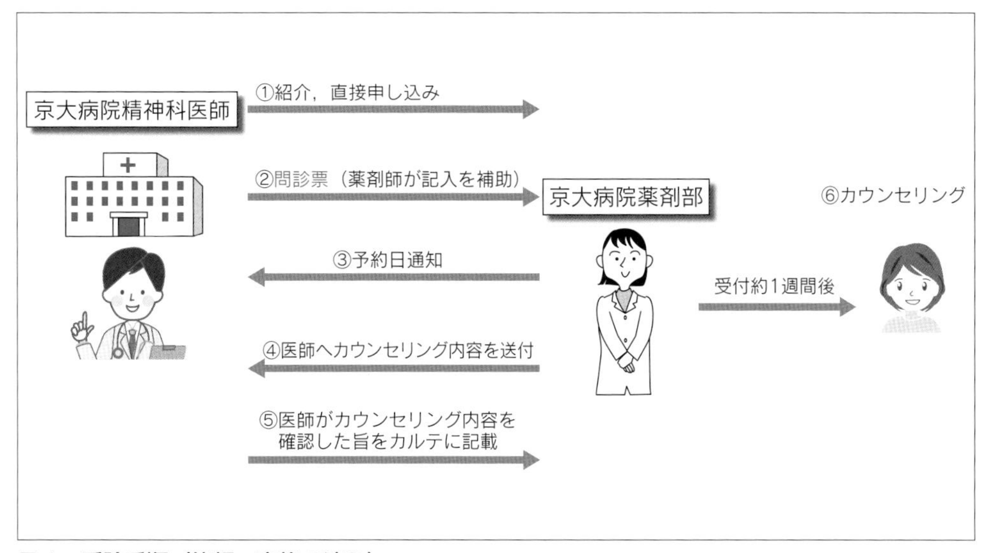

図1　受診手順〈依頼～実施の流れ〉

ヒトで催奇形性・胎児毒性を示す明らかな証拠が報告されている代表的医薬品

	一般名または医薬品群名	報告された催奇形性・胎児毒性
妊娠初期	エトレチナート	催奇形性
	カルバマゼピン	催奇形性
	サリドマイド	催奇形性：サリドマイド胎芽病
	シクロホスファミド	催奇形性
	ダナゾール	催奇形性：女児外性器の男性化
	チアマゾール	催奇形性：MMI 奇形症候群
	トリメタジオン	催奇形性：胎児トリメタジオン症候群
	バルプロ酸ナトリウム	催奇形性：二分脊椎，胎児バルプロ酸症候群
	ビタミンA（大量）	催奇形性
	フェニトイン	催奇形性：胎児ヒダントイン症候群
	フェノバルビタール	催奇形性：口唇・口蓋裂他
	ミコフェノール酸モフェチル	催奇形性：外耳・顔面奇形，口唇・口蓋裂，遠位四肢・心臓・食道・腎臓の奇形他
	ミソプロストール	メビウス症候群，四肢切断，子宮収縮，流産
	メトトレキサート	催奇形性：メトトレキサート胎芽病
	ワルファリンカリウム	催奇形性：ワルファリン胎芽病，点状軟骨異栄養症，中枢神経異常

	一般名または医薬品群名	報告された催奇形性・胎児毒性
妊娠中・後期	アミノグリコシド系抗結核薬	胎児毒性：非可逆的第Ⅷ脳神経障害，先天性聴力障害
	アンジオテンシン変換酵素阻害薬	胎児毒性：胎児腎障害・無尿・羊水過少，肺低形成，ポッター症候群
	アンジオテンシンⅡ受容体拮抗薬	胎児毒性：胎児腎障害・無尿・羊水過少，肺低形成，ポッター症候群
	テトラサイクリン系抗菌薬	胎児毒性：歯牙の着色，エナメル質形成不全
	ミソプロストール	子宮収縮，流早産
妊娠後期	非ステロイド性抗炎症薬	胎児毒性：動脈管収縮，胎児循環遺残，羊水過少，新生児壊死性腸炎

〈本表の注意点〉
1）これらの医薬品のそれぞれの催奇形性・胎児毒性については，その発生頻度は必ずしも高いわけではない．
2）これらの医薬品のそれぞれと同じ薬効の，本表に掲載されていない医薬品を代替薬として推奨しているわけではない．
3）これらの医薬品を妊娠初期に妊娠と知らずに服用・投与された場合（偶発的使用），臨床的に有意な胎児への影響があるとは限らない．
4）抗悪性腫瘍薬としてのみ用いる医薬品は本表の対象外とした．

（出典：日本産科婦人科学会，日本産婦人科医会：産婦人科診療ガイドライン–産科編 2017）

！保険薬局薬剤師に期待するポイント！

- ☑ 添付文書情報だけでなく，医学的根拠のあるリスク評価の情報を入手できるようにしておきましょう．
- ☑ 生殖のベースラインリスクを踏まえて，薬剤服用によるリスクを説明することが大切です．
- ☑ 妊娠週数によって服薬の影響が異なるため，妊娠後期に胎児毒性を示すことが知られている薬剤などは，その後の服薬を回避すべきかどうかも評価しましょう．
- ☑ 禁忌の薬剤が処方されている場合は，主治医からどのように説明を受けたかの聞き取りや，疑義照会によって医師の処方意図を確認し，患者が混乱しないよう配慮してください．
- ☑ 薬物治療が必要な場合は，患者の不安や思いに共感・理解を示した上で，服薬の継続をサポートしましょう．
- ☑ プライバシーに配慮した環境と十分な時間を確保してください．

（吉田 優子）

8 術前外来

術前外来の内容と流れ

DPC が導入された病院では，病院経営の観点から入院医療を見直し，より効率化を進めざるを得ない状況にある．効率化を進める手段の一つは，手術前に行うべき検査（血液検査や画像診断など）や他科の受診をあらかじめ外来で実施することである．しかし，外来で検査をするためには，手術の説明のみならず，これまでなら入院後に行っていた手術を行うために必要な検査や他科受診についての説明を外来診療にて行う必要がある．忙しい外来診療の現場で，手術を控えて不安な患者や家族に対して検査や手術の説明を行うのは，外来医師・看護師にとって負担が大きい．加えて，外来における医師の業務増加により外来時間が延長し，患者待ち時間の増加の一因ともなる．一方，安全に手術を行うには，現在服用中の薬剤が手術前に休薬が必要であるかの確認を行うことが必須となるが，外来診療中に医師が服用薬をすべて把握することは患者が複数の医療機関を受診している可能性もあり容易ではない．また，患者に入院前の休薬を口頭で伝えたとしても，一包化されていたり，患者に薬の認識が乏しい場合は指示通りの休薬が守れているかの保証はない．しかし，術前休薬が必要な薬の「止め忘れ」による手術の中止は，患者が不利益を被るのみならず病院経営上も避けなければならない事柄の一つである．

術前外来の流れの一例を図 1 に示す．術前外来対象の手術実施が決定した患者は，術前外来初診を受診する．術前外来初診では，看護師コーディネーターが手術までに必要な心電図や画像検査，血液検査などの説明をし，実際の検査日や手術日の調整を行う．この時，次回術前外来再診日に服用薬剤のお薬手帳などの資料を持参するよう説明が行われる．術前外来再診において，薬剤師は患者が持参した薬剤あるいは資料に基づき，服用薬剤の確認をオンコールで行う．休薬提案がある場合は，カルテに記載するとともに「手術前に中止するお薬についての確認票」（図 2）を発行する．確認票には薬剤名，中止計画を記載し患者に手渡す．患者は術前外来後の産科婦人科外来で医師に確認表を提出し，医師が内容を確認，手術日の最終確認とともに実際の休薬指示が行われる．休薬指示後の確認表の原本は患者に手渡されるが，コピーはスキャナ取り込みされてカルテに記録される．確認表には薬剤の名称といつから休薬するかの日程が記載され，患者

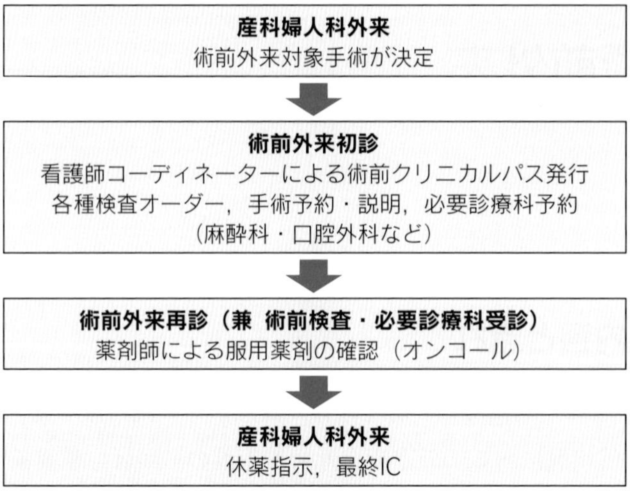

産科婦人科外来
術前外来対象手術が決定

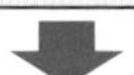

術前外来初診
看護師コーディネーターによる術前クリニカルパス発行
各種検査オーダー，手術予約・説明，必要診療科予約
（麻酔科・口腔外科など）

術前外来再診（兼 術前検査・必要診療科受診）
薬剤師による服用薬剤の確認（オンコール）

産科婦人科外来
休薬指示，最終IC

図1　**婦人科における術前外来の流れ**
術前外来の初診日に，術前外来再診日（術前検査および麻酔科などの診察日も同日に設定されることが多い）が決定される．最終の休薬指示を行う産科婦人科外来は，術前外来再診日と同じ日に予約することが決まっている．

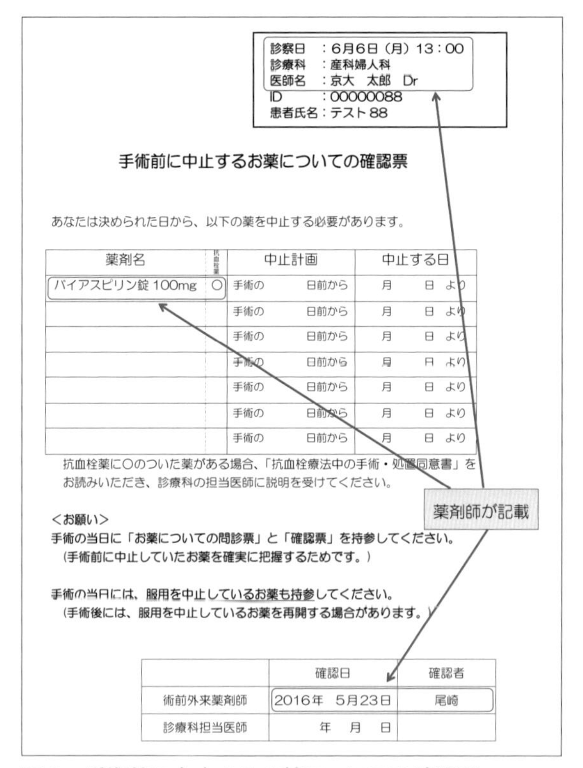

診察日　：6月6日（月）13：00
診療科　：産科婦人科
医師名　：京大　太郎　Dr
ID　　　：00000088
患者氏名：テスト88

手術前に中止するお薬についての確認票

あなたは決められた日から、以下の薬を中止する必要があります。

薬剤名	抗血栓薬	中止計画	中止する日
バイアスピリン錠 100mg	○	手術の　日前から	月　日　より
		手術の　日前から	月　日　より
		手術の　日前から	月　日　より
		手術の　日前から	月　日　より
		手術の　日前から	月　日　より
		手術の　日前から	月　日　より
		手術の　日前から	月　日　より

抗血栓薬に○のついた薬がある場合、「抗血栓療法中の手術・処置同意書」をお読みいただき、診療科の担当医師に説明を受けてください。

<お願い>
手術の当日に「お薬についての問診票」と「確認票」を持参してください。
（手術前に中止していたお薬を確実に把握するためです。）

手術の当日には、服用を中止しているお薬も持参してください。
（手術後には、服用を中止しているお薬を再開する場合があります。）

	確認日	確認者
術前外来薬剤師	2016年　5月23日	尾崎
診療科担当医師	年　月　日	

図2　**手術前に中止するお薬についての確認票**
電子カルテから発行し，薬剤名，中止計画，抗血栓薬かどうか，確認薬剤師名を記載する．受け取った医師は，実際の中止日および確認医師名を記載する．原本は電子カルテにスキャナ取り込みし，コピーを患者に手渡す．

が持ち帰ることでいつでも指示が確認できる．

術前休薬が必要な薬剤の中で抗血小板作用，抗凝固作用を有する薬剤は，これまで出血性合併症を回避する目的で一律手術前に休薬が必要とされてきた．一方，手術合併症の中でも血栓塞栓症の発症予防は特に重要であり，京大病院では「術後静脈血栓塞栓症予防対策マニュアル」を作成し，血栓発症リスクに応じたさまざまな対策を講じている．抗血栓作用を有する薬剤の休薬は，すなわち血栓症発症リスクの増加につながる．したがって，個々の患者の血栓症発症リスクに応じて，休薬するリスクと休薬しないリスクを同時に検討し，その患者に対してどの薬剤をいつから休薬するか決めることが重要である．

手術前に休薬を考慮する薬剤（京大病院）

2019年12月現在

<table>
<tr><th colspan="2" rowspan="3">薬剤の分類</th><th rowspan="3">代表販売名</th><th rowspan="3">一般名</th><th colspan="3">休薬期間</th></tr>
<tr><th rowspan="2">出血低危険度手術</th><th colspan="2">出血高危険度手術</th></tr>
<tr><th>血栓リスク低</th><th>血栓リスク高</th></tr>
<tr><td rowspan="9">抗血栓薬</td><td rowspan="9">抗血小板薬</td><td>バファリン®配合A81
バイアスピリン®
タケルダ®*</td><td>アスピリン</td><td rowspan="3">休薬不要で可能
（2剤以上併用の時は慎重に対応）</td><td>3日前[4]</td><td>可能なら継続
継続不可なら3日前に中止し翌日再開[6]</td></tr>
<tr><td>パナルジン®</td><td>チクロピジン</td><td>7日前</td><td rowspan="2">7日前からアスピリンに変更し，可能なら継続
継続不可なら3日前に中止し翌日再開</td></tr>
<tr><td>プラビックス®</td><td>クロピドグレル</td><td>7日前[5]</td></tr>
<tr><td colspan="2">アスピリン＋
プラビックス®or パナルジン®or エフィエンド®併用例
コンプラビン®錠（クロピドグレル＋アスピリン合剤）</td><td rowspan="2">休薬不要で可能
（慎重に対応）</td><td colspan="2">7日前からアスピリン単独に切り替え，可能なら継続
継続不可なら3日前に中止し翌日再開</td></tr>
<tr><td colspan="2">アスピリン＋ブリリンタ®併用例</td><td colspan="2">5日前からアスピリン単独に切り替え，可能なら継続
継続不可なら3日前に中止し翌日再開</td></tr>
<tr><td>プレタール®</td><td>シロスタゾール</td><td rowspan="4">休薬不要で可能
（2剤以上併用の時は慎重に対応）</td><td colspan="2" rowspan="4">1日前</td></tr>
<tr><td>エパデール®S
エパデール®</td><td>イコサペント酸エチル</td></tr>
<tr><td>ロトリガ®</td><td>オメガ-3脂肪酸エチル</td></tr>
<tr><td>ドルナー®，プロサイリン®，ケアロード®LA</td><td>ベラプロスト</td></tr>
</table>

薬剤の分類		代表販売名	一般名	休薬期間		
				出血低危険度手術	出血高危険度手術	
					血栓リスク低	血栓リスク高
抗血栓薬	抗血小板薬	アンプラーグ®	サルポグレラート	休薬不要で可能（2剤以上併用の時は慎重に対応）	1日前	
		プロレナール® オパルモン®	リマプロストアルファデクス			
		ペルサンチン® ペルサンチン®-L	ジピリダモール			
		コメリアン®	ジラゼプ			
		ロコルナール®	トラピジル			
	抗凝固薬	ワーファリン®	ワルファリン	休薬不要で可能※1	3日前中止，ヘパリン置換※2	
		プラザキサ®	ダビガトラン	休薬不要で可能（2剤以上併用の時は慎重に対応）	1日前中止，ヘパリン置換※3	
		イグザレルト®	リバーロキサバン			
		エリキュース®	アピキサバン			
		リクシアナ®	エドキサバン			
	抗血小板薬＋抗凝固薬併用	抗血小板薬（アスピリン or チクロピジン or クロピドグレル or プラスグレル or チカグレロル）＋抗凝固薬併用例		休薬不要で可能（2剤以上併用の時は慎重に対応）	抗血小板薬は休薬 抗擬固薬はヘパリン置換	抗血小板薬：アスピリン単剤に変更し，継続 抗凝固薬：上記記載に準じてヘパリン置換
脳循環・代謝改善薬		セロクラール®	イフェンプロジル	1日前[3)]		
		サアミオン®	ニセルゴリン	3日前[3)]		
		ケタス®	イブジラスト	3日前[3)]		
骨粗鬆症治療薬		エビスタ®	ラロキシフェン	3日前[2)]		
		ビビアント®	バゼドキシフェン	3日前		
月経困難症治療薬 低用量経口避妊薬		ルナベル®，フリウェル®，ヤーズ®など		原則28日前		

＊タケルダ®配合錠はアスピリンとランソプラゾールの合剤
※1：PT-INRが通常の治療域であることを確認する
※2：ワルファリンをヘパリンに置換する場合は，APTT 40～50秒（コントロールの1.5～2.0倍）を目安にヘパリン量を調整し，手術6時間前に中止．
術後出血のリスクなくなれば再開し，ワルファリンも内服開始．PT-INR 1.6を超えたらヘパリンを中止する．
※3：DOACをヘパリンに置換する場合は，APTT 40～50秒（コントロールの1.5～2.0倍）を目安にヘパリン量を調整し，手術6時間前に中止．
術後出血のリスクなくなれば再開し，DOAC初回内服後ヘパリンを中止する．

参考資料

1. 抗血栓薬服用者に対する消化器内視鏡診療ガイドライン（2012）
2. 各医薬品添付文書
3. 各製薬メーカーの回答
4. J Am Coll Surg. 2005；200：564-573.
5. Circulation. 2009；120：2577-2585.
6. Circulation. 2010；122：52-61.

主な注意点

▶▶ 薬剤師の休薬提案を採用するかは，最終的には医師の判断による．

▶▶ 婦人科の術前外来では，標準版に加えて診療科との取り決めにより以下の薬剤の休薬を提案している．

・プロゲステロン製剤　　　　　7日前休薬

・タモキシフェン製剤と類薬　　7日前休薬

処方監査の注意点

抗血栓薬は術前休薬の代表的な薬剤であるが，何の目的で服用しているかを把握することが必要である．必要に応じて処方医に確認を行い，休薬の可否について確認する．過去の既往歴は重要であり，血栓リスクが高い疾患の既往歴（脳梗塞など）がある場合は，休薬することが適切であるかの評価を行う．また入院時には，いつから休薬したかを問診し，医師の指示通り休薬されたかを確認する．持参薬などで新たに抗血栓薬が服用中であることが判明した際は，速やかに情報を提供し対応を協議する必要がある．術後は休薬再開忘れによる血栓症にならないように，再開を常に念頭に置く必要がある．カルテの誰もが目を留める箇所に抗血栓薬の休薬を行っている旨を記載するなど，再開忘れを防止する手段を講じるべきである．

モニタリングのポイント

☑他院で処方された薬をすべて把握できているか（他院からの紹介状がある場合，内容について確認が必要．すでに休薬されている場合もある）．

☑他科で処方された薬をすべて把握できているか，連携がとれているか．

☑出血リスクのみならず，血栓リスクが評価されているか（必要に応じて他院・他科受診を提案する）．

☑術後再開できているかどうか（再開忘れを防ぐ工夫を講じる）．

実践例 1

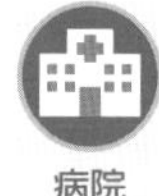
病院

31歳，女性．不妊治療にて婦人科受診中．子宮癌検診にて子宮頸部高度異形成が指摘され，子宮頸部円錐切除術を予定し術前外来を受診された．

合併症：全身性エリテマトーデス（SLE），下肢血栓性静脈炎（本院免疫膠原病内科）

検査値（術前外来受診時）：PT-INR：1.78，APTT：41.5

〈服用中の薬剤（免疫膠原病内科）〉

Rp 1）プレドニン®錠	1回2錠	1日1回朝食後　50日分
2）タケプロン®OD錠30 mg	1回1錠	
ワンアルファ®錠0.5 μg	1回1錠	
フェロミア®錠50 mg	1回1錠	1日1回朝食後　50日分
3）プログラフ®カプセル1 mg	1回3カプセル	1日1回夕食後　50日分
4）フォサマック®錠35 mg	1回1錠	1日1回起床時　日曜日 7日分
5）ワーファリン®錠1 mg	1回3錠	
ワーファリン®錠0.5 mg	1回0.5錠	1日1回夕食後　50日分
6）フロモックス®錠100 mg	1回1錠	1日3回　5日分　膀胱炎の時

本症例のカルテ記載
【術前外来：手術前に休薬を考慮する薬剤提案】
■お薬手帳にて確認
■抗血栓薬を服用中（説明・同意取得の必要あり）
■以下の薬剤で中止を提案します
抗凝固薬：あり
・ワーファリン®（ワルファリン）：3日前中止，ヘパリン置換

ワルファリン服用中であり，3日前休薬およびヘパリン置換が必要と提案した．出血リスクが高い手技であることから，抗血栓薬の休薬が必要な症例であると判断された．薬剤師の提案通り，手術3日前に入院し，すぐにヘパリン置換開始，術後すぐにワルファリンを再開しその後退院となった．特に合併症なく無事手術は終了した．

実践例 2

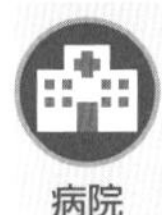
病院

56歳，女性．検診にて子宮内膜細胞診異常が指摘され，診断目的に子宮ファイバースコピー検査と内膜生検を予定し術前外来を受診された．

合併症：高血圧

既往歴：左後頭葉内側梗塞（本院神経内科）

検査値（術前外来受診時）：PT-INR：1.91

〈服用中の薬剤（神経内科）〉

Rp 1）ディオバン®錠 40 mg	1 回 1 錠	1 日 1 回昼食後	49 日分
2）ワーファリン®錠 1 mg	1 回 4 錠	1 日 1 回昼食後	49 日分
3）ワーファリン®錠 0.5 mg	1 回 0.5 錠	1 日 1 回昼食後	49 日分
4）ラキソベロン®錠 2.5 mg	1 回 3 錠	1 日 1 回就寝前	49 日分
5）ゾピクロン錠 10 mg「サワイ」	1 回 1 錠	不眠時	10 回分
（市販薬）ラクトファルミン®S 錠	1 回 5 錠	1 日 1 回就寝前	

本症例のカルテ記載
【術前外来：手術前に休薬を考慮する薬剤提案】
■おくすり説明書等持参した文書にて確認
■抗血栓薬を服用中（説明・同意取得の必要あり）
■以下の薬剤で中止を提案します
抗凝固薬：あり
・ワーファリン®（ワルファリン）：3 日前中止，ヘパリン置換
・神経内科受診では，継続する旨で話があったとのこと．継続の場合 PT-INR を確認し，正常範囲であるかの確認をお願いします．

ワルファリン服用中であり，3 日前休薬およびヘパリン置換が必要と提案を行った．出血リスクが高くない手技であることから，婦人科，神経内科とも協議の結果，ワルファリンを継続したままで生検を行うこととなった．特に合併症なく無事検査は終了した．

！保険薬局薬剤師に期待するポイント！

- ☑ 後発品名で記載されていたり，採用薬以外の場合，医師が把握できていない可能性があります．一般名でチェックし，医師へ照会をお願いします．
- ☑ 一包化されている場合，適切な抜薬を行うなど，薬剤師のフォローが不可欠です．
- ☑ 血栓リスクが高い場合，“抗血栓薬＝休薬”ではないため，処方医の指示を確認してください．
- ☑ 抗血栓薬以外でも，産婦人科でのホルモン剤など術前休薬が必要な薬剤があります．
- ☑ 休薬した場合，手術後の再開を忘れないことが重要です．薬歴などでおかしいなと感じたら照会をお願いします．

（尾崎 淳子）

9 ポリファーマシー

昨今,「ポリファーマシー（polypharmacy）」の問題は，一般のメディアでも取り上げられるようになってきた．このような場合の多くは,「多剤処方」の意味で用いられていることが多いようである．中規模の一般病院に通院する後期高齢者を対象に処方実態を解析した報告では，6剤以上の処方が60％近くもあり，1処方における最大処方薬剤数は15剤（平均6.5剤）で，1日あたりの服用錠数は最大36錠（平均12.4錠）であった[1]．この調査は，同一の病院内の処方のみであり，これに他院の処方があると考えると，いかに一人の患者に対する処方薬数が多いかが推測される．事実，筆者の勤務する京大病院においても，2014年の夏に全入院患者の持参薬を調査したところ，平均持参薬数は6.8剤であった．これらの医療用医薬品に加えて，OTCや健康食品も加わることになるから，多剤併用の問題はさらに大きくなる．そもそも，OTCの「総合感冒薬」は，6〜7種類の薬効成分を含み，それだけで多剤併用と言える．本稿では，新たな概念である「ポリファーマシー」について概説する．

1. ポリファーマシーの定義

前述のように,「ポリファーマシー」はある意味で社会問題化してきた．しかし，以前から用いられている「多剤併用」との相違を理解していない医療関係者も多く，両者が同義語的に使用されているが，両者は微妙にニュアンスが異なる．ポリファーマシーとは，同時に服薬する薬剤の数よりも,「臨床的に必要以上の薬剤が投与されている，あるいは不必要な薬が処方されている状態」を示すと定義した方がよい．当然，年齢や体重，腎・肝機能に対して，不適切な薬剤の用量・用法選択も含む．したがって，ポリファーマシーには，多剤処方に加え，医薬品の不適切な使用という側面が加わることになる（厳密に言えば，処方薬剤数が少なくとも，必要な薬剤が処方されていない場合もポリファーマシーの範疇に入るとされる）．この場合の併用する薬剤数がいくら以上であればポリファーマシーであるという明確な定義はない．ポリファーマシーに関する研究論文では，患者選択基準として4〜6剤以上を同時に服薬している場合とされている．

実際の多剤併用とポリファーマシーの相違について，次のオーストリアからの論文[2]を用いて説明する．この報告では，75歳以上の患者で内科病棟に入院した543人（平均82歳）の処方について，2人の薬剤師と2人の内科専門医のチームが評価した．入院時の処方薬数は平均7.5剤で6剤以上の処方は58.4%であった（この患者群が多剤処方に該当する）．このうち，7.6%に重複処方があり，投与量が不適切な処方は23.4%にもなり，65.8%に薬物相互作用の可能性があり，17.8%に薬物有害反応が認められた（これらの問題があった患者群がポリファーマシーに該当する）．しかもこの薬物有害反応を示した患者の56.7%は，薬物有害反応が入院の原因であった．これらの薬物有害反応が生じるリスクファクターは，女性，複合疾患，腎機能低下，および不適切な処方であった．このようなポリファーマシーの問題は，日本においてもほぼ同様であると考えられる．

多剤併用は，薬物有害反応や転倒などのリスクを増大させる．文献によれば，日本における薬物有害反応の発生率は併用薬剤が1～3剤の場合は6.5%に対して，6～7剤になると13.1%に達する[3)]．このように，ポリファーマシーは，「医原性疾患（医原病）」にほかならない．医原性疾患とは医療行為が原因で起こる疾患であるので，多くのポリファーマシー状態は医療従事者，特に薬剤師によって防ぐことが可能であることも言える[4)]．当然ながら，無駄な薬剤の処方は，患者の負担を増やすばかりでなく，日本全体で考えれば医療経済的にも極めて重大な問題である．また，年間500億円近い（一説には5,000～8,000億円）とされる残薬の問題とポリファーマシーは表裏一体であるとも言える．

2. ポリファーマシーが生じる要因

ポリファーマシーの原因はたくさんある．処方医側からみれば，患者が示す（訴える）一つひとつの症状に対してそれぞれ治療薬を選択することや，オーダリングシステムの普及により「Do処方」が容易になったことなどによる．特に，痛みや眠れないなどといった患者の訴えによって，薬剤が安易に処方されている現状は問題である．例えば，向精神薬の処方は，年齢とともに増加し，高齢者では実に20%あるいはそれ以上の患者に処方されている[5)]．加齢に伴うような不定愁訴には，漢方製剤によって処方薬数を減らすことができる場合もあることを考慮すべきである．患者側では，複数の医療機関を受診することや，薬を欲しがる傾向にあることが挙げられる．このことは逆に言えば，医師側は患者の満足度を高めるために，不必要，あるいは不適切な処方薬を追加していることにもなりかねない．当然ながら，薬剤師自身も，他の医療機関からの処方歴も含めて処方介入をしなければ，ポリファーマシーに加担することとなる．

ある薬剤の単剤では症状をうまくコントロールできないと，医師は併用療法を考え薬剤を追加することが多い．しかし，複数の薬剤による併用療法を行う際には原則があり，一般的に，使用できる薬剤のいずれもが対象とする疾病を単剤では治癒させる能力がなく，併用の効果が十分に予想されるか，もしくはそれが証明されていれば，併用は容認される治療方法の一つのオプションとして位置づけられる．さらに，ある薬剤を使用しても効果が十分に発揮されないとき，他剤を併用することにより当該の薬剤の期待した効果が出る場合もある．しかし，薬剤の併用を実施するには，併用したことにより起こりうる安全性の面での詳細な検討が必要である．相加・相乗効果を期待して作用機序の異なる薬剤を併用しても，実際には期待した効果は得られないことが多い．逆に，薬物有害反応において，相加・相乗作用が顕著に起きてしまうこともある．また，併用により医療費は当然のことながら増大するので，負担を上回る効果が必要である．したがって，これらの条件を満たさなければ，薬剤の併用は避けるべきである．

3. 保険薬局薬剤師の役割

ポリファーマシーを防ぐには，処方医，薬剤師および患者それぞれの協力が必要である．つまり，ここでも「チーム医療」である．ポリファーマシーを防ぐ有効な方策としては，患者が「かかりつけ医」と「かかりつけ薬局（薬剤師）」を持ち，必ずしも必要でない薬は服用したくないという意志表示をすることである．もちろん，医師および薬剤師ともに，ポリファーマシーの問題に関しては十分に理解していることが求められる．また，薬剤師は，病態生理学を十分に再学習することが肝要である．

そうはいっても，多くの患者は，複数の医療機関を受診することになる．したがって，それらの医療機関から処方箋を応需する保険薬局において，薬剤師の役割は極めて大きいものとなる．漫然と調剤することなく，処方箋に記載されている薬剤が本当に必要なのかを吟味することが肝要である．もちろん，このことは処方監査そのもので，相互作用や一般的な用法・用量のみならず，患者の腎・肝機能などに注意して監査を行う必要がある．近年の医薬品開発においては，技術の進歩によって，薬物相互作用や遺伝子多型の影響を大きく受けないような薬剤の開発が可能になっている．クリアランスバランスのよい薬剤が理想的であるが，相対的に腎泄性の薬剤が多くなっている．したがって，ポリファーマシーにおける過量投与を避けるためには，腎機能を含めた検査値が必須である．そのためにも，検査値が印字された処方箋の普及が望まれる．

4. 病院薬剤師の役割

処方薬を整理して減らすことができる最もよい機会は入院時である．しかし，医師は，先輩の医師や他の病院の医師，特に専門医の処方は変え難いようである．もちろん，処方薬の整理は，そのような役割が相応しい総合医が担うのが最良であるが，すべての患者に対しては現実的とは言えない．そこで，入院持参薬を病棟の担当薬剤師が吟味し，必要なものを再構築して医師に処方を提案することが重要となる．平成22年4月に厚生労働省医制局長名で発出された『医療スタッフの協働・連携によるチーム医療の推進について』においても，薬剤師を積極的に活用することが可能な業務の中で，「入院患者の調査期間：2014 年 8 月 25 日〜9 月 5 日，診療科数：29，延べ新規入院患者数：694 人，服用薬剤のあった患者数（%）：621 人（89.5），平均服用薬剤数：6.8 種類（内科：7.2　外科：6.6），残薬数の調整提案：7.8%.

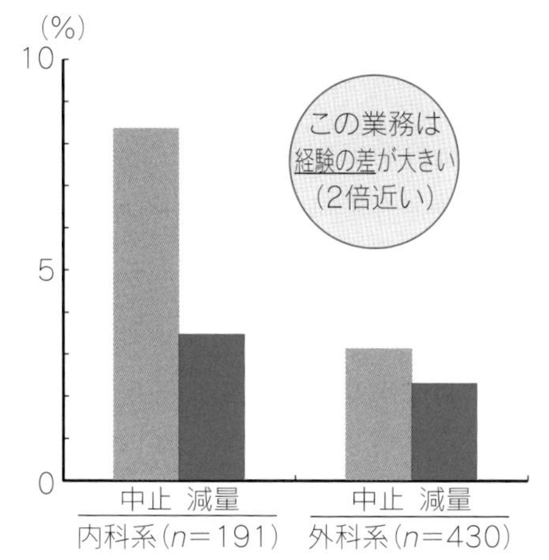

図 1　持参薬処方入力における薬学的介入（提案）
京大病院の病棟薬剤師は持参薬処方入力時（持参薬処方提案プロトコル）に，薬剤数を減らす提案を検討するように指示されている.

持参薬の内容を確認した上で，医師に対し，服薬計画を提案するなど，当該患者に対する薬学的管理を行うこと」が挙げられている．図 1 に京大病院薬剤部の病棟薬剤師が，持参薬の処方提案によって処方薬を削減あるいは減量できた割合を示す．おおよそ10%の処方において薬剤師の介入効果（処方の中止・減薬）が認められる．もっと意識して行えば，もっと削減できたものと思われる．一般的に，内科医の方が外科医に比べ，処方薬の削減あるいは減量に賛同する傾向が強いとされる.

また，入院中にも，一時的に鎮痛薬や止瀉薬などが追加されることはよくあることであるが，多忙な医師が便利になった処方オーダシステムの「Do」を安易に使うことで，処方薬がどんどん増える場合もある．この場合も，病棟薬剤師が入院定期処方の管理をして，医師に継続処方の提案をすべきである．回診に薬剤師が同行することも重要である．さらに，入院時に手術などで中止になっていた薬剤も含めて，退院時の処方提案は特に重要で，その処方内容がその後の外来での処方につながっていく.

昨今，薬剤師，特に保険調剤に対して，極めて熾烈なバッシングがなされている．ポリファーマシーに対して薬剤師が貢献できるというエビデンスを示すことは，それらのバッシングに対する一つの重要な回答になると考える.

（松原 和夫）

ポリファーマシー対策の実際

1. 処方カスケード

処方カスケードとは,「薬の副作用を新たな疾患と勘違いして，さらに薬を処方してしまうことがくり返されて，最終的に重篤な状態に陥ってしまうこと」をいう.

一例を紹介する（図2). 食欲不振を訴える高齢者に対して，胃潰瘍もあるのでスルピリドが処方される. 少しずつ食欲の改善が認められたため，長期処方されることとなった. 食欲の改善が認められたが，ふらつきや震えを感じて，神経内科にかかる. 内服薬は胃薬だけと伝えたため，副作用が疑われずに，抗パーキンソン病薬が処方される. 抗コリン作用により認知機能の低下が出現して，次はアセチルコリンエステラーゼ阻害薬が処方され，副作用として再び食欲が低下する. このような，負の連鎖を止めることこそ薬剤師には求められる. ポリファーマシー回避のために，以下の3点に注意が必要である.

・その薬は有効か
・継続の必要性を再評価しているか
・薬物療法以外の手段はないか

2. ポリファーマシー対策

厚生労働省は，2016年度の診療報酬改定で，医薬品の適正使用の推進の一環として「医療機関と薬局が連携して，円滑に残薬確認と残薬に伴う日数調整を実施できるよう，処方等の仕組みを見直す」という目的で，同年4月から処方箋の様式を変更した. つまり，処方医が必要と判断した場合は，処方箋内にあらかじめ記載してある「1. 保険医療機関へ疑義照会した上で調剤」と「2. 保険医療機関へ情報提供」のどちらかにチェックをいれることで指示することができるようになった. 一方，京大病院では，医療の質の向上，安全性および医療従事者の負担軽減の観点から，プロトコルに基づく薬物治療管理（protocol-based pharmacotherapy management：PBPM）の実践を積極的に進めて

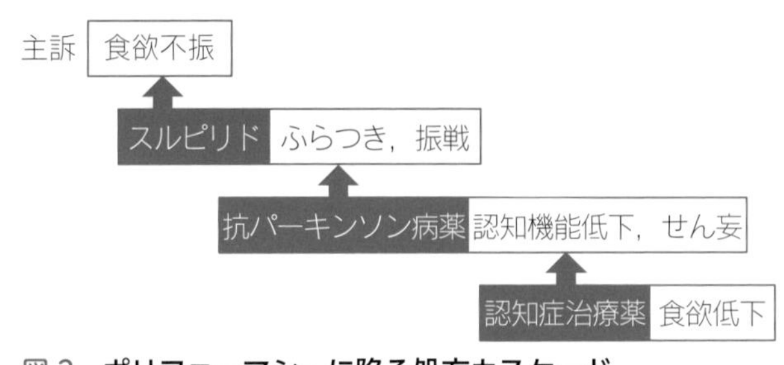

図2 ポリファーマシーに陥る処方カスケード

いる．その一つに残薬調整（疑義照会なしで日数調整を行い，調整後に理由と内容をレポートして報告する）があり，極めて良好な成績を得ていた．そこで，京大病院における処方箋の様式を検討し，3番目の選択肢として「残薬調整し調剤後にFAXで情報提供」を加えた（図3）．これは，医師が薬剤師への指示（処方医の自由選択）としてあらかじめ処方箋にプリントしたものとの位置付けである．

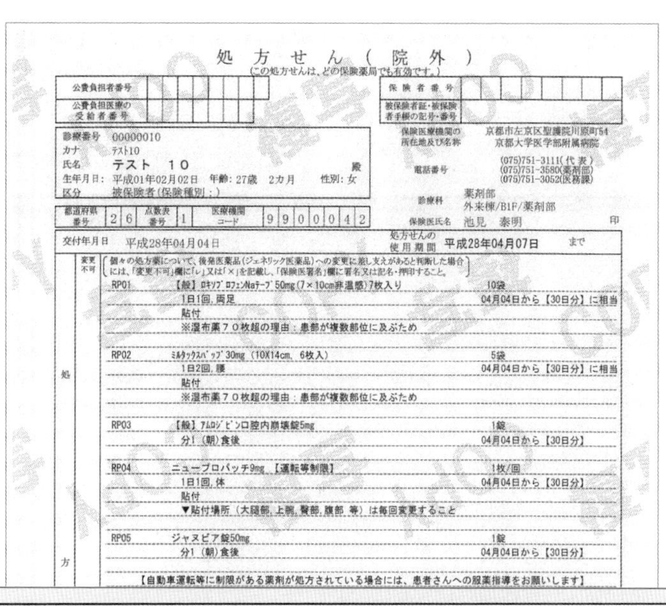

処方せん（院外）
(この処方せんは、どの保険薬局でも有効です。)

公費負担者番号
公費負担医療の受給者番号
保険者番号
被保険者証・被保険者手帳の記号・番号

診療番号　00000010
カナ　テスト10
氏名　テスト　10　殿
生年月日：平成01年02月02日　年齢：27歳　2カ月　性別：女
区分　被保険者(保険種別：)

保険医療機関の所在地及び名称　京都市左京区聖護院川原町54　京都大学医学部附属病院
電話番号　(075)751-3111(代表)　(075)751-3580(薬剤部)　(075)751-3052(医務課)
診療科　薬剤部　外来棟/B1F/薬剤部
保険医氏名　池見　泰明　印

都道府県番号　2 6　点数表番号　1　医療機関コード　9 9 0 0 0 4 2

交付年月日　平成28年04月04日　処方せんの使用期間　平成28年04月07日　まで

処方
変更不可　（個々の処方薬について、後発医薬品(ジェネリック医薬品)への変更に差し支えがあると判断した場合には、「変更不可」欄に「レ」又は「×」を記載し、「保険医署名」欄に署名又は記名・押印すること。）

RP01　【般】ロキソプロフェンNaテープ50mg(7×10cm非温感)7枚入り　10袋
1日1回，両足　04月04日から【30日分】に相当
貼付
※湿布薬７０枚超の理由：患部が複数部位に及ぶため

RP02　ミルタックスパップ30mg（10X14cm，6枚入）　5袋
1日2回，腰　04月04日から【30日分】に相当
貼付
※湿布薬７０枚超の理由：患部が複数部位に及ぶため

RP03　【般】アムロジピン口腔内崩壊錠5mg　1錠
分1（朝）食後　04月04日から【30日分】

RP04　ニュープロパッチ9mg【運転等制限】　1枚/回
1日1回，体　04月04日から【30日分】
貼付
▼貼付場所（大腿部，上腕，臀部，腹部 等）は毎回変更すること

RP05　ジャヌビア錠50mg　1錠
分1（朝）食後　04月04日から【30日分】

【自動車運転等に制限がある薬剤が処方されている場合には、患者さんへの服薬指導をお願いします】

保険薬局が調剤時に残薬を確認した場合の対応（特に指示がある場合は「レ」又は「×」を記載すること。）
□残薬調整の可否を疑義照会　□情報提供　☒残薬調整し調剤後にFAXで情報提供

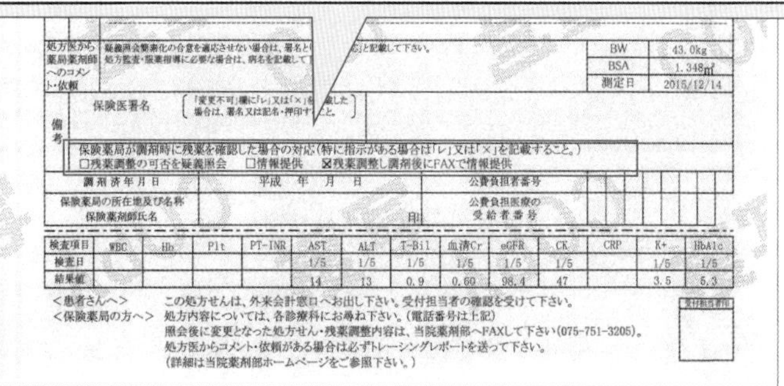

処方医から薬局薬剤師へのコメント・依頼　疑義照会簡素化の合意を適応させない場合は、署名と…と記載して下さい。処方監査・服薬指導に必要な場合は、病名を記載して…

BW	43.0kg
BSA	1.348m²
測定日	2015/12/14

備考
保険医署名　（「変更不可」欄に「レ」又は「×」を記載した場合は、署名又は記名・押印すること。）

保険薬局が調剤時に残薬を確認した場合の対応（特に指示がある場合は「レ」又は「×」を記載すること。）
□残薬調整の可否を疑義照会　□情報提供　☒残薬調整し調剤後にFAXで情報提供

調剤済年月日　平成　年　月　日　公費負担者番号
保険薬局の所在地及び名称　保険薬剤師氏名　印　公費負担医療の受給者番号

検査項目	WBC	Hb	Plt	PT-INR	AST	ALT	T-Bil	血清Cr	eGFR	CK	CRP	K+	HbA1c
検査日					1/5	1/5	1/5	1/5	1/5	1/5		1/5	1/5
結果値					14	13	0.9	0.60	98.4	47		3.5	5.3

<患者さんへ>　この処方せんは、外来会計窓口へお出し下さい。受付担当者の確認を受けて下さい。
<保険薬局の方へ>　処方内容については、各診療科にお尋ね下さい。(電話番号は上記)
照会後に変更となった処方せん・残薬調整内容は、当院薬剤部へFAXして下さい(075-751-3205)。
処方医からコメント・依頼がある場合は必ずトレーシングレポートを送って下さい。
(詳細は当院薬剤部ホームページをご参照下さい。)

図3　京大病院の処方箋

「残薬調整の可否と疑義照会」「情報提供」に加えて，医師の指示として「残薬を調整し調剤後にFAXで情報提供」を追加している．

実践例 1

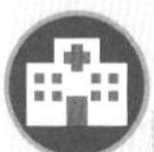

病院

病院にて Do 処方がなされ前回と同じ内容の処方箋が発行された.

◎ 70 代　男性		
Rp1.	リボトリール錠 0.5 mg	1 回 1 錠　1 日 3 回　朝昼夕食後
Rp2.	25 m g アリナミン F 糖衣錠	1 回 1 錠　1 回 3 回　朝昼夕食直後
Rp3.	リリカカプセル 75 mg	1 回 2Cap　1 日 1 回　就寝前
Rp4.	メチコバール錠 500 μg	1 回 1 錠　1 回 3 回　朝昼夕食後
Rp5.	【般】ロキソプロフェン Na 錠 60mg	1 回 1 錠　朝服：20 回分，疼痛時
Rp6.	ミヤ BM 錠	1 回 1 錠　1 回 3 回朝昼夕食後

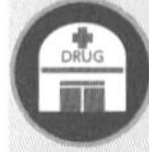

保険薬局

患者はかかりつけの薬局にて,「薬がいっぱい余っているのですけど……」と訴えた. 今回の処方箋では,「残薬を調整し調剤後に FAX で情報提供」と指示が入っていた. そこで, 保険薬局の薬剤師は, 薬の残数を確認し, 残薬調整を行い, トレーシングレポートにて病院へ情報提供を行った. また,「薬剤師としての提案」として, 飲み忘れが続く場合は分割調剤なども検討するように提案した.

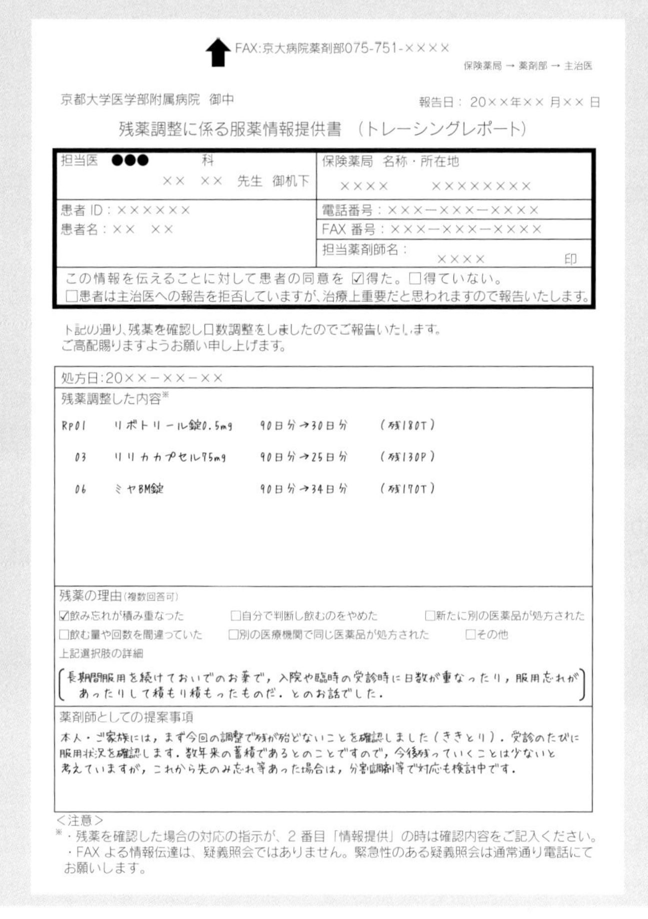

FAX:京大病院薬剤部075-751-××××
保険薬局 → 薬剤部 → 主治医

京都大学医学部附属病院　御中　　　報告日：20××年×× 月×× 日

残薬調整に係る服薬情報提供書　（トレーシングレポート）

担当医　●●●　　科 ××　××　先生　御机下	保険薬局　名称・所在地 ××××　　×××××××××
患者 ID：×××××× 患者名：××　××	電話番号：×××－×××－×××× FAX 番号：×××－×××－×××× 担当薬剤師名：　××××　　印

この情報を伝えることに対して患者の同意を ☑得た。☐得ていない。
☐患者は主治医への報告を拒否していますが、治療上重要だと思われますので報告いたします。

上記の通り、残薬を確認し日数調整をしましたのでご報告いたします。
ご高配賜りますようお願い申し上げます。

処方日:20××－××－××

残薬調整した内容※

Rp01	リボトリール錠0.5mg	90日分→30日分	(残180T)
03	リリカカプセル75mg	90日分→25日分	(残130P)
06	ミヤBM錠	90日分→34日分	(残170T)

残薬の理由（複数回答可）
☑飲み忘れが積み重なった　☐自分で判断し飲むのをやめた　☐新たに別の医薬品が処方された
☐飲む量や回数を間違っていた　☐別の医療機関で同じ医薬品が処方された　☐その他

上記選択肢の詳細
（長期間服用を続けておいでのお薬で，入院や臨時の受診時に日数が重なったり，服用忘れがあったりして積もり積もったものだ．とのお話でした．）

薬剤師としての提案事項
本人・ご家族には，まず今回の調整で残が殆どないことを確認しました（ききとり）．受診のたびに服用状況を確認します．数年来の蓄積であるとのことですので，今後残っていくことは少ないと考えていますが，これから先のみ忘れ等あった場合は，分割調剤等で対応も検討中です．

<注意>
※・残薬を確認した場合の対応の指示が、2 番目「情報提供」の時は確認内容をご記入ください。
・FAX よる情報伝達は、疑義照会ではありません。緊急性のある疑義照会は通常通り電話にてお願いします。

ココに注目!

- 患者さん服薬状況を詳細に聴取し，残数を確認して，残薬を調整する．
- 残薬が発生した原因を聴取する．
- 残薬が発生しないための薬学的管理プランを考案し，患者指導を実施する．
- 残薬の状況をトレーシングレポートで処方医と情報を共有する．

実践例 2

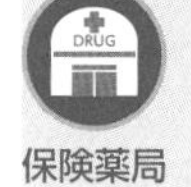

保険薬局

関節リウマチ治療のためリウマトレックスを服用中の患者．
以下の処方であったが，保険薬局薬剤師は，患者は土曜日も出勤のため，服用を忘れがちであることを聴取した．飲み忘れるくらいであれば，少し通常とは異なるが，日曜日にすべて服用する方がよいと提案した．

◎70代　女性：関節リウマチ			
Rp1.	プレドニン錠 5 mg	1回1錠　1日1回　朝食後	
Rp2.	プレドニゾロン錠 1 mg	1回3錠　1日1回　夕食後	
Rp3.	リウマトレックス Cap 2 mg	1日2回　朝夕食後 朝 2Cap/夕 1Cap 土曜日に服用	→1回 2Cap 朝夕に 日曜日に服用に変更
Rp4.	リウマトレックス Cap 2 mg	1回1Cap　1日1回　朝食後 日曜日に服用	→削除
Rp5.	フォリアミン錠 5 mg	1回1錠　1日1回　朝食後 火曜日に服用	
Rp6.	バクトラミン配合錠	1回1錠　1日1回　朝食後 月木曜日に服用	
Rp7.	フォサマック錠 35 mg	1回1錠　1日1回　起床時 土曜日に服用	
Rp8.	タケプロン OD 錠 15 mg	1回1錠　1日1回　就寝前	→夕食後に変更

実践例 3

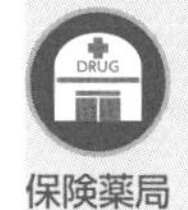

保険薬局

保険薬局にて残薬を調整していると，どうも昼の服用が困難であることが判明した．また，就寝前も忘れがちであるとのことであった．そこで保険薬局薬剤師は，昼食後，就寝前の服用を別用法への変更を提案した．

◎60代　男性：慢性腎不全（糖尿病性腎症）					
Rp1.	アムロジン錠5 mg	1回1錠	1日2回	朝夕食後	
Rp2.	フェロミア錠50 mg	1回2錠	1日1回	朝食直後	→夕食後に変更
Rp3.	ジャヌビア錠25 mg	1回1錠	1日1回	朝食後	
Rp4.	ベイスン錠0.2 mg	1回1錠	1日3回	朝昼夕食直前	
Rp5.	ワンアルファ錠0.5 μg	1回1錠	1日1回	朝食後	
Rp6.	クレメジン細粒分包2 g	1回1包	1日3回	朝昼夕食後2時間	→朝夕食後2時間，就寝前
Rp7.	ホスレノールチュアブル錠250 mg	1回1錠	1日3回	朝昼夕食直後	→食後に変更
Rp8.	チラーヂンS錠50 μg	1回1錠	1日1回	就寝前	→朝食後に変更
Rp9.	カルデナリン錠1 mg	1回1錠	1日1回	就寝前	→夕食後に変更

ココに注目！

- 残薬を調整するだけでは不十分！患者の状況を十分に理解し，積極的な処方提案が重要.
- 必ずしも正しい用法・用量でなくても，患者の生活を理解し，より効果が高くなる服用方法の提案が望まれる.

引用文献

1) 野本愼一ほか：中規模一般病院における後期高齢者に対する処方実態．日老医誌，48：276-281，2011.
2) Schuler J, et al：Polypharmacy and inappropriate prescribing in elderly internal-medicine patients in Austria. Wien Klin Wochenschr, 120：733-741, 2008.
3) Kojima T, et al：High risk of adverse drug reactions in elderly patients taking six or more drugs：analysis of inpatient database. Geriatr Gerontol Int, 12：761-762, 2012.
4) 前田健次：多剤服用高齢者における，薬物療法の適正化による服用薬剤数の減少効果に関する系統的文献レビュー．薬学雑誌，129：631-645，2009.
5) 三島和夫：向精神薬の処方実態に関する国内外の比較研究．平成22年度厚生労働科学研究費補助金特別研究事業分担研究報告書，pp 15-32，2013.

参考文献

松原和夫ほか：ポリファーマシーとは．日病薬誌，51：1305-1307，2015.

（米澤 淳）

3rd Element

院外処方箋における疑義照会簡素化プロトコル

1 プロトコルを運用する前の知っておくべき事柄

プロトコルに基づく薬物治療管理（PBPM）

2010年4月30日付医政局長通知として，医療の質の向上および安全性の観点から，薬剤師が主体的に薬物療法に参加するチーム医療の推進が発出された．この医政局長通知は，薬剤師に薬剤の種類，投与量，投与方法，投与期間などの変更や検査オーダについて，医師等との間で事前に作成・合意されたプロトコルに基づき，専門的知見の活用を通じて医師等と協働して実施することを強く推奨している．さらに，2015年に厚生労働省が発出した『患者のための薬局ビジョン』では，保険薬局と医療機関の間でもプロトコルを結ぶことを求めている．この医政局通知は多くの薬剤師に大きなインパクトを与え，日本でも共同薬物治療管理（Collaborative Drug Therapy Management：CDTM）ができるという期待を抱かせた．米国は契約社会であり，契約（協同治療契約，Collaborative Practice Agreement：CPA）によって医師の権限をそれぞれの州法によって委譲しCDTMが実践されている．しかし日本では，法律によって定められた専門職の権限を委譲することはできない．すなわち，日本にそのまま米国のCDTMを持ち込むことはできないばかりか，この用語を薬剤師が多用することに対して医師側から強い懸念が示された．そこで芽生えてきた日本での薬剤師の業務展開を発展させるためには，新しい用語が必要となりプロトコルに基づく薬物治療管理（Protocol-Based Pharmacotherapy Management：PBPM）という言葉をあてた．われわれ薬剤師はPBPMを活用することによって，患者のアウトカムが改善されるというエビデンスを蓄積していくことが必要であろう．米国においても，薬剤師は長い時間をかけた地道な努力によって，CDTMの有効性を蓄積し，国民に提示してきた．

一方，多様な働き方を選択できる社会を目指し，2018年6月に「働き方改革関連法案」が成立した．当然ながら「働き方改革」はすべての業種に適応される．中でも，わが国の医療は，医師の自己犠牲的な長時間労働により支えられており，医師の働き方改革が最も重要課題とされる．医師の長時間労働を是正する手段として，タスクシフトの推進が必要であり，薬剤師にもその役割が求められている．**表1**および**表2**に厚生労働省が2019年11月20日の「第3回医師の働き方改革を進めるためのタスク・シフト/医シェ

表1 薬剤師が現行制度上実施可能な業務

業務内容	場面	効果（推計）
手術室関連の業務支援（周術期に使用する薬剤の薬学的管理等）	手術室	－
術中 薬剤払い出し，残薬回収	手術室	6.9 時間/月
術後 鎮痛薬調製・投与器具準備	手術室	1.0 時間/月
処方薬の変更・他院持参薬の処方（代行入力）	院内薬局	－
薬剤管理（ミキシング・残薬管理・薬剤の準備・在庫管理等）	院内薬局・病棟	－
処方医の事前の指示に基づき，問題が認められない場合は，薬局薬剤師が分割調剤（同一薬剤の継続投与）を実施	院外薬局	－
事前に作成・合意されたプロトコルに基づく，含量規格や剤形等の処方内容の変更	院内薬局	－
事前に作成・合意されたプロトコル及び薬剤師による専門的知見に基づき，薬剤の種類，投与量等の変更～薬物療法のモニタリングの実施とその結果に伴う処方内容の見直しの提案～	院内薬局	－
術前服薬内容チェック・処方提案	病棟・院内薬局	6.8 時間/月
抗菌薬の治療コントロール処方の提案（医師の包括的指示と同意がある場合には医師の最終確認・再確認を必要とせず実施）	病棟・院内薬局	－
薬剤選択，多剤併用薬に対する処方提案（医師の包括的指示と同意がある場合には医師の最終確認・再確認を必要とせず実施）	病棟・院内薬局	－
術後痛評価・鎮痛薬調製提案・術前中止薬再開確認	病棟	（薬剤師 82 に含む）
入院，外来における患者面談情報（服用中の薬剤情報，副作用や残薬の有無等）に基づく処方支援（処方の提案や仮オーダー入力）	病棟	－
医師の診断・検査結果に基づく処方支援	院内薬局	－
抗がん薬や抗菌薬，向精神薬等の投与後の服薬状況や副作用を継続して確認した上で，必要に応じて処方医等へ情報提供～薬物療法のモニタリングの実施とその結果に伴う処方内容の見直しの提案～	院内薬局	－
患者の服薬状況を確認すると共に，必要に応じてフィジカルアセスメントを実施し，副作用の発現状況を確認した上で，処方医等へ情報提供～薬物療法のモニタリングの実施とその結果に伴う処方内容の見直しの提案～	院内薬局	－
処方歴や薬物アレルギーの有無等の医薬品関連情報について，医師の診療情報提供書の作成支援～薬物療法に関する説明や薬に関する患者情報の提供等のサポート～	院内薬局	－
分割調剤の都度（すなわち定期的），処方医の事前の指示に基づき，処方箋を応需した薬局薬剤師が患者の副作用の発現状況や服薬状況の確認等を実施（必要に応じて処方医への情報提供）～定期的に患者の副作用の発現状況や服薬状況の確認等を行うための分割調剤～	院外薬局	－
<小児科>外来での薬の説明や服薬指導	外来	0.1 時間以下/月
患者の薬物療法全般に関する理解の推進～薬物療法に関する説明や薬に関する患者情報の提供等のサポート～	外来・病棟	－

（文献1より引用）

アの推進に関する検討会」で示した現行法規でも実行可能あるいは条件付きで可能な項目のリストを掲げる[1,2]．これらで示された事項について，PBPM を作成・実行していくことが求められる．

表2 薬剤師にタスク・シフト/シェア可能とプレゼンされた項目

項目	実施できる行為の範囲や実施するための条件（案）	効果(推計)
プロトコルに基づいた投薬（医師の包括的指示と同意がある場合には医師の最終確認・再確認を必要とせず実施する）	薬剤の種類，投与量，投与方法，投与期間等の変更について，処方された範囲内で，医師・薬剤師等により事前に作成・合意されたプロトコルに基づき実施する場合は，必ずしも医師の最終確認・再確認を必要とせずに実施可能であるが，病状が不安定であること等により専門的な管理が必要な場合には，医師と協働して実施する必要がある．なお，薬剤の患者への投与については，医師や看護師が実施する必要がある．	推計中
副作用の状況把握，服薬指導（医師の包括的指示と同意がある場合には医師の最終確認・再確認を必要とせず実施）	薬物療法を受けている患者（在宅の患者）に対する薬学的管理（患者の副作用の状況の把握，服薬指導等）については，医師・薬剤師等により事前に作成・合意されたプロトコルに基づいて実施する場合は，必ずしも医師の最終確認・再確認を必要とせずに実施可能であるが，病状が不安定であること等により専門的な管理が必要な場合には医師と協働して実施する必要がある．	推計中
糖尿病患者の自己血糖測定やインスリン等の自己注射等に関する，患者や家族への薬剤を適切に使用するための実技指導	血糖の自己測定やインスリン等の自己注射の方法について，医学的判断や技術を伴わない範囲で薬剤師が患者や家族に説明・指導することは可能であるが，実際に患者に注射を実施するなど，直接侵襲性を伴う行為は実施できない．	推計中

（文献2より引用）

病院と保険薬局のPBPM

一方で，医療は外来（在宅）へとシフトし，院外処方箋の発行率が70%にもなり，2016年の診療報酬改定の過程で明確に示されたように，保険薬局の薬剤師には的確な服薬指導と医師（病院）への情報のフィードバックが求められる．地域包括ケアシステムの構築には，極めて重要であるからである．つまり，居宅を含めた外来の患者に良質な医療を提供するためには，保険薬局の薬剤師が医療チームの一員となることが求められている．外来患者に対するチーム医療はどのように作っていけばよいか，早急に立案し実行に移していく必要がある．見習うべき先行事例として，静岡県浜松市のながえ前立腺ケアクリニックの取り組みが挙げられるだろう．このクリニックでは，地域の保険薬局とプロトコルを作成し，過活動膀胱に対する抗コリン薬の服薬維持率を飛躍的に改善している[3]．また，保険薬局薬剤師を含めた医療従事者の負担軽減を目的とした医療機関と保険薬局の間でのプロトコル（例えば，京大病院における疑義照会簡素化のプロトコル[4,5]）の作成も有用であろう．

疑義照会簡素化のプロトコル

一方，厚生労働省によると2016年6月における入院外における院外処方箋の発行率は73.9%となっており，入院から外来に至る患者に対する継続的な薬物療法において，入院時における病棟薬剤師とともに外来時における保険薬局薬剤師の参画が不可欠となっている[6]．病診薬というコミュニティにおけるチーム医療の中で，保険薬局における院外処方箋に対する疑義照会は重要な位置を占める．しかしその内容において，薬剤師が専門性を発揮すべき処方内容に対する薬学的な疑義照会だけではなく，形式的な変更に関する確認が多く含まれる[7-9]．処方箋への検査値の印字や残薬調整などで疑義照会が大幅に増加すれば，疑義照会を受け取る処方医や保険薬局薬剤師の負担が許容できなくなる可能性も想定される．形式的な変更に関する問い合わせを減少させることができれば，保険薬局にいても，待ち時間が短縮される可能性が指摘されている[10]．したがって，疑義照会を簡素化することができれば，医師や保険薬局の業務負担の軽減と，患者サービスの向上につながる[4]．

引用文献

1) 厚生労働省：現行制度上実施可能な業務について．第3回医師の働き方改革を進めるためのタスク・シフト/シェアの推進に関する検討会，試料3，2019年11月20日．Available at：<https://www.mhlw.go.jp/content/10800000/000568229.pdf>
2) 厚生労働省：現行制度上実施可能かどうか明確に示されていない業務について．第3回医師の働き方改革を進めるためのタスク・シフト/シェアの推進に関する検討会，試料4，2019年11月20日．Available at：<https://www.mhlw.go.jp/content/10800000/000568230.pdf>
3) 永江浩史ほか：プロトコールに基く地域医薬連携～過活動膀胱治療（貼付剤）での試み～．日本医療マネジメント学会雑誌，16（suppl）：227，2015.
4) 櫻井香織ほか：病院と薬局の合意に基づく院外処方せんにおける疑義照会簡素化プロトコルとその効果．医療薬学，42：336-342，2016.
5) 京都大学医学部附属病院薬剤部：「院外処方せんにおける疑義照会簡素化プロトコル」の運用について，2015年6月25日．Available at：<https://www.kuhp.kyoto-u.ac.jp/～yakuzai/yakkyoku/20150625.html>
6) 宮崎美子：地域における医療連携～理想的な薬薬連携とは．YAKUGAKU ZASSHI，133：337-341，2013.
7) 山下梨沙子ほか：院外処方せんに対する保険薬局からの疑義照会に関する解析．日病薬誌，39：1431-1434，2003.
8) 加藤 隆ほか：院外処方せんの疑義照会に対する評価．日病薬誌，47：1194-1198，2011.
9) 兼行由佳ほか：院外処方せん発行に伴う調剤薬局からの疑義照会内容の分析（Ⅱ）．日病薬誌，42：663-666，2006.
10) 植沢芳広ほか：保険薬局における調剤業務の解析に基づく患者待ち時間予測モデルの構築．医療薬学，40：215-221，2014.

（松原 和夫）

2 システム運用開始までの道筋と運用開始後の管理

疑義照会簡素化プロトコル（以下，プロトコル）の運用開始までの道筋ならびに運用開始後の管理上のポイントについて，京大病院の事例をもとに解説する．

システム運用開始までの道筋

1. プロトコルの作成

疑義照会簡素化プロトコルの運用は，2010年4月30日付医政局長通知に基づいたPBPMの実践である．まずは，医師と薬剤師の間で作成・合意されたプロトコルが必要となる．

薬剤師が処方医師へ問い合わせる内容の中から，形式的な処方薬剤の変更確認に該当する事例（成分名が同一の銘柄変更，剤形変更，規格変更など）をピックアップして項目を整理する．各項目について，医師への確認のプロセスを省略可能とするため，事前の取り決めを作成する．すなわち，各項目の説明，具体例，変更時の注意点などを記載してプロトコルの体裁にする．プロトコルにどの項目を採用するかは，薬剤師法第23条の2および第24条を踏まえた上で，病院側の医師・薬剤師が認める範囲，保険薬局側が希望する範囲，形式的なものかどうかなどの要素を考慮して決めることになる．

京大病院では，疑義照会簡素化の項目説明に加えて，疑義照会の問い合わせ窓口，処方変更後の連絡方法，トレーシングレポートを用いた情報連携の推進依頼などの項目を記載して「院外処方箋における疑義照会簡素化のプロトコル」を作成した．現在運用中のプロトコルを（図1）に示す．

合意書については，処方する医師と調剤する薬剤師との合意とするため，それぞれの代表者（病院は病院長，薬局は開設者あるいは管理薬剤師）の名前を記載することとしている．同じものを2部作成し，病院と薬局それぞれが保管する．

2. 院内での承認

作成したプロトコルを病院執行部会議などに諮り，病院長をはじめ上層部の承認を得る．次に，各診療科の承認を得るため，院内すべての診療科長宛てにプロトコルを送付

2016年3月8日

院外処方せんにおける疑義照会簡素化のプロトコル

京都大学医学部附属病院薬剤部

（銘柄名処方に係る原則）
・ 先発医薬品において「変更不可」の欄にチェックがあり、かつ保険医署名欄に処方医の署名又は記名・押印がある場合は、処方薬を後発医薬品に変更できない。
・「含量規格変更不可」又は「剤形変更不可」の記載がある場合は、その指示に従う。

1. 各種問い合わせ窓口、受付時間

① 処方内容等に関すること（診療、調剤に関する疑義・質疑など）
受付時間　平日：午前9時から午後5時
外来診療受付　積貞棟は075-366、外来棟・西病棟は075-751に続けて処方せんの診療科欄に記載のある内線番号（内線：××××）
例：外来棟／2F／203号室（内線：4425）→075-751-4425
内線番号の記載がない場合は、病院代表075-751-3111
薬剤部　TEL　075-751-3580（緊急時、診療科不明のとき）
＊時間外で緊急を要する場合は、薬剤部に連絡してください。
（対応可能な連絡先をお伝えします）

② 保険者番号等に関すること（保険者番号、公費負担など）
医務課外来会計　TEL　075-751-3052　平日：午前9時から午後5時

2. 処方変更・調剤後の連絡

処方変更し調剤した場合は、その内容をFAXにて薬剤部に連絡してください（075-751-3205）。オーダリングシステム内の処方を修正し、次回からの処方に反映させます。ただし、一般名処方に基づいて調剤した場合の情報提供書、および後発医薬品の変更報告書の連絡は不要です。

3. 疑義照会の不要例　（ただし、麻薬に関するものは除く）

① 成分名が同一の銘柄変更
例：フォサマック錠35mg　→　ボナロン錠35mg
　　　　　　　　　　　→　アレンドロン酸錠35mg「日医工」
＊先発品間でも可（但し薬剤料が同じあるいは低くなる場合のみ）。
＊必ず患者さんに説明（服用方法、価格）後、同意を得て変更してください。

② 剤形の変更（安定性、利便性の向上のための変更に限る）
例：ビオフェルミンR散　→　ビオフェルミンR錠
　アレロックOD錠5mg　→　アレロック錠5mg
　タケプロンOD錠30　→　タケプロンカプセル30
（粉砕）アスベリン錠10mg 2錠　→　アスベリン散10%　0.2g
＊必ず患者さんに説明（服用方法、価格）後、同意を得て変更してください。
＊用法用量が変わらない場合のみ可。
＊安定性、溶解性、体内動態等を考慮して行ってください。
＊軟膏→クリーム剤、クリーム剤→軟膏の変更は不可。

③ 別規格製剤がある場合の処方規格の変更（安定性、利便性の向上のための変更に限る）
例：　5mg錠　1回2錠　→　10mg錠　1回1錠
　　10mg錠　1回0.5錠→　5mg錠　1回1錠
＊患者さんに（飲み方、安定性、価格等）説明、同意の上変更してください。

④ アドヒアランス等の理由により半割、粉砕あるいは混合すること、あるいはその逆（規格追加も含む）。ただし、抗腫瘍剤を除く。
逆の場合の例：（粉砕）ワーファリン錠1mg　2.5錠　→　ワーファリン錠1mg　2錠
　　　　　　　　　　　　　　　　　　　　ワーファリン錠0.5mg 1錠
＊安定性のデータに留意してください。
＊必ず患者さんに説明（服用方法、価格）後、同意を得て変更してください。

⑤ 「患者希望」あるいは「アドヒアランス不良で一包化による向上が見込まれる」の理由により一包化調剤すること（抗腫瘍剤、及びコメントに「1包化不可」とある場合は除く）。
＊上記以外の理由は、合意範囲外とする。
＊必ず患者さんに服用方法ならびに患者負担額について説明後、同意を得て調剤してください。
＊安定性のデータに留意してください。

⑥ 湿布薬や軟膏での規格変更に関すること（合計処方量が変わらない場合）
例：インドメタシンパップ70mg(7枚入り)×5袋
　　　　→インドメタシンパップ70mg(5枚入り)×7袋
　マイザー軟膏0.05%(5g) 2本　→　マイザー軟膏0.05%(10g) 1本

⑦ 一般名処方における調剤時の類似剤形への変更（先発品類似剤形への変更を含む）
例：【般】ブロチゾラムOD錠0.25mg
　　→　ブロチゾラムOD錠0.25mg「サワイ」（従来より可）
　　→　レンドルミンD錠0.25mg（従来より可）
　　→　グッドミン錠0.25mg（従来より可）
　　→　レンドルミン錠0.25mg
＊一般名処方においては、下記に掲げる範囲内で変更を可能とします（先発、後発は問いません）。
（ア）　錠剤（普通錠）、錠剤（口腔内崩壊錠）、カプセル剤、丸剤、ゼリー剤（1回分包装の場合）、フィルム剤（口腔内崩壊剤）
（イ）　散剤、顆粒剤、細粒剤、末剤、ドライシロップ剤（内服用固形剤として調剤する場合に限る）
（ウ）　液剤、シロップ剤、ドライシロップ剤（内服用液剤として調剤する場合に限る）
＊患者さんに（飲み方、価格等）説明、同意の上調剤してください。
＊銘柄等については「おくすり手帳」による情報提供を徹底してください。

⑧ 薬歴上継続処方されている処方薬に残薬があるため、投与日数を調整（短縮）して調剤すること（外用剤の本数の変更も含む）、および、Do処方が行なわれたために処方日数が必要日数に満たないと判断される場合の投与日数の適正化
例：プラビックス錠75mg　30日分　→　27日分（3日分残薬があるため）
例：ルリコンクリーム1%　3本　→　2本（1本残薬があるため）
＊必ず、トレーシングレポートを用いて当院への情報提供をお願いします。トレーシングレポートがない場合には、次回の診療時に患者に不利益が生じることもあり得るので厳守すること。

⑨ 服用歴のある配合剤が、単剤の組み合わせ（同一成分および含量）に変更されたと判断でき、患者が希望した時に元の配合剤へ変更すること（薬歴等に基づき、京大病院への入院により変更されていることを確認すること）
例：（薬歴上）　ミカムロ配合錠AP　1錠
　（今回処方）　ミカルディス錠40mg 1錠　1錠
　　　　　　　アムロジピンOD錠5mg　1錠
　　　　　　　→　ミカムロ配合錠AP　1錠　に変更可能

⑩ 服用歴のある配合剤において、配合剤および含有する単剤が、京大病院（院内）で採用されていないために、配合剤の片方の成分が同効薬に変更されたと判断でき、患者が希望した時に元の配合剤へ変更すること（薬歴等に基づき、京大病院への入院により変更されていることを確認すること）
例：（薬歴上）　プレミネント配合錠LD　1錠
　（今回処方）　ニューロタン錠50mg 1錠
　　　　　　　フルイトラン錠1mg　1錠
　　　　　　　→　プレミネント配合錠LD　1錠　に変更可能

⑪ 薬歴等で乳酸菌製剤が継続使用されていることが確認できる場合において、抗菌薬が併用されていない場合のビオフェルミンRからビオフェルミンへの変更、またはその逆（併用期間のみビオフェルミンRを追加する場合には、ビオフェルミンとの合計日数は元のビオフェルミンの処方日数を超えないこと）

⑫ 薬歴等で処方されるべきでない診療科からの処方であることが明確な場合における、オーダー時の警告を無視したと思われる重複処方の削除（処方期間が重なり、処方期間中に元の処方診療科を受診することが確認された場合に限る）
例：（薬歴上）　A科処方　アリセプトD錠5mg
　　　　　　　B科処方　バファリン81mg錠
　（今回処方）　A科処方　アリセプトD錠5mg
　　　　　　　B科処方　バファリン81mg錠
　　　　　　　　　　　　アリセプトD錠5mg
　　　　　→　B科のアリセプトD錠5mg削除可能

⑬ 患者の希望があった場合の消炎鎮痛外用貼付剤における、パップ剤→テープ剤、テープ剤→パップ剤への変更（成分が同じものに限る。枚数に関しても原則同じとする。）
例：ロキソニンパップ100mg　→　ロキソニンテープ100mg

⑭ ビスホスホネート製剤の週1回あるいは月1回製剤が、連日投与の他の処方薬と同一の日数で処方されている場合の処方日数の適正化（処方間違いが明確な場合）
例：（他の処方薬が14日分処方の時）
　ベネット錠17.5mg（週1回製剤）　1錠　分1起床時　14日分　→　2日分

図1　院外処方箋における疑義照会簡素化のプロトコル

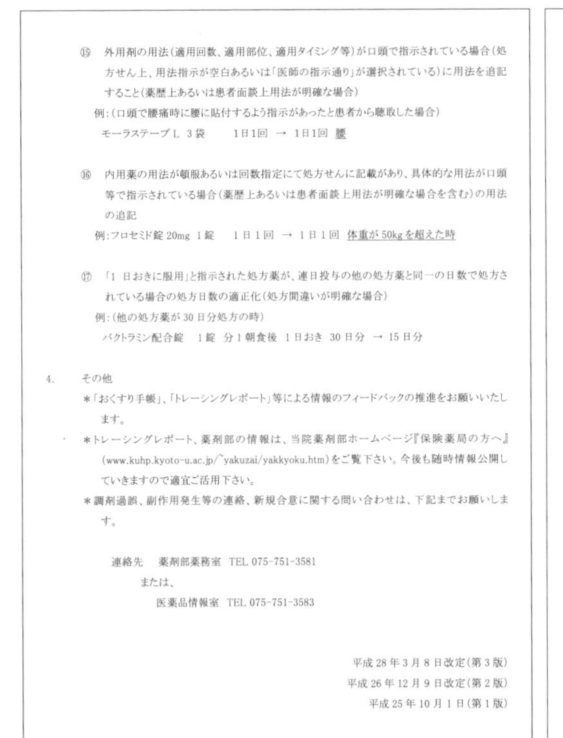

⑮ 外用剤の用法(適用回数、適用部位、適用タイミング等)が口頭で指示されている場合(処方せん上、用法指示が空白あるいは「医師の指示通り」が選択されている)に用法を追記すること(薬歴上あるいは患者面談上用法が明確な場合)

例:(口頭で腰痛時に腰に貼付するよう指示があったと患者から聴取した場合)

モーラステープL 3袋　1日1回 → 1日1回 腰

⑯ 内用薬の用法が頓服あるいは回数指定にて処方せんに記載があり、具体的な用法が口頭等で指示されている場合(薬歴上あるいは患者面談上用法が明確な場合を含む)の用法の追記

例:フロセミド錠20mg 1錠　1日1回 → 1日1回 体重が50kgを超えた時

⑰ 「1日おきに服用」と指示された処方薬が、連日投与の他の処方薬と同一の日数で処方されている場合の処方日数の適正化(処方間違いが明確な場合)

例:(他の処方薬が30日分処方の時)

バクトラミン配合錠　1錠 分1朝食後 1日おき 30日分 → 15日分

4.　その他

＊「おくすり手帳」、「トレーシングレポート」等による情報のフィードバックの推進をお願いいたします。

＊トレーシングレポート、薬剤部の情報は、当院薬剤部ホームページ『保険薬局の方へ』(www.kuhp.kyoto-u.ac.jp/~yakuzai/yakkyoku.htm)をご覧下さい。今後も随時情報公開していきますので適宜ご活用下さい。

＊調剤過誤、副作用発生等の連絡、新規合意に関する問い合わせは、下記までお願いします。

連絡先　薬剤部薬務室 TEL 075-751-3581

または、

医薬品情報室 TEL 075-751-3583

平成28年3月8日改定(第3版)

平成26年12月9日改定(第2版)

平成25年10月1日(第1版)

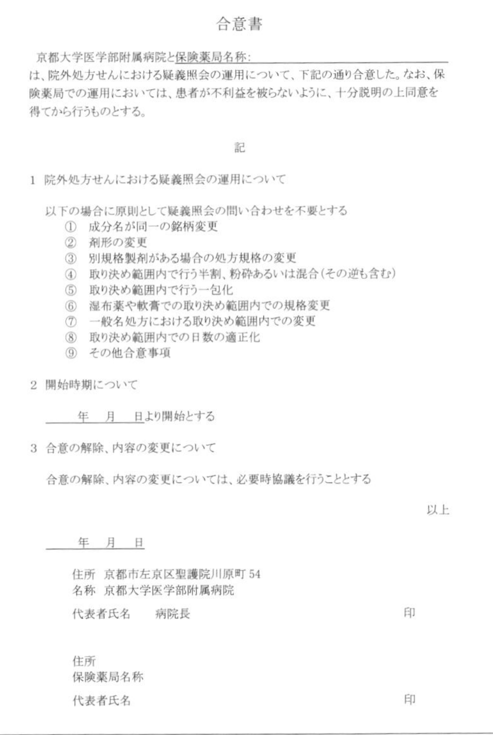

合意書

京都大学医学部附属病院と保険薬局名称:＿＿＿＿＿＿＿＿は、院外処方せんにおける疑義照会の運用について、下記の通り合意した。なお、保険薬局での運用においては、患者が不利益を被らないように、十分説明の上同意を得てから行うものとする。

記

1 院外処方せんにおける疑義照会の運用について

以下の場合に原則として疑義照会の問い合わせを不要とする

① 成分名が同一の銘柄変更
② 剤形の変更
③ 別規格製剤がある場合の処方規格の変更
④ 取り決め範囲内で行う半割、粉砕あるいは混合(その逆も含む)
⑤ 取り決め範囲内で行う一包化
⑥ 湿布薬や軟膏での取り決め範囲内での規格変更
⑦ 一般名処方における取り決め範囲内での変更
⑧ 取り決め範囲内での日数の適正化
⑨ その他合意事項

2 開始時期について

　　年　月　日より開始とする

3 合意の解除、内容の変更について

合意の解除、内容の変更については、必要時協議を行うこととする

以上

　　年　月　日

住所　京都市左京区聖護院川原町54
名称　京都大学医学部附属病院
代表者氏名　病院長　印

住所
保険薬局名称
代表者氏名　印

図1　院外処方箋における疑義照会簡素化のプロトコル(つづき)

して運用についての意見を伺うなどする．さらに，開始時には院内の一斉メールや電子カルテの掲示板機能などを利用した周知も必要となる．

京大病院では，医師から特段の反対意見は出なかった．院外処方におけるプロトコル運用に先立ち，入院患者において病棟薬剤師による薬歴に基づく処方変更提案，Do処方提案のプロトコル運用を実施しており，同じ内容を外来患者・院外処方箋・保険薬局薬剤師にも適用できる見通しを持っていた．先に入院患者・院内の薬剤師による実績を積み，医師が有用性(負担軽減)を実感していれば，院外処方におけるプロトコル運用についても医師の理解が得られやすいと思われる．

3. 保険薬局への説明と試験運用開始

運用上の問題点を早期に把握して軌道修正を行う場合や，院外処方箋が広域で多くの薬局に応需されている場合などには，ある程度規模(薬局)を限定した試験運用を行うのが妥当であろう．ただし，いつまでも薬局を限定していることは好ましくないため，試験運用を終えた後には，どの薬局とも合意を交わせるようにしておく必要がある．

京大病院が疑義照会簡素化プロトコルの運用を開始した当初は，先駆的な取り組みであったため，運用上の問題点を抽出しながら評価を行う必要があった．まずは，顔の見

える関係で，直接のコミュニケーションがとりやすい病院近隣の保険薬局を対象にして試験運用を開始することとした．各薬局の管理薬剤師と面談してプロトコル運用の趣旨や運用方法の説明を行い，十分に理解を得た上で合意書を交わした．合意書が成立した日付を開始日とした．

4. 処方変更して調剤した後の病院への報告

薬局でプロトコルを適用して処方変更したこと，ならびに変更内容が病院に伝わる仕組みが必要である．

京大病院では，薬局でプロトコルを適用して処方変更した場合には，「京大病院長との合意による処方変更」という専用のゴム印（事前に準備して合意薬局に渡す）を処方箋備考欄に押印した上で変更内容を記載することとした．この押印によってプロトコルを適用したことが明確になる．薬局薬剤師は押印して変更内容を記載した処方箋を病院へFAXし，病院の薬剤師は変更内容をカルテに記載して処方医師に報告する．押印以外は通常の疑義照会後に処方変更された場合と同じ運用である．（図 2，3）

5. 処方医がプロトコルを適用しない場合

処方医がプロトコルを適用しない意思表示ができるようにしておかねばならない．

京大病院では，処方箋備考欄に“疑義照会簡素化の合意を適用させない場合は，署名と「合意不適用」と記載してください”と説明書きを記載している．

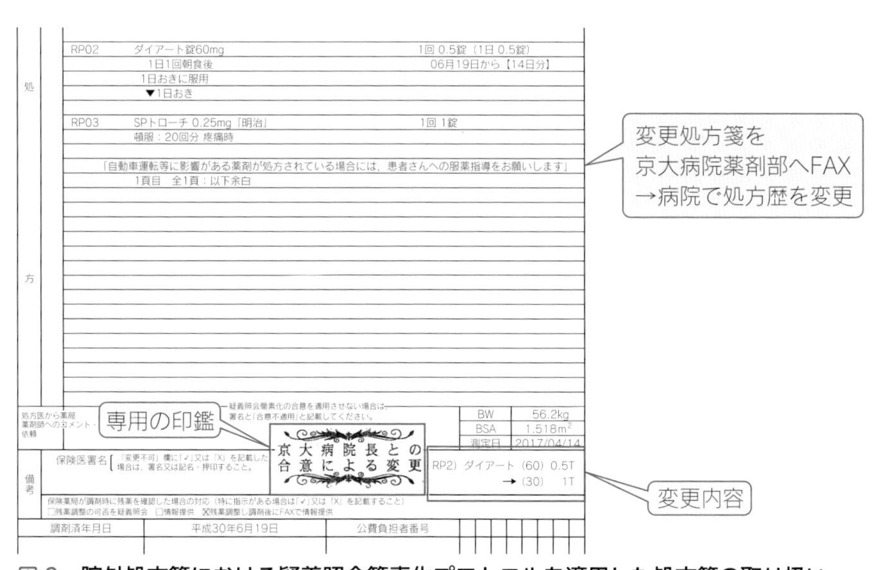

図 2　院外処方箋における疑義照会簡素化プロトコルを適用した処方箋の取り扱い

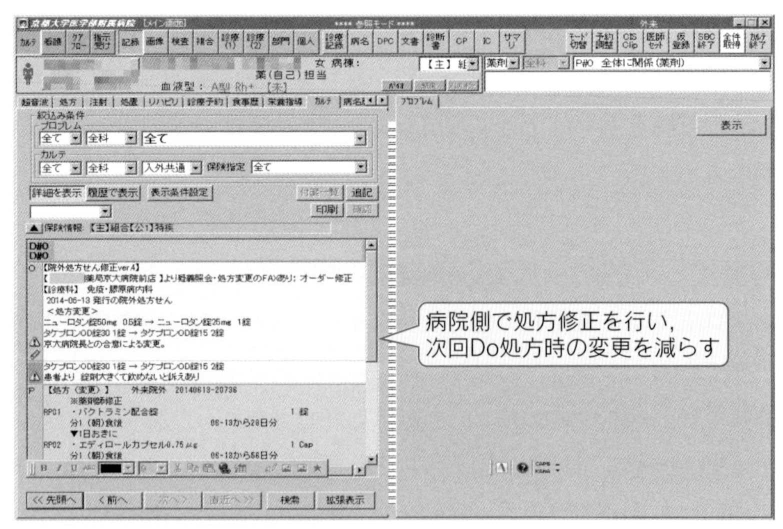

図 3　**処方変更内容のカルテ記載**

運用開始後の管理

1. プロトコル運用状況のチェック

各薬局がプロトコルを正しく運用しているかどうか，プロトコルに改善すべき点はないかをチェックし，必要に応じてプロトコルの見直しを行い，再び運用状況をチェックするサイクルを回す．

京大病院では，薬局から病院に報告される処方変更のFAXをもとに，プロトコルの項目ごとの適用状況を確認した．また，多くはないが，報告内容が不明確なものやプロトコルにない項目を医師への確認なしに変更するなどの違反事例（解釈間違い）が見られたため，該当の薬局に状況確認および指導を行った．開始当初は個々の薬局から，プロトコルを運用する上での問題点・疑問点をこまめに聞き取り，薬局の意見を取り入れてプロトコルの項目追加などの改訂を行った[1]．

2. 合意薬局の拡大

試験運用の期間が終了した後には，どの薬局とも合意を交わせるようにする．例えば，病院ホームページにプロトコルに関する情報を掲載し，新規に合意を希望する薬局を受け入れていること，ならびに病院の担当窓口を明記しておくとよい．

京大病院では，半年あまりの試験運用期間を経過し，改訂したプロトコルとその運用状況に問題は見られず，患者・処方医師・薬局薬剤師・病院薬剤師の反応も概ね良好であったことから，合意薬局の拡大が可能と判断した．

薬剤部のホームページに，プロトコル運用の趣旨や説明会の案内を掲載し，広く参加を募る形とした．また，京大病院の院外処方箋を多く応需している薬局にプロトコルを紹介した．最初は，多数の施設からの申し込みがあったため，病院で合同説明会を開催し，希望する薬局と合意手続きを行った．

その後は，個々の薬局から申し込みがある度に，プロトコルの説明と合意手続きの対応をしている．現在でも，合意前には一度京大病院へ来ていただくことにしており，担当者どうしが直接話をして，お互いの顔がわかる関係を築けるようにしている．プロトコル運用の目的や詳細を説明した後，京大病院の薬剤業務を見学していただき，双方の業務に対する理解を一層深めて，チーム医療を推進する機会となるように努めている．

3．その後の維持管理

プロトコル運用が順調に進み，合意薬局を拡大した後も，前述のようにプロトコル運用状況のチェックを継続する．また，診療報酬改定などで疑義照会簡素化プロトコルに関係する事項があれば，それに合わせてプロトコルを改訂し，すでに合意している薬局にも周知を行う．

例えば，2016 年 4 月の診療報酬改定では，処方箋様式が残薬調整に係る指示を記載したものに変更された．さらに 2018 年 4 月の診療報酬改定では，医師が処方箋において，残薬調整後に残薬の状況を報告することで差し支えない旨を指示した場合のフローが厚生労働省より示された．京大病院でも，これらの改定に合わせて，プロトコルの残薬調整に係る記載内容を変更した．

疑義照会簡素化のプロトコルは単独で運用するわけではなく，検査値を用いた処方監査の質的向上・経口抗がん薬などの薬学的管理・吸入薬の手技指導・患者の服薬状況の情報提供（トレーシングレポート）など，病院と薬局が双方向で行う情報連携の推進と一体化して進めていくことが重要である．

薬剤師が専門性を発揮して情報連携の推進および対人業務を進めるためには，薬剤師の時間を確保する必要がある．そのための手段の一つとして疑義照会簡素化のプロトコルがあり，最終的の目的は薬学的管理の質を高めて，患者サービスを向上させることであると理解しておく必要がある．

引用文献

1）櫻井香織ほか：病院と薬局の合意に基づく院外処方せんにおける疑義照会簡素化プロトコルとその効果．医療薬学，42：336-342，2016．

（深津 祥央，松原 和夫）

3 疑義照会簡素化プロトコルの実践例

院外処方箋における疑義照会簡素化のプロトコルにおける疑義照会の不要例（2016年3月8日版）を表に示す．疑義照会簡素化プロトコルは，形式的な疑義照会を行う時間と手間を簡素化するというポリシーで実施するため，治療方針の変更を伴わないことを基本とする．変更の際には，必ず患者には変更内容（料金の違いの説明を含む）について説明し，同意を得ることを原則とする．処方変更し調剤した場合は，その内容をFAXにて薬剤部に連絡してもらい，カルテに記録を残すことにしている．特に，一包化の追加や規格・剤形の変更など次回の処方に反映すべき内容に関しては，処方修正を行い次回の医師の処方に反映できるようにしている．なお，一般名処方に基づいて調剤した場合の情報提供書，後発医薬品の変更報告書に関しては，お薬手帳への記載をお願いしておりFAX連絡不要としている．

表　京大病院薬剤部院外処方箋における疑義照会簡素化のプロトコルにおける疑義照会の不要例（2016年3月8日版）

①成分名が同一の銘柄変更

例：フォサマック®錠 35 mg　→　ボナロン®錠 35 mg
　　　　　　　　　　　　　→　アレンドロン酸錠 35 mg「日医工」

＊先発品間でも可（ただし薬剤料が同じあるいは低くなる場合のみ）．
＊必ず患者さんに説明（服用方法，価格）後，同意を得て変更してください．

②剤形の変更（安定性，利便性の向上のための変更に限る）

例：ビオフェルミンR®散　→　ビオフェルミンR®錠
　　アレロック®OD錠 5 mg　→　アレロック®錠 5 mg
　　タケプロン®OD錠 30　→　タケプロン®カプセル 30
　　（粉砕）アスベリン®錠 10 mg　2錠　→　アスベリン®散 10%　0.2 g

＊必ず患者さんに説明（服用方法，価格）後，同意を得て変更してください．
＊用法・用量が変わらない場合のみ可．
＊安定性，溶解性，体内動態などを考慮して行ってください．
＊軟膏→クリーム剤，クリーム剤→軟膏の変更は不可．

③別規格製剤がある場合の処方規格の変更（安定性，利便性の向上のための変更に限る）

例：5 mg錠　1回2錠　→　10 mg錠　1回1錠
　　10 mg錠　1回0.5錠　→　5 mg錠　1回1錠

＊患者さんに（飲み方，安定性，価格等）説明，同意の上変更してください．

④アドヒアランスなどの理由により半割，粉砕あるいは混合すること，あるいはその逆（規格追加も含む）

表 京大病院薬剤部院外処方箋における疑義照会簡素化のプロトコルにおける疑義照会の不要例（2016年3月8日版）（つづき）

> 逆の場合の例：（粉砕）ワーファリン®錠1 mg　2.5錠　→　ワーファリン®錠1 mg　2錠
> ワーファリン®錠0.5 mg　1錠

＊安定性のデータに留意してください.

⑤「患者希望」あるいは「アドヒアランス不良で一包化による向上が見込まれる」の理由により一包化調剤すること

＊上記以外の理由は，合意範囲外とする.

＊必ず患者さんに服用方法ならびに患者負担額について説明後，同意を得て調剤してください.

＊安定性のデータに留意してください.

⑥湿布薬や軟膏での規格変更に関すること（合計処方量が変わらない場合）

> 例：インドメタシンパップ70 mg（7枚入り）×5袋
> →　インドメタシンパップ70 mg（5枚入り）×7袋
> マイザー軟膏0.05%（5 g）2本　→　マイザー軟膏0.05%（10 g）1本

⑦一般名処方における調剤時の類似剤形への変更（先発品類似剤形への変更を含む）

> 例：【般】ブロチゾラムOD錠0.25 mg
> →　ブロチゾラムOD錠0.25 mg「サワイ」（従来より可）
> →　レンドルミン®D錠0.25 mg（従来より可）
> →　グッドミン®錠0.25 mg（従来より可）
> →　レンドルミン®錠0.25 mg

＊一般名処方においては，下記に掲げる範囲内で変更を可能とします（先発，後発は問いません）.

（ア）錠剤（普通錠），錠剤（口腔内崩壊錠），カプセル剤，丸剤，ゼリー剤（1回分包装の場合），フィルム剤（口腔内崩壊剤）

（イ）散剤，顆粒剤，細粒剤，末剤，ドライシロップ剤（内服用固形剤として調剤する場合に限る）

（ウ）液剤，シロップ剤，ドライシロップ剤（内服用液剤として調剤する場合に限る）

＊患者さんに（飲み方，価格など）説明，同意の上調剤してください.

＊銘柄などについては「お薬手帳」による情報提供を徹底してください.

⑧薬歴上継続処方されている処方薬に残薬があるため，投与日数を調整（短縮）して調剤すること（外用剤の本数の変更も含む），および，Do処方が行われたために処方日数が必要日数に満たないと判断される場合の投与日数の適正化

> 例：プラビックス®錠75 mg　30日分　→　27日分（3日分残薬があるため）
> ルリコン®クリーム1%　3本　→　2本（1本残薬があるため）

＊必ず，トレーシングレポートを用いて当院への情報提供をお願いします．トレーシングレポートがない場合には，次回の診療時に患者に不利益が生じることもあり得るので厳守すること.

＊重複投薬・相互作用防止加算を算定する場合は，疑義照会を行ってください.

⑨服用歴のある配合剤が，単剤の組み合わせ（同一成分および含量）に変更されたと判断でき，患者が希望したときに元の配合剤へ変更すること（薬歴等に基づき，京大病院への入院により変更されていることを確認すること）

> 例：（薬歴上）　ミカムロ®配合錠AP　1錠
> （今回処方）オルメテック錠40 mg　1錠
> アムロジピンOD錠5 mg　1錠
> →　ミカムロ®配合錠AP　1錠　に変更可能

⑩服用歴のある配合剤において，配合剤および含有する単剤が，京大病院（院内）で採用されていないため

表 京大病院薬剤部院外処方箋における疑義照会簡素化のプロトコルにおける疑義照会の不要例（2016年3月8日版）（つづき）

に，配合剤の片方の成分が同効薬に変更されたと判断でき，患者が希望したときに元の配合剤へ変更すること（薬歴などに基づき，京大病院への入院により変更されていることを確認すること）

> 例：（薬歴上） プレミネント®配合錠LD 1錠
> （今回処方） ニューロタン®錠50 mg 1錠
> フルイトラン®錠1 mg 1錠
> → プレミネント®配合錠LD 1錠 に変更可能

⑪薬歴等で乳酸菌製剤が継続使用されていることが確認できる場合において，抗菌薬が併用されていない場合のビオフェルミンR®からビオフェルミン®への変更，またはその逆（併用期間のみビオフェルミンR®を追加する場合には，ビオフェルミン®との合計日数は元のビオフェルミン®の処方日数を超えないこと）

⑫薬歴等で処方されるべきでない診療科からの処方であることが明確な場合における，オーダー時の警告を無視したと思われる重複処方の削除（処方期間が重なり，処方期間中に元の処方診療科を受診することが確認された場合に限る）

> 例：（薬歴上） A科処方 アリセプト®D錠5 mg
> B科処方 バファリン®81 mg錠
> （今回処方） A科処方 アリセプト®D錠5 mg
> B科処方 バファリン®81 mg錠
> アリセプト®D錠5 mg
> → B科のアリセプト®D錠5 mg削除可能

⑬患者の希望があった場合の消炎鎮痛外用貼付剤における，パップ剤→テープ剤，テープ剤→パップ剤への変更（成分が同じものに限る．枚数に関しても原則同じとする）

> 例：ロキソニン®パップ100 mg → ロキソニン®テープ100 mg

⑭ビスホスホネート製剤の週1回あるいは月1回製剤が，連日投与の他の処方薬と同一の日数で処方されている場合の処方日数の適正化（処方間違いが明確な場合）
例：（他の処方薬が14日分処方の時）

> 例：ベネット®錠17.5 mg（週1回製剤）1錠 分1 起床時 14日分 → 2日分

⑮外用剤の用法（適用回数，適用部位，適用タイミングなど）が口頭で指示されている場合（処方せん上，用法指示が空白あるいは「医師の指示通り」が選択されている）に用法を追記すること（薬歴上あるいは患者面談上用法が明確な場合）

> 例：（口頭で腰痛時に腰に貼付するよう指示があったと患者から聴取した場合）
> モーラス®テープL 3袋 1日1回 → 1日1回 腰

⑯内用薬の用法が頓服あるいは回数指定にて処方せんに記載があり，具体的な用法が口頭などで指示されている場合（薬歴上あるいは患者面談上用法が明確な場合を含む）の用法の追記

> 例：フロセミド錠20 mg 1日1回 → 1日1回 体重が50 kgを超えた時

⑰「1日おきに服用」と指示された処方薬が，連日投与の他の処方薬と同一の日数で処方されている場合の処方日数の適正化（処方間違いが明確な場合）

> 例：（他の処方薬が30日分処方の時）
> バクトラミン®配合錠 1錠 分1 朝食後 1日おき 30日分 → 15日分

＊「お薬手帳」「トレーシングレポート」などによる情報のフィードバックの推進をお願いいたします．
＊トレーシングレポート，薬剤部の情報は，当院薬剤部ホームページ『保険薬局の方へ』（www.kuhp.kyoto-u.ac.jp/~yakuzai/yakkyoku.htm）をご覧下さい．今後も随時情報公開していきますので適宜ご活用下さい．

実践例 1

疑義照会簡素化プロトコル実践例の中で，実際に利用されているケースが最も多い．処方規格の変更を行い，市販の規格をうまく活用することは，患者待ち時間の軽減にも貢献できる．

Rp1）【般】カンデサルタン錠 4 mg　1 回 0.5 錠　1 日 1 回朝食後　21 日分

↳ Rp1）ブロプレス®錠 2 mg　1 回 1 錠　1 日 1 回朝食後　21 日分

実践例 2

チラーヂン®S は市販されている規格が多いため，簡便な処方に変更可能である．錠数を減らすことはアドヒアランスの維持につながる．

Rp1）チラーヂン®S 錠 50 μg　1 回 1 錠　1 日 1 回朝食後　91 日分
Rp2）チラーヂン®S 錠 25 μg　1 回 1 錠　1 日 1 回朝食後　91 日分

↳ Rp1）チラーヂン®S 錠 75 μg　1 回 1 錠　1 日 1 回朝食後　91 日分

Rp1）チラーヂン®S 錠 50 μg　1 回 2 錠　1 日 1 回朝食後　91 日分
Rp2）チラーヂン®S 錠 25 μg　1 回 0.5 錠　1 日 1 回朝食後　91 日分

↳ Rp1）チラーヂン®S 錠 100 μg　1 回 1 錠　1 日 1 回朝食後　91 日分
Rp2）チラーヂン®S 錠 12.5 μg　1 回 1 錠　1 日 1 回朝食後　91 日分

実践例 3

一般名処方であるが，OD 錠から普通錠の変更もよく行われている．

Rp1）【般】ゾルピデム酒石酸塩 OD 錠 10 mg　1 回 1 錠　1 日 1 回就寝前　30 日分

↳ Rp1）マイスリー®錠 10 mg　1 回 1 錠　1 日 1 回就寝前　30 日分

実践例 4

安定性，利便性の向上のための変更であれば，先発品，後発品問わず，剤形の変更が可能としている．ただし，軟膏とクリームの変更は認めていない．

Rp1）フォサマック®錠 35 mg　1 回 1 錠　1 日 1 回起床時　日曜日に服用　13 日分

↳ Rp1）ボナロン®経口ゼリー 35 mg　1 回 1 包　1 日 1 回起床時　日曜日に服用　13 日分

実践例 5

後発品処方から先発品への変更である．京大病院は一般名処方を推進しているため，一般名処方に処方箋修正を行った．

Rp1）クラリスロマイシン錠 200 mg「NP」　1 回 2 錠　1 日 2 回朝夕食後　14 日分
Rp2）エチゾラム錠 0.5 mg「EMEC」　1 回 1 錠　1 日 1 回就寝前　14 日分

↳ Rp1）クラリシッド®錠 200 mg　1 回 2 錠　1 日 2 回朝夕食後　14 日分
Rp2）デパス®錠 0.5 mg　1 回 1 錠　1 日 1 回就寝前　14 日分

実践例 6

問診からも，また薬歴からも患者は錠剤が飲めないため，散剤もしくは OD 錠に変更が必要．Rp5）はより早い効果を期待してジプレキサザイディスに変更，Rp6）は粉砕指示を追加して対応した．

Rp1）ツムラ抑肝散エキス顆粒　1 回 1 包　1 日 3 回朝昼夕 2 時間後　28 日分
Rp2）レミニール®OD 錠 12 mg　1 回 1 錠　1 日 2 回朝夕食後　28 日分
Rp3）（粉砕）ハルシオン®錠 0.25 mg　1 回 1 錠　1 日 1 回就寝前　28 日分
Rp4）（粉砕）グラマリール®錠 25 mg　1 回 1 錠　1 日 3 回朝昼夕食後　28 日分
RP5）【般】オランザピン錠 2.5 mg　1 回 1 錠　1 日 1 回就寝前　28 日分
Rp6）【般】クエチアピン錠 25 mg　1 回 1 錠　不穏時　頓服　20 回分

↳ RP5）ジプレキサ®ザイディス®錠 2.5 mg　1 回 1 錠　1 日 1 回就寝前　28 日分
Rp6）（粉砕）セロクエル®錠 25 mg　1 回 1 錠　不穏時　頓服　20 回分

実践例 7

ほかが7日分の処方であったため，患者に次回外来日および変更の有無を確認し，2日分に変更した症例．前回までのDo処方で，患者にのみ変更（例えば連日にします）を伝えている場合もあるため，患者への問診は必須である．患者が曖昧な場合や疑問点がある場合は，疑義照会を行う．

Rp1）フルコナゾールカプセル100 mg　1回2cap　1日1回朝食後　7日分
Rp2）ミヤBM®錠　1回2錠　1日3回朝昼夕食後　7日分
Rp3）ビクロックス®錠200 mg　1回1錠　1日2回朝夕食後　7日分
Rp4）ダイフェン®配合錠　1回1錠　1日1回朝食後　火金曜日に服用　7日分
↳ Rp4）ダイフェン®配合錠　1回1錠　1日1回朝食後　火金曜日に服用　2日分

実践例 8

半錠規格製剤への変更．

Rp1）プレドニン®錠5 mg　1回0.5錠　1日1回朝食後　63日分
↳ Rp1）プレドニゾロン錠2.5 mg「NP」　1回1錠　1日1回朝食後　63日分

実践例 9

京大病院のオーダリングシステムでは，処方日数を一括で変更可能であるが，すべてが同じ日数になってしましまうため，誤りが起こりやすい．これも患者への問診が必要である．

Rp1）メトグルコ®錠250 mg　1回2錠　1日2回朝夕食後　56日分
Rp2）ジャヌビア®錠50 mg　1回1錠　1日1回朝食後　56日分
Rp3）クレストール®OD錠2.5 mg　1回1錠　1日1回夕食後　1日おきに服用　56日分
↳ Rp3）クレストール®OD錠2.5 mg　1回1錠　1日1回夕食後　1日おきに服用　28日分

実践例 10

アザチオプリンは局方名である．Rp4）はほかの処方が8週分であるため，残薬がなければ8日分となるはずである．残薬の有無を確認後，8日分に変更された．

Rp1）プレドニン®錠5 mg　1回1錠　1日1回朝食後　56日分
Rp2）アザチオプリン錠50 mg　1回2錠　1日1回朝食後　56日分
Rp3）【般】ファモチジン20 mg　1回1錠　1日2回朝食後・就寝前　56日分
Rp4）ベネット®錠17.5 mg　1回1錠　1日1回起床時　日曜に服用　7日分

↳ Rp2）イムラン®錠50 mg　1回2錠　1日1回朝食後　56日分
Rp4）ベネット®錠17.5 mg　1回1錠　1日1回起床時　日曜に服用　8日分

実践例 11

患者希望により，すべて一包化で調剤された．次回からの処方に反映されるように，アクトス®錠15 mgに一包化指示の追加を行った．

Rp1）アムロジピン®OD錠5 mg　1回2錠　1日1回朝食後　21日分　★一包化
Rp2）ニューロタン®錠50 mg　1回2錠　1日1回朝食後　21日分　★一包化
Rp3）【般】スピロノラクトン錠25 mg　1回1錠　1日1回朝食後　21日分　★一包化
Rp4）アクトス®錠15 mg　1回1錠　1日1回朝食後　21日分

↳ Rp4）アクトス®錠15 mg　1回1錠　1日1回朝食後　21日分　★一包化

実践例 12

患者希望により散剤→錠剤へ変更された．京大病院のオーダリングシステムでは市販しているすべての薬剤がオーダリング可能とはしていない．院外処方箋の変更には対応できないが，記録には残すようにしている．なお，錠剤から散剤へ変更する逆のパターンも存在する．

Rp1）アルダクトン®A 細粒 10% 1 回 12.5 mg 1 日 1 回朝食後 30 日分
↳ Rp1）アルダクトン®A 錠 25 mg 1 回 0.5 錠 1 日 1 回朝食後 30 日分

Rp1）ラックビー®微粒 N 1 回 1 包 1 日 3 回朝昼夕食後 28 日分
↳ Rp1）ラックビー®錠 1 回 1 錠 1 日 3 回朝昼夕食後 30 日分

実践例 13

OD 錠の味が好みでない患者も存在する．カプセルが存在する場合は，カプセルへの変更が可能である．

Rp1）リリカ®OD 錠 25 mg 1 回 1 錠 1 日 2 回朝夕食後 28 日分
↳ Rp1）リリカ®カプセル 25 mg 1 回 1cap 1 日 2 回朝夕食後 28 日分

実践例 14

入院中の処方は他科処方も含めて管理され，退院時処方は他科の処方分も入院診療科が処方するケースが多い．退院時処方には他科で継続して処方されている薬剤が含まれるため，外来処方の際に本来と異なる診療科で重複して処方されるケースがある．薬歴にて他科処方が明らかである場合，重複分の処方の削除が可能である．不要な残薬を出さないことにもつながっている．

整形外科処方

Rp1）ランソプラゾール OD 錠 5mg「トーワ」	1 回 1 錠	1 日 1 回朝食後	21 日分
Rp2）カロナール®錠 500 mg	1 回 1 錠	1 日 2 回朝夕食後	21 日分
Rp3）ロキソプロフェン錠 60 mg「EMEC」	1 回 1 錠	1 日 2 回朝夕食後	21 日分
Rp4）バラクルード®錠 0.5 mg	1 回 1 錠	1 日 1 回朝食 2 時間後	21 日分

↳ Rp4）削除（消化器内科処方と重複しているため）

実践例 15

外用処方の用法が異なっている場合，薬歴および患者への聞き取りにて指示を確認する．疑問点がある場合は，疑義照会して構わない．

Rp1）プロペト® 100 g
ヒルドイド®ソフト軟膏 0.3% 20 g 5 本 ★混合 保湿用
Rp2）パスタロン®クリーム 20 g 10 本 手 保湿用

↳ Rp1）1 日数回
Rp2）1 日 1 回（用法をそれぞれ追加）

実践例 16

処方する医師は，テープ剤とパップ剤に関しては特にこだわりがなく，患者の使用感や好みで処方している場合が多い．患者の希望を確認した上で，パップ剤とテープ剤の変更を可能としている．

Rp1）セルタッチ®テープ 70（7 枚入り） 5 袋 1 日 2 回 腰・膝 貼付 14 日分に相当

↳ Rp1）セルタッチ®パップ 70（7 枚入り） 5 袋 1 日 2 回 腰・膝 貼付 14 日分に相当

実践例 17

小児に対する処方である．院内採用では，採用薬品数に限りがあり，散剤の規格すべてを採用していない．したがって，散剤が市販されている薬剤でも錠剤の粉砕で対応しているケースが多い．院外処方箋において，錠剤の粉砕で処方されている場合に，市販されている散剤に変更することが可能である．

Rp1）（粉砕）ハーフジゴキシン KY 錠 0.125 1 回 0.016 mg 1 日 2 回朝夕食後 20 日分

↳ Rp1）ジゴシン散 0.1% 1 回 0.016 mg 1 日 2 回朝夕食後 20 日分

実践例 18

次回外来を確認し，薬歴上継続されるべき薬剤であった場合に，処方日数の調整が可能である．ただし，毎回処方日数を変更するなど，薬歴上の疑問が生じる場合には疑義照会を実施して医師に確認を行う．あるいはトレーシングレポートにより状況を報告すること．

Rp1）バイアスピリン®錠 100 mg　1回1錠　1日1回朝食後　28日分

↳ Rp1）バイアスピリン®錠 100 mg　1回1錠　1日1回朝食後　35日分
（次回外来が5週後であるため）

疑義照会簡素化プロトコルの日々の実践例を挙げた．くり返しになるが，このプロトコルに含まれる内容であっても，疑義照会をしてはいけないということには相当しない．薬剤師は疑問点をもって調剤してはならないというとおり，疑問がある場合は遠慮なく疑義照会を行ってもらいたい．疑義照会簡素化プロトコルは，かかりつけ薬局であるからこそ実施できる．プロトコルで定義した内容は，いわば形式的な変更についての取り決めであり，このプロトコルを有効に活用することで，ほかの有意義な疑義照会や薬歴照会，患者への薬剤指導に時間とマンパワーを当てていただければ幸いである．

（尾崎 淳子）

4th Element

分割調剤

1 分割調剤の役割と展望

2002年度から，それまでは一般的な投与期間は14日を限度とされていたが，慢性疾患の増加などに伴い，一部を除き原則として疾患名または医薬品名を限定した投与日数の制限を行わないこととされた．それ以降の処方日数は漸次長期化し，大規模な病院における慢性疾患の処方は90日が日常化してきた．一方で，高齢者においては複数医療機関・診療科の受診も増加し，多剤併用や重複投与も顕著になってきた．こうした中，リフィル処方や分割調剤処方箋の有用性がクローズアップされてきた．リフィル処方箋とは，一定の期間内に定められた回数の反復使用できる処方箋である．期限内であれば，薬剤師のモニタリングによって，くり返し調剤を行うか受診勧奨が行われる．しかし，わが国において，リフィル処方箋は認められていない．

リフィル処方箋と混同されがちなのが，分割調剤の処方であり，医師の指示あるいは患者の希望（薬剤師の判断による場合は医師の承諾が望ましい）によって分割できる．分割調剤とは，期間が定められた処方箋を最大3回まで（2018年度より）分割して調剤することである．この分割調剤は，2002年に投与日数の上限が廃止されたことに基づき設定された．医薬品の保管，服用上の問題，副作用発現のおそれ，経済的理由などがある場合のみに認められてきた．実際にも，これまで行われてきた分割調剤の理由は，長期保存ができない薬が処方されていた場合，あるいは後発品を使用する際の「お試し期間」の設定が大半を占めていて，極めて例外的な調剤として捉えられてきた．

わが国の医療は病床機能の再編成を伴う地域包括ケアシステムへ移行しつつあり，2015年10月に厚生労働省から発出された『患者のための薬局ビジョン』では，2025年までに全薬局が「かかりつけ薬局（薬剤師）」になることが求められている．しかし，超高齢社会における「かかりつけ薬剤師」に必要な専門的な機能や役割，臨床上の効果などについては，必ずしも明確になっていない．こういった面において，分割調剤の促進は極めて有用である．すなわち，分割調剤は処方医との有効な連携の手段であり，薬物療法の有効性と安全性の担保に極めて有効であるからである．分割調剤の利点は，前述の薬剤の保管の問題や後発医薬品の使用促進のほかにも，複数の診療科や医療機関の処方薬を一包化できる，長期の一括調剤が回避されるため残薬の確認と調整ができるなどの利点がある．さらに，副作用などの有害事象の有無の確認やアドヒアランスのチェックを行うことができ，処方医への積極的な情報提供が行え，場合によっては早期の受診勧奨の提案も期待できる．また，この分割調剤は，医師との連携による薬剤師の在宅業務を推進できる[1)]．これらには，医療機関から保険薬局へ，保険薬局から医療機関への双方向の情報提供システム（双方向のトレーシングレポートシステム）が必須である．そのためには，分割調剤を行う前に，医療機関（処方医を含めて）と保険薬局で，分割調剤を行う際にチェック票などを用いて定められた事項のモニタリングが必要である．レポート（報告書）を活用して医師の信頼を得るとともに，薬剤師が患者の安全で有効な薬物療法を支援することができる．一方で，患者は薬を受け取るために，保険薬局へ行く回数が増加するというデメリットが生じるので，分割調剤を行う場合には患者の理解度などを勘案して適当かどうかの判断をしなければならない．

引用文献

1）久保川直美ほか：院外処方せんにおける分割調剤指示の有用性〜分割調剤指示による情報提供の解析と有用であった1症例〜．日病薬誌，54：27-31，2018.

（松原 和夫）

2 分割調剤の基礎と基盤

分割調剤は，①医薬品の長期保存が困難な場合，②後発医薬品を初めて使用する場合に薬局で分割調剤を実施することが可能であったが，2016 年度診療報酬改定の際に，医師の指示による分割調剤が認められた．30 日を超える長期の投薬については，予見することができる必要期間に従った投薬量が適切に処方されることが求められており，長期の投薬が可能な程度に病状が安定し，服薬管理が可能である旨を医師が確認すること，病状が変化した際の対処方法および当該保険医療機関の連絡先を患者に周知することなどの要件を満たす必要がある．これらの要件を満たさない場合は，

ア）30 日以内に再診を行う．

イ）200 床以上の保険医療機関に当たっては，患者に対して他の医療機関（200 床未満の病院又は診療所に限る.）に文書による紹介を行う旨の申し出を行う．

ウ）患者の病状は安定しているものの服薬管理が難しい場合には，分割調剤に係る処方せんを交付する．

などの対応が求められている．

2018 年度の診療報酬改定において，分割調剤の取り扱いの明確化のために処方箋様式が変更された（図 1）．さらに，以下の分割調剤に係る留意事項も追加となった．

1）分割指示に係る処方せんを発行する場合，分割の回数は 3 回までとすること．

2）分割指示に係る処方せんを発行した場合は，患者に対し，調剤を受ける度に，記載された回数に応じた処方せん及び別紙を保険薬局に提出するよう指導すること．

3）保険薬局の薬剤師は，分割指示に係る処方せんの交付を受けた患者に対して，継続的な薬学的管理指導のため，同一の保険薬局で調剤を受けるべきである旨を説明すること．

4）保険薬局の保険薬剤師は，患者の次回の調剤を受ける予定を確認すること．予定される時期に患者が来局しない場合は，電話等により調剤の状況を確認すること．患者が別の保険薬局にて調剤を受けることを申し出ている場合は，当該保険薬局に調剤の状況とともに必要な情報を予め提供すること．

5）受付保険薬局情報において，1 枚目の処方せんが処方せんの使用期間内に受け付けられたことが確認できない場合は，当該処方せんは無効とすること．

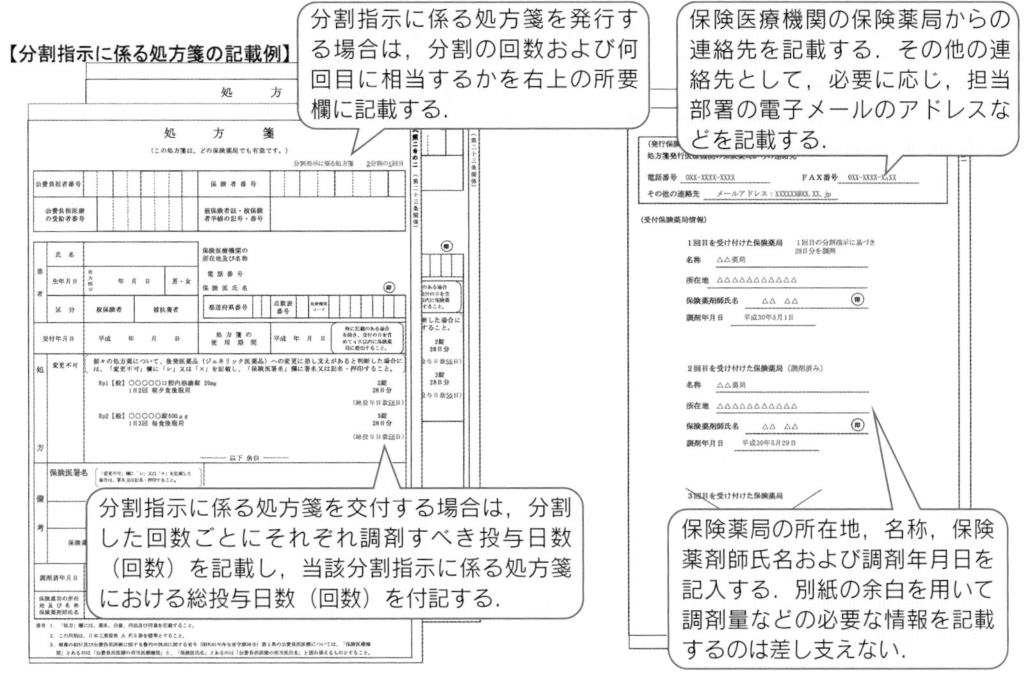

図 1　**医師の指示に基づく分割調剤に関連した処方箋様式**

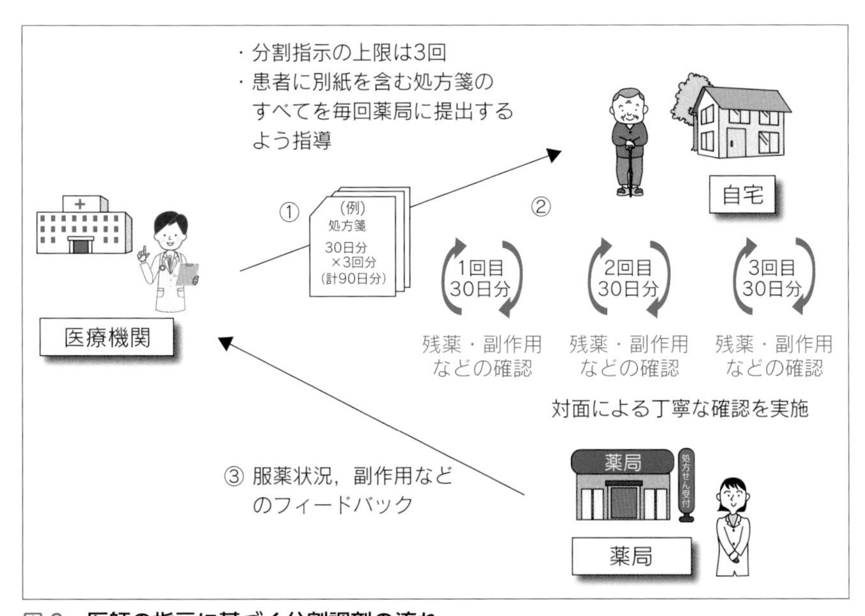

図 2　**医師の指示に基づく分割調剤の流れ**

医師の指示に基づく分割調剤の流れを図 2 に示す．

医師は，分割指示に係る処方箋を発行する．その際の処方箋は，保険医療機関および保険医療養担当規則に定められている様式（図 1）に従う処方箋［①分割回数および何回目に相当するかを右上の所要欄に記載，②分割した回数ごとにそれぞれ調剤すべき投与日数（回数）を記載し，当該分割指示に係る処方箋における総投与日数（回数）を付記，③分割指示に係る処方箋（別紙）］を用いる．通常の処方箋と異なり，複数枚の処方箋および分割指示に係る処方箋（別紙）となるため，患者に対し，調剤を受ける度にこれら分割指示に係る処方箋すべてを保険薬局に提出するよう指導する．

保険薬局薬剤師は，患者から分割調剤に係る処方箋すべてを受け取る．患者に分割指示に基づく調剤を行うことについて同意を得る．さらに，継続的な薬学的管理指導のため，同一の保険薬局で調剤を受けるべきであることについて説明し，次回の調剤を受ける予定について確認する．もし，患者が別の保険薬局にて調剤を受けることを申し出た場合は，当該保険薬局に調剤の状況などについて情報提供を行う．例えば，60日分の処方において，分割回数2回，分割日数30日の分割指示がなされていた場合は，初回，30日分の薬剤を交付し，分割調剤に係る処方箋すべてを患者に返却する．同一の保険薬局で受け取るのを希望されたが，患者が予定した時期に来局しない場合は，電話などにより調剤の状況を確認する．2回目来局時，分割指示に係る処方箋すべてを再度受け取り，服薬状況と副作用状況などを確認する．残薬がある場合は，残薬を調整した日数分の処方を交付する．服薬指導時に入手した服薬状況や副作用の発現状況について，医師に報告を行う．

医師の指示に基づく分割調剤は，かかりつけ薬剤師から服薬状況や副作用状況などの情報が定期的に処方医に報告され，その結果，長期投薬中の医学的問題を把握することが可能となるだけでなく，かかりつけ薬剤師が実施する薬学的管理に基づく残薬確認や複数医療機関からの薬歴の一元管理，服多剤投与の適正化などにより，より安全な医療の提供のみならず，医療費の節減も期待できる．

（池見 泰明）

3 医師の指示による分割調剤の実践例

京大病院における医師の指示による分割調剤

京大病院では，2017 年 8 月より乳がん術後ホルモン療法を行う患者を対象として医師の指示による分割調剤を開始した．乳がんホルモン療法においては，すでに病院薬剤師がホルモン治療薬剤師外来において，処方されたホルモン治療薬の詳細な説明や導入後の副作用モニタリングを行うために関わっているが，医師の分割指示の処方があった場合は，外来担当薬剤師からも分割調剤についての詳細な説明を実施することとした．

2018 年 10 月より，関節リウマチ患者のうちアドヒアランス不良のメトトレキサート服用患者に対しても分割調剤を開始した．乳がんホルモン療法と同様に，病院薬剤師が患者に対して分割調剤の意義や保険薬局での薬の受け取り方について説明している．さらに，保険薬局に対しては，分割調剤への協力と投薬時のトレーシングレポートによる情報のフィードバックを依頼し，分割調剤をスムーズに導入できるように支援している．

乳がんホルモン療法，関節リウマチ患者に対する分割調剤のいずれにおいても，保険薬局から返信されるトレーシングレポートは専用フォーマットとし，診療科医師と相談して作成した．服薬状況に関連する情報（残数，残薬理由など）や副作用情報など，長期処方において次回の外来診察日までに医師が把握したい情報を盛り込んだ．また，保険薬局薬剤師が必要な情報を効率的に収集，記載できるように工夫した．保険薬局での分割調剤時に収集した情報を効果的に病院にフィードバックできるツールとなっている．

京大病院における医師の指示による分割調剤の流れ

京大病院における医師の指示による分割調剤について，乳がんホルモン療法を例に説明する．分割調剤の流れを図 1 に示す．

医師は患者の同意を得た上で，分割調剤を指示した院外処方箋を交付する．

ホルモン治療薬剤師外来の担当薬剤師は，分割調剤についての説明資材（図 2）を用いて，分割調剤を行うメリット（①次回外来診察までの期間が長い場合，かかりつけ薬剤師を通して処方医が服薬状況や副作用状況を把握することが可能となり，安全な医療

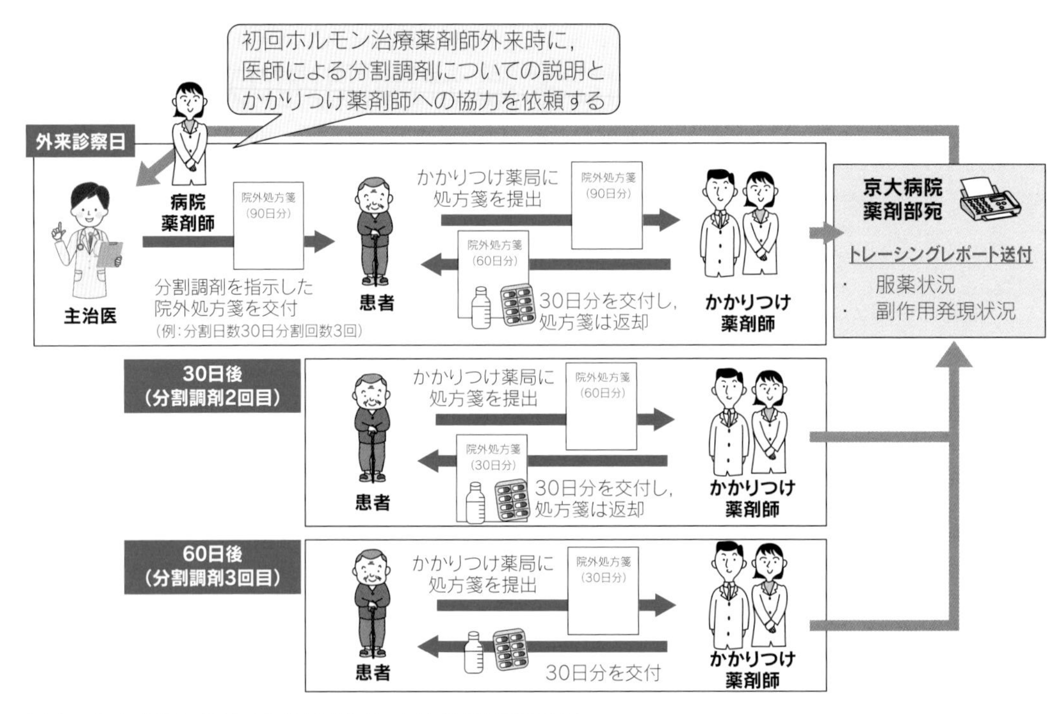

図1　京大病院における医師の指示による分割調剤の流れ

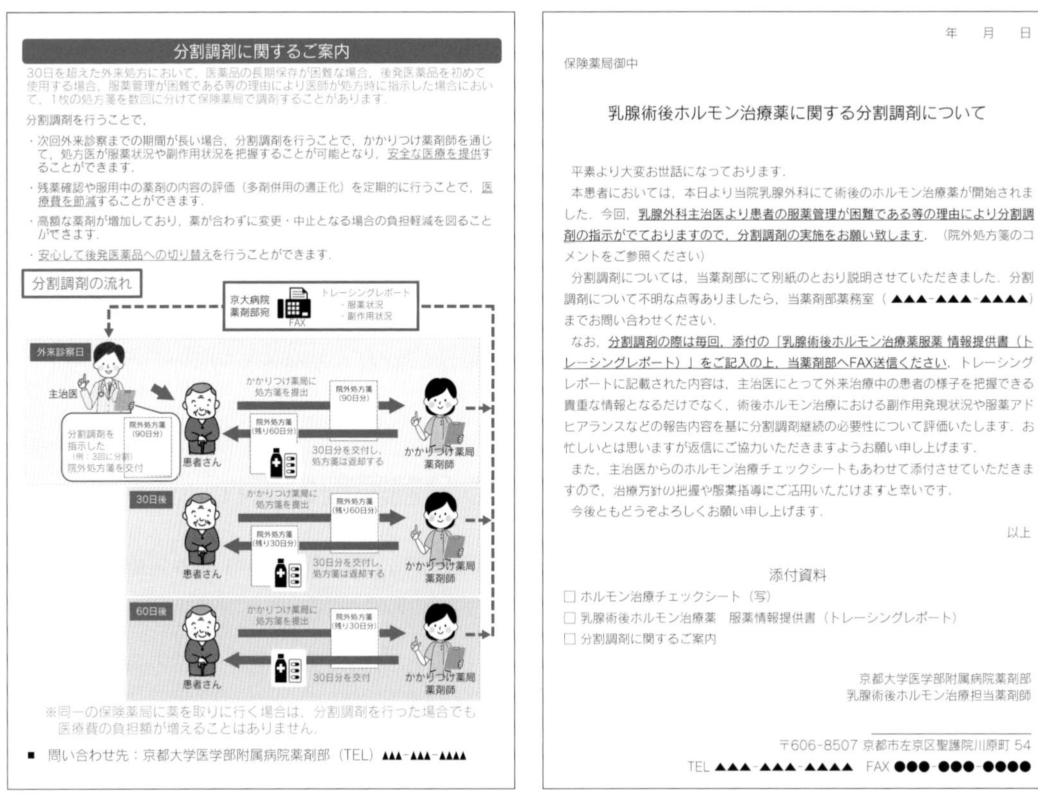

分割調剤に関するご案内

30日を超えた外来処方において，医薬品の長期保存が困難な場合，後発医薬品を初めて使用する場合，服薬管理が困難である等の理由により医師が処方時に指示した場合において，1枚の処方箋を数回に分けて保険薬局で調剤することがあります．

分割調剤を行うことで，

・次回外来診察までの期間が長い場合，分割調剤を行うことで，かかりつけ薬剤師を通じて，処方医が服薬状況や副作用状況を把握することが可能となり，安全な医療を提供することができます．

・残薬確認や服用中の薬剤の内容の評価（多剤併用の適正化）を定期的に行うことで，医療費を節減することができます．

・高額な薬剤が増加しており，薬が合わずに変更・中止となる場合の負担軽減を図ることができます．

・安心して後発医薬品への切り替えを行うことができます．

分割調剤の流れ

※同一の保険薬局に薬を取りに行く場合は，分割調剤を行った場合でも医療費の負担額が増えることはありません．

■ 問い合わせ先：京都大学医学部附属病院薬剤部（TEL）▲▲▲-▲▲▲-▲▲▲▲

年　月　日

保険薬局御中

乳腺術後ホルモン治療薬に関する分割調剤について

平素より大変お世話になっております．

本患者においては，本日より当院乳腺外科にて術後のホルモン治療薬が開始されました．今回，乳腺外科主治医より患者の服薬管理が困難である等の理由により分割調剤の指示がでておりますので，分割調剤の実施をお願い致します．（院外処方箋のコメントをご参照ください）

分割調剤については，当薬剤部にて別紙のとおり説明させていただきました．分割調剤について不明な点等ありましたら，当薬剤部薬務室（▲▲▲-▲▲▲-▲▲▲▲）までお問い合わせください．

なお，分割調剤の際は毎回，添付の「乳腺術後ホルモン治療薬服薬 情報提供書（トレーシングレポート）」をご記入の上，当薬剤部へFAX送信ください．トレーシングレポートに記載された内容は，主治医にとって外来治療中の患者の様子を把握できる貴重な情報となるだけでなく，術後ホルモン治療における副作用発現状況や服薬アドヒアランスなどの報告内容を基に分割調剤継続の必要性について評価いたします．お忙しいとは思いますが返信にご協力いただきますようお願い申し上げます．

また，主治医からのホルモン治療チェックシートもあわせて添付させていただきますので，治療方針の把握や服薬指導にご活用いただけますと幸いです．

今後ともどうぞよろしくお願い申し上げます．

以上

添付資料

☐ ホルモン治療チェックシート（写）
☐ 乳腺術後ホルモン治療薬　服薬情報提供書（トレーシングレポート）
☐ 分割調剤に関するご案内

京都大学医学部附属病院薬剤部
乳腺術後ホルモン治療担当薬剤師

〒606-8507 京都市左京区聖護院川原町 54
TEL ▲▲▲-▲▲▲-▲▲▲▲　FAX ●●●-●●●-●●●●

図2　分割調剤の支援ツール（分割調剤についての説明資材）

を提供できること，②残薬確認や多剤併用の適正化を定期的に行うことで，医療費を節約することができること，③安心して後発医薬品への切り替えを行うことができることなど）や，デメリット（薬の受け取りのためにかかりつけ薬局を複数回受診しなければいけないことなど），分割調剤の流れについて説明する．さらに，かかりつけ薬局の情報を収集し，その日に処方された院外処方箋において，かかりつけ薬局に対して医師の指示による分割調剤の指示が出されていることを情報提供し，分割調剤への協力の依頼を行う．この際，かかりつけ薬局宛ての分割調剤についての説明資材と分割調剤に関するトレーシングレポート（図3）を患者に交付し，かかりつけ薬局に院外処方箋と一緒に提出するよう説明する．

かかりつけ薬局薬剤師は，医師の指示に基づく分割調剤を実施する．そして，患者が

FAX：京大病院薬剤部 ●●●-●●●-●●●●

保険薬局 → 薬剤部 → 主治医

京都大学医学部附属病院　薬剤部　御中　　　報告日：　　年　　月　　日

【乳腺術後ホルモン治療薬】服薬情報提供書（トレーシングレポート）

担当医　乳腺外科 先生　御机下	保険薬局　名称・所在地
患者ID： 患者名：	電話番号： FAX番号： 担当薬剤師名：　印

処方せんに基づき調剤を行い、薬剤交付いたしました。
下記の通り、ご報告いたします。ご高配賜りますようお願い申し上げます。

■　処方せん発行日：　　年　　月　　日　　処方医：＿＿＿＿＿＿

■　分割調剤の実施状況：

□実施した（□初回 □＿＿回目）【処方＿＿日分のうち＿＿日分を今回交付しました】

□実施しなかった（理由：　　　　　　　　　　　　）

■　ホルモン治療薬（調剤したものに✓）

（抗エストロゲン薬）　□タモキシフェン　□トレミフェン

（アロマターゼ阻害薬）□レトロゾール　□アナストロゾール　□エキセメスタン

【服薬状況】

□良好　□不良

（不良の場合のみ記入ください）残薬数：＿＿＿錠（前回投薬日：　　月　　日【＿＿日分】）

（不良の場合のみ記入ください）残薬の理由：

□飲み忘れ　□治療に消極的　□処方の余剰

□副作用の発現（　　　　　　　　　　）

□その他（　　　　　　　　　　）

【副作用発現状況】

（※ホルモン治療の開始前からあった症状は、悪化した場合のみ「あり」、悪化がなければ「なし」に✔してください）

更年期様症状（ほてり、発汗）　□なし □あり

疲労感、めまい、眠気　□なし □あり

体重増加　□なし □あり

（抗エストロゲン薬）気分の落ち込み、抑うつ　□なし □あり

（アロマターゼ阻害薬）関節の痛み・こわばり　□なし □あり

その他（　　　　　　　　　　）

【分割調剤の評価】

□分割調剤の継続が望ましい（理由：　　　　　　　　　　）

□今後は分割調剤は不要（理由：　　　　　　　　　　）

その他の報告事項・薬剤師としての提案事項

<注意>　FAXによる情報伝達は、疑義照会ではありません。
緊急性のある疑義照会は通常通り電話にてお願いします。

服薬状況について記入する欄

副作用状況について記入する欄（特にホルモン治療で発現しやすい症状を抜粋）

図3　分割調剤に関するトレーシングレポート

薬の受け取りのために来局するごと（分割調剤を実施するごと）に，服薬状況や副作用発現状況について分割調剤に関するトレーシングレポートに記入し，京大病院宛てにFAXにて報告する．

京大病院薬剤師は，報告された分割調剤トレーシングレポートをスキャナで取り込み，内容を電子カルテに記載するとともに，医師に報告する．

医師は，報告されたトレーシングレポートの内容を踏まえて，外来診察を行う．分割調剤ごとにこの流れをくり返す．

分割調剤の実際

症例 1 遠隔地での療養サポートにつながった例（図 4）

40 代，女性．閉経前右乳がん（Luminal A タイプ）に対して，右乳房全摘術の後，タモキシフェンによるホルモン治療を導入することとなった．患者は東北在住であったが，治療のために実家近くの当院を受診し，治療初期のしばらくの期間は実家から通院治療を行う予定となった．東北の自宅に帰った後の治療に関連する副作用を心配され，遠方からの定期的な受診が困難であるため分割調剤を開始した．

かかりつけ薬局からのトレーシングレポート（図 5）により，服薬状況が不良の時期や抗エストロゲン薬に関連するほてり感が出現した時期もあったが，その後は服薬状況が改善するとともに，副作用症状も消失し，ホルモン治療を導入できた．

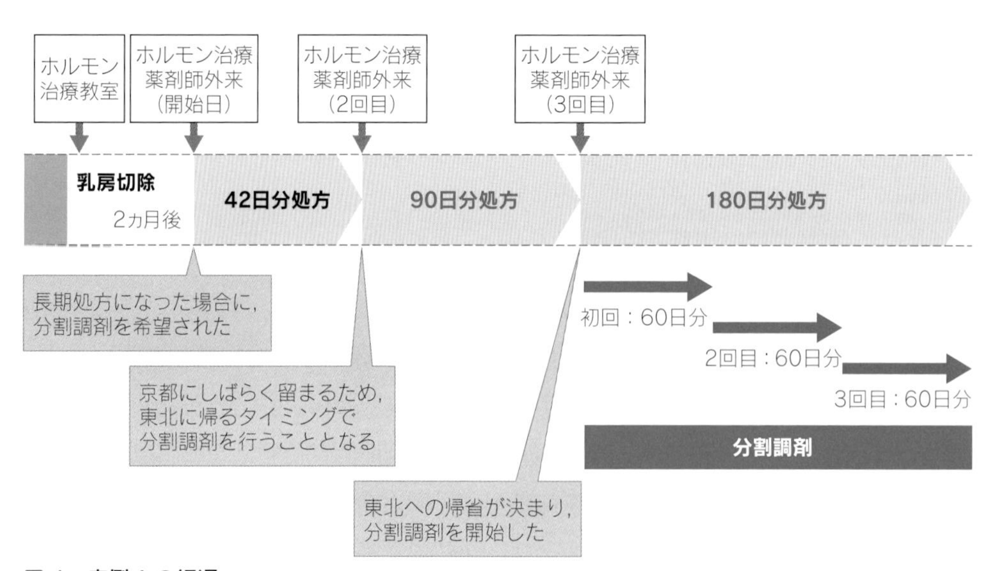

図 4　症例 1 の経過

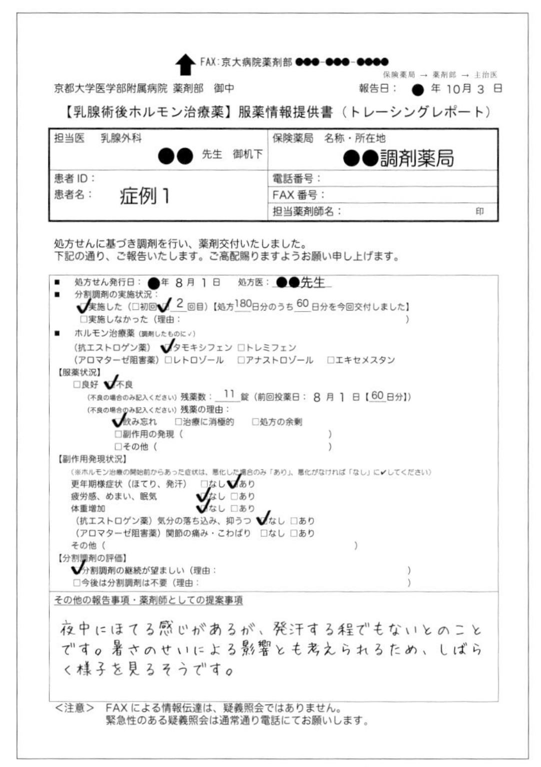

FAX：京大病院薬剤部 ●●●-●●●-●●●●
保険薬局 → 薬剤部 → 主治医

京都大学医学部附属病院 薬剤部　御中　　報告日：●年 10月 3 日

【乳腺術後ホルモン治療薬】服薬情報提供書（トレーシングレポート）

担当医　乳腺外科 ●● 先生　御机下	保険薬局　名称・所在地 ●●調剤薬局
患者 ID： 患者名：　症例 1	電話番号： FAX 番号： 担当薬剤師名：　印

処方せんに基づき調剤を行い、薬剤交付いたしました。
下記の通り、ご報告いたします。ご高配賜りますようお願い申し上げます。

■ 処方せん発行日：●年 8 月 1 日　処方医：●●先生
■ 分割調剤の実施状況：
✓実施した（□初回 ✓ 2 回目）【処方 180 日分のうち 60 日分を今回交付しました】
□実施しなかった（理由：　）
■ ホルモン治療薬（調剤したものに✓）
（抗エストロゲン薬）✓タモキシフェン □トレミフェン
（アロマターゼ阻害薬）□レトロゾール □アナストロゾール □エキセメスタン
【服薬状況】
□良好 ✓不良
（不良の場合のみ記入ください）残薬数：11 錠（前回投薬日：8 月 1 日【60 日分】）
（不良の場合のみ記入ください）残薬の理由：
✓飲み忘れ □治療に消極的 □処方の余剰
□副作用の発現（　）
□その他（　）
【副作用発現状況】
（※ホルモン治療の開始前からあった症状は、悪化した場合のみ「あり」、悪化がなければ「なし」に✓してください）
更年期様症状（ほてり、発汗）□なし ✓あり
疲労感、めまい、眠気 ✓なし □あり
体重増加 ✓なし □あり
（抗エストロゲン薬）気分の落ち込み、抑うつ ✓なし □あり
（アロマターゼ阻害薬）関節の痛み・こわばり □なし □あり
その他（　）
【分割調剤の評価】
✓分割調剤の継続が望ましい（理由：　）
□今後は分割調剤は不要（理由：　）

その他の報告事項・薬剤師としての提案事項

夜中にほてる感じがあるが、発汗する程でもないとのことです。暑さのせいによる影響とも考えられるため、しばらく様子を見るそうです。

＜注意＞　FAX による情報伝達は、疑義照会ではありません。
緊急性のある疑義照会は通常通り電話にてお願いします。

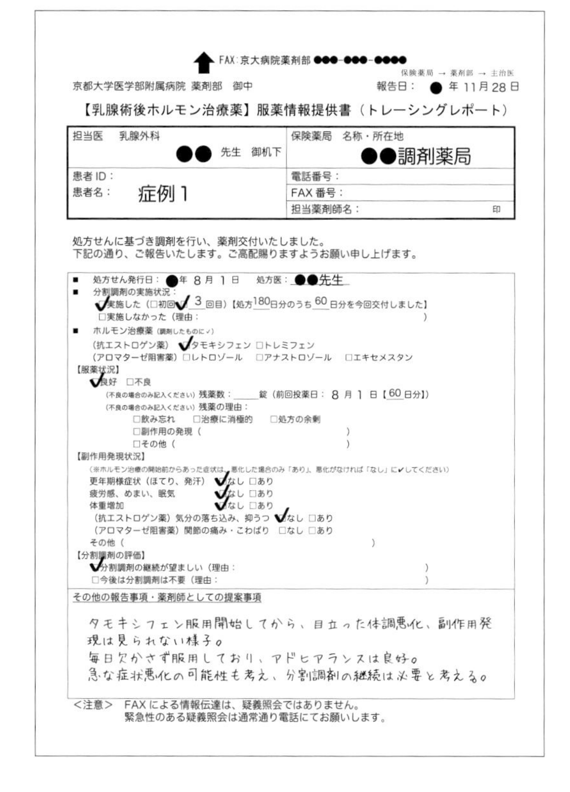

FAX：京大病院薬剤部 ●●●-●●●-●●●●
保険薬局 → 薬剤部 → 主治医

京都大学医学部附属病院 薬剤部　御中　　報告日：●年 11月 28 日

【乳腺術後ホルモン治療薬】服薬情報提供書（トレーシングレポート）

担当医　乳腺外科 ●● 先生　御机下	保険薬局　名称・所在地 ●●調剤薬局
患者 ID： 患者名：　症例 1	電話番号： FAX 番号： 担当薬剤師名：　印

処方せんに基づき調剤を行い、薬剤交付いたしました。
下記の通り、ご報告いたします。ご高配賜りますようお願い申し上げます。

■ 処方せん発行日：●年 8 月 1 日　処方医：●●先生
■ 分割調剤の実施状況：
✓実施した（□初回 ✓ 3 回目）【処方 180 日分のうち 60 日分を今回交付しました】
□実施しなかった（理由：　）
■ ホルモン治療薬（調剤したものに✓）
（抗エストロゲン薬）✓タモキシフェン □トレミフェン
（アロマターゼ阻害薬）□レトロゾール □アナストロゾール □エキセメスタン
【服薬状況】
✓良好 □不良
（不良の場合のみ記入ください）残薬数：＿＿錠（前回投薬日：8 月 1 日【60 日分】）
（不良の場合のみ記入ください）残薬の理由：
□飲み忘れ □治療に消極的 □処方の余剰
□副作用の発現（　）
□その他（　）
【副作用発現状況】
（※ホルモン治療の開始前からあった症状は、悪化した場合のみ「あり」、悪化がなければ「なし」に✓してください）
更年期様症状（ほてり、発汗）✓なし □あり
疲労感、めまい、眠気 ✓なし □あり
体重増加 ✓なし □あり
（抗エストロゲン薬）気分の落ち込み、抑うつ ✓なし □あり
（アロマターゼ阻害薬）関節の痛み・こわばり □なし □あり
その他（　）
【分割調剤の評価】
✓分割調剤の継続が望ましい（理由：　）
□今後は分割調剤は不要（理由：　）

その他の報告事項・薬剤師としての提案事項

タモキシフェン服用開始してから、目立った体調悪化、副作用発現は見られない様子。
毎日欠かさず服用しており、アドヒアランスは良好。
急な症状悪化の可能性も考え、分割調剤の継続は必要と考える。

＜注意＞　FAX による情報伝達は、疑義照会ではありません。
緊急性のある疑義照会は通常通り電話にてお願いします。

図 5　症例 1 におけるトレーシングレポートの例

症例 2　かかりつけ薬剤師からの副作用症状の報告が早期受診につながった例（図 6）

50 代，女性．両側乳がん（左：Triple Negative タイプ，右：Luminal type）に対して，術前化学療法としてドセタキセル・シスプラチン療法を 4 コース施行後，ドキソルビシン・シクロホスファミド療法を 4 コース施行した．その後，両側乳房部分切除術を施行し，放射線治療後にアナストロゾールホルモン治療を導入することとなった．治療開始時のホルモン治療薬剤師外来の担当薬剤師が，近親者が同様に乳がんに対するホルモン治療を受けた際に，関節痛と白内障の副作用を経験しており，ホルモン治療の副作用を心配して服薬を躊躇しているとの情報を聴取した．

アナストロゾールについて説明し，治療導入後の 2 回目のホルモン治療薬剤師において，服薬状況が不良であり，長期処方となったため，さらに服薬状況が悪化するおそれがあったため，医師と相談し，分割調剤を実施することとした．

かかりつけ薬局に薬の受け取りのため来局した際，関節痛と胸の苦しさの副作用症状の聴取と，副作用症状のため服薬状況が不良で残薬が多数発生していることを聴取したため，かかりつけ薬剤師より，主治医に対して電話にて患者の状況が報告された（図 7）．医師からは早期に患者に受診するよう指示があり，その後の早期外来受診につなが

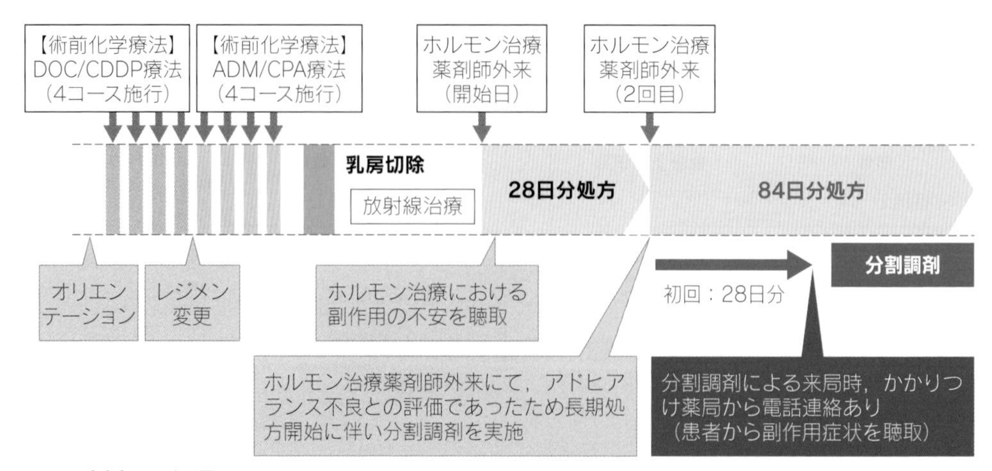

図６　症例２の経過

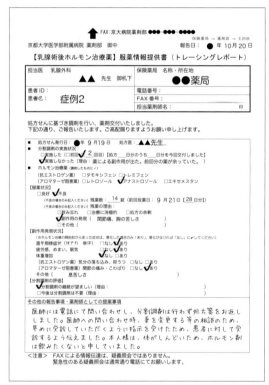

FAX：京大病院薬剤部 ●●●-●●●-●●●●

保険薬局 → 薬剤部 → 主治医

京都大学医学部附属病院 薬剤部　御中　　報告日：● 年 10月 20 日

【乳腺術後ホルモン治療薬】服薬情報提供書（トレーシングレポート）

担当医　乳腺外科　▲▲ 先生　御机下	保険薬局　名称・所在地　●●薬局
患者 ID：	電話番号：
患者名：　症例2	FAX 番号；
	担当薬剤師名：　印

処方せんに基づき調剤を行い、薬剤交付いたしました。
下記の通り、ご報告いたします。ご高配賜りますようお願い申し上げます。

■ 処方せん発行日：●年 9 月19 日　処方医：▲▲先生
■ 分割調剤の実施状況：
□実施した（□初回 ✓ 2 回目）【処方＿日分のうち＿日分を今回交付しました】
✓実施しなかった（理由：薬による副作用が出た。前回分の薬が余っていた。）
■ ホルモン治療薬（調剤したものに✓）
（抗エストロゲン薬）□タモキシフェン □トレミフェン
（アロマターゼ阻害薬）□レトロゾール ✓アナストロゾール □エキセメスタン

【服薬状況】
□良好 ✓不良
（不良の場合のみ記入ください）残薬数：14 錠（前回投薬日：9 月21日【28 日分】）
（不良の場合のみ記入ください）残薬の理由：
□飲み忘れ　□治療に消極的　□処方の余剰
✓副作用の発現（　関節痛、胸の苦しさ　）
□その他（　）

【副作用発現状況】
（※ホルモン治療の開始前からあった症状は、悪化した場合のみ「あり」、悪化がなければ「なし」に✔してください）
更年期様症状（ほてり　発汗）□なし ✓あり
疲労感、めまい、眠気 □なし ✓あり
体重増加 ✓なし □あり
（抗エストロゲン薬）気分の落ち込み、抑うつ □なし □あり
（アロマターゼ阻害薬）関節の痛み・こわばり □なし ✓あり
その他（　息苦しさ　）

【分割調剤の評価】
✓分割調剤の継続が望ましい（理由：　）
□今後は分割調剤は不要（理由：　）

その他の報告事項・薬剤師としての提案事項

医師には電話にて問い合わせし、分割調剤は行わず処方箋をお返ししました。医師への問い合わせ時、薬を変更する等の相談のため、早めに受診していただくように指示を受けたため、患者に対して受診するよう伝えました。本人様は、体がしんどいため、ホルモン剤は飲みたくないと申していました。

<注意>　FAX による情報伝達は、疑義照会ではありません。
緊急性のある疑義照会は通常通り電話にてお願いします。

図７　症例２におけるトレーシングレポートの例

ることとなった．

外来での長期継続治療において，かかりつけ薬剤師のチーム医療への参画が重要となる．次回の診察までの数ヵ月の間，医師との接点が途絶える長期処方の際に，医師の指

示による分割調剤を実施することで，かかりつけ薬剤師が中心となり定期的な服薬状況の確認や副作用モニタリングを行うことで，アドヒアランスの低下を回避したり，副作用の早期発見による受診勧告など，外来チーム医療の強化と安全な外来治療の実践につながることが期待される．かかりつけ薬剤師が外来チーム医療に参画するためには，病院薬剤師からの治療方針や入院加療における情報だけでなく，保険薬局薬剤師からの相互作用に関係する他院からの処方情報や治療に関連した副作用情報，服用上の問題などの情報を密に共有することが重要である．より質の高い・治療に有効な情報共有の仕組み（＝医師や病院薬剤師が活用したいと思う情報および保険薬局薬剤師が活用できる情報）をうまく医師の指示による分割調剤に組み込むことで，外来チーム医療がより推進されると考える．

（池見 泰明）

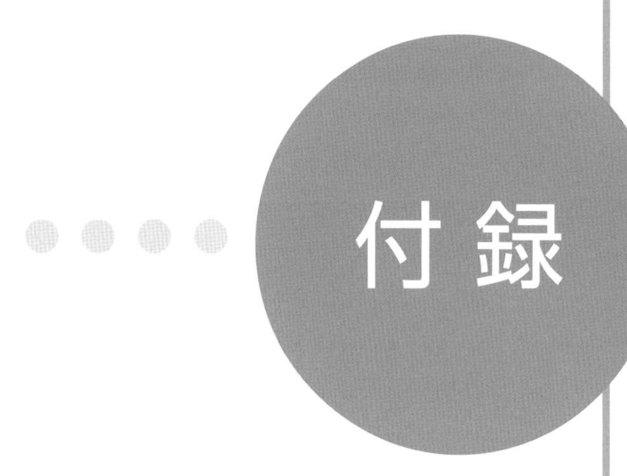

病院–保険薬局　双方向で活用できるトレーシングレポート用資料

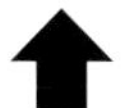 FAX：京大病院薬剤部●●●－●●●－●●●●

保険薬局 → 薬剤部 → 主治医

京都大学医学部附属病院　御中　　　　　　　　　　　　報告日：　　　年　　月　　日

服薬情報提供書（トレーシングレポート）

<table>
<tr><td rowspan="1">担当医　　　　　　　科
先生　御机下</td><td>保険薬局　名称・所在地</td></tr>
<tr><td rowspan="3">患者 ID：
患者名：</td><td>電話番号：</td></tr>
<tr><td>FAX番号：</td></tr>
<tr><td>担当薬剤師名：
印</td></tr>
<tr><td colspan="2">この情報を伝えることに対して患者の同意を　□得た．　□得ていない．
□患者は主治医への報告を拒否していますが，治療上重要だと思われますので報告いたします．</td></tr>
</table>

処方箋に基づき調剤を行い，薬剤交付いたしました．
下記のとおり，ご報告いたします．ご高配賜りますようお願い申し上げます．

所見

薬剤師としての提案事項

＜注意＞　FAX による情報伝達は，疑義照会ではありません．緊急性のある疑義照会は通常どおり電話にてお願いします．

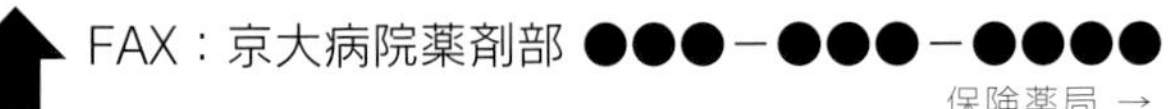

保険薬局 → 薬剤部 → 主治医

京都大学医学部附属病院　御中　　　　　　　　報告日：　　年　　月　　日

残薬調整に係る服薬情報提供書（トレーシングレポート）

担当医　　　　　　科 先生　御机下	保険薬局　名称・所在地
患者ID： 患者名：	電話番号： FAX 番号： 担当薬剤師名：　　　　印
この情報を伝えることに対して患者の同意を　□得た.　　□得ていない. □患者は主治医への報告を拒否していますが，治療上重要だと思われますので報告いたします.	

下記のとおり，残薬を確認し日数調整をしましたのでご報告いたします.
ご高配賜りますようお願い申し上げます.

処方日：
残薬調整した内容※
残薬の理由（複数回答可） □飲み忘れが積み重なった　□自分で判断し飲むのをやめた　□新たに別の医薬品が処方された □飲む量や回数を間違っていた　□別の医療機関で同じ医薬品が処方された　□その他 上記選択肢の詳細 （　　　　　　　　　　）
薬剤師としての提案事項

<注意>
※・残薬を確認した場合の対応の指示が，2番目「情報提供」のときは確認内容をご記入ください.
・FAX による情報伝達は，疑義照会ではありません．緊急性のある疑義照会は通常どおり電話にてお願いします.

患者番号　　　　　　　　　患者名

FAX　●●●-●●●-●●●●

京大病院 呼吸器内科外来，薬剤部吸入指導チーム 御中
下記の再評価のとおり，指導できたことを報告します.

指導日と薬局名，指導者名を記載

指導日　　　年　　　月　　　日　　　　　　薬局 薬剤師

pMDI（クローズドマウス法）の説明手順・吸入評価項目

指導した項目・できた項目には☑印がつけてあります.

説明手順	初回評価	再評価（薬局用）	項目
✓	✓	□	①残カウンターの確認 ▶残量カウンターに0が表示された場合は新しいものと交換する
✓	✓	□	②振とうする（すべてのpMDI製剤） ▶キャップを外す ▶ボンベの中の薬が均一になるように振る ＊一週間以上使用しなかった場合は，ボンベを押して2回空噴射する
✓	□	□	③息の吐き出し ▶無理をしない程度に十分息を吐き出す ▶舌を下げ，のどを広げた状態にする
✓	✓	□	④（クローズドマウス法）吸入する ▶息をゆっくりと吸い込みながらボンベの底を強く1回押す ＊吸入口をかるくくわえて吸入する
✓	✓	□	⑤息こらえ ▶吸入後は数秒間（無理をしない程度に）息を止める（鼻からの息も止める） ▶医師の指示によりもう1回吸入する場合は，③～⑤の操作をくり返す
✓	✓	□	⑥カバーを閉じる ▶アダプターにキャップをつける ▶医師の指示によりもう1回吸入する場合は，①～⑤の操作をくり返す
✓	□	□	⑦うがいをする ▶吸入後は口に残った薬を洗い流すためにうがいを実施する

指導上気になったこと　　再評価欄にできている項目を✓してください

（
指導で気になったことや医師への報告事項等を
記載してください
）

できなかった項目について重点的に吸入指導をお願いします.
吸入指導後に再度評価をしていただき，●●●-●●●-●●●●までFAXしてください.
外来主治医に報告させていただきます.
ご不明な点ありましたら，京都大学医学部附属病院薬剤部（▲▲▲-▲▲▲-▲▲▲▲）までご連絡ください.

FAX ←→ ●●●-●●●-●●●●

患者番号　　　　　　　　患者名

京大病院　呼吸器内科外来，薬剤部吸入指導チーム 御中
下記の再評価のとおり，指導できたことを報告します．

指導日　　　　年　　　月　　　日　　　　　　薬局　薬剤師

pMDI（エアロチャンバープラス使用）の説明手順・吸入評価項目

指導した項目・できた項目には☑印がつけてあります．

説明手順	初回評価	再評価（薬局用）	項目
□	□	□	①残カウンターの確認 ▶残量カウンターに0が表示された場合は新しいものと交換する
□	□	□	②振とうする（すべてのpMDI製剤） ▶キャップを外す ▶ボンベの中の薬が均一になるように振る ＊一週間以上使用しなかった場合は，ボンベを押して2回空噴射する
□	□	□	③エアロチャンバーを接続する ▶ pMDIのアダプターをエアロチャンバーの接続部にはめ込む
□	□	□	④フローインジケーターを確認する ▶エアロチャンバーのキャップをはずし，マウスピースを口にくわえる ▶フローインジケーターを見て空気の漏れがないかを確認する
□	□	□	⑤息の吐き出し ▶無理をしない程度に十分息を吐き出す ▶舌を下げ，のどを広げた状態にする
□	□	□	⑥吸入する ▶エアロチャンバーを再び口にくわえる ▶ボンベの底を強く1回押す ▶ゆっくりと吸入する ＊吸入が速すぎる場合，音が鳴ります．
□	□	□	⑦息こらえ ▶吸入後は数秒間（無理をしない程度に）息を止める（鼻からの息も止める） ▶エアロチャンバーのマウスピースを口から離し，ゆっくりと息を吐き出す ▶医師の指示によりもう1回吸入する場合は，⑤～⑦の操作をくり返す
□	□	□	⑧エアロチャンバーを取り外す ▶ pMDIをエアロチャンバーから取り外す ▶アダプターにキャップをつける
□	□	□	⑨うがいをする ▶吸入後は口に残った薬を洗い流すためにうがいを実施する

※フルティフォーム，ビベスピ，ビレーズトリの場合，吸入補助器具を装着してお渡しください．
指導上気になったこと

（　　　　　　　　　　　　　　　　　　　　　　　　）

できなかった項目について重点的に吸入指導をお願いします．
吸入指導後に再度評価をしていただき，●●●-●●●-●●●●までFAXしてください．
外来主治医に報告させていただきます．
ご不明な点ありましたら，京都大学医学部附属病院薬剤部（▲▲▲-▲▲▲-▲▲▲▲）までご連絡ください．

年　　　月　　　日　報告者　京大病院　薬剤部　　　　　　　　ver. 2.1

FAX ●●●-●●●-●●●●

患者番号　　　　　　　　患者名

京大病院　呼吸器内科外来，薬剤部吸入指導チーム 御中
下記の再評価のとおり，指導できたことを報告します．

指導日　　　年　　月　　日　　　　薬局　薬剤師

pMDI（オープンマウス法）の説明手順・吸入評価項目

指導した項目・できた項目には☑印がつけてあります．

説明手順	初回評価	再評価（薬局用）	項　目
□	□	□	①残カウンターの確認 ▶残量カウンターに0が表示された場合は新しいものと交換する
□	□	□	②振とうする（すべてのpMDI製剤） ▶キャップを外す ▶ボンベの中の薬が均一になるように振る ＊一週間以上使用しなかった場合は，ボンベを押して2回空噴射する
□	□	□	③息の吐き出し ▶無理をしない程度に十分息を吐き出す ▶舌を下げ，のどを広げた状態にする
□	□	□	④（オープンマウス法）吸入する ▶息をゆっくりと吸い込みながらボンベの底を強く1回押す ＊吸入口をくわえないで口より約4cmはなして吸入する
□	□	□	⑤息こらえ ▶吸入後は数秒間（無理をしない程度に）息を止める（鼻からの息も止める） ▶医師の指示によりもう1回吸入する場合は，③～⑤の操作をくり返す
□	□	□	⑥カバーを閉じる ▶アダプターにキャップをつける
□	□	□	⑦うがいをする ▶吸入後は口に残った薬を洗い流すためにうがいを実施する

指導上気になったこと

（　　　　　　　　　　）

できなかった項目について重点的に吸入指導をお願いします．
吸入指導後に再度評価をしていただき，●●●-●●●-●●●●までFAXしてください．
外来主治医に報告させていただきます．
ご不明な点ありましたら，京都大学医学部附属病院薬剤部（▲▲▲-▲▲▲-▲▲▲▲）までご連絡ください．
　　年　　月　　日 報告者　京大病院　薬剤部 ＿＿＿＿＿＿ ver. 2.0

患者番号　　　　　　　　　　　　　　患者名

FAX 〒　　　●●●-●●●-●●●●

京大病院 呼吸器内科外来，薬剤部吸入指導チーム 御中
下記の再評価のとおり，指導できたことを報告します．

指導日　　　　年　　　月　　　日　　　　　　薬局 薬剤師

pMDI（クローズドマウス法）の説明手順・吸入評価項目

指導した項目・できた項目には☑印がつけてあります．

説明手順	初回評価	再評価（薬局用）	項目
□	□	□	①残カウンターの確認 ▶残量カウンターに0が表示された場合は新しいものと交換する
□	□	□	②振とうする（すべてのpMDI製剤） ▶キャップを外す ▶ボンベの中の薬が均一になるように振る ＊一週間以上使用しなかった場合は，ボンベを押して2回空噴射する
□	□	□	③息の吐き出し ▶無理をしない程度に十分息を吐き出す ▶舌を下げ，のどを広げた状態にする
□	□	□	④（クローズドマウス法）吸入する ▶息をゆっくりと吸い込みながらボンベの底を強く1回押す ＊吸入口をかるくくわえて吸入する
□	□	□	⑤息こらえ ▶吸入後は数秒間（無理をしない程度に）息を止める（鼻からの息も止める） ▶医師の指示によりもう1回吸入する場合は，③～⑤の操作をくり返す
□	□	□	⑥カバーを閉じる ▶アダプターにキャップをつける
□	□	□	⑦うがいをする ▶吸入後は口に残った薬を洗い流すためにうがいを実施する

※フルティフォーム，ビベスピ，ビレーズトリの場合，吸入補助器具を装着してお渡しください．

指導上気になったこと

（　　　　　　　　　　　　　　　　　　　　　　　　）

できなかった項目について重点的に吸入指導をお願いします．
吸入指導後に再度評価をしていただき，●●●-●●●-●●●●までFAXしてください．
外来主治医に報告させていただきます．
ご不明な点ありましたら，京都大学医学部附属病院薬剤部（▲▲▲-▲▲▲-▲▲▲▲）までご連絡ください．

年　　　月　　　日 報告者　京大病院 薬剤部 ＿＿＿＿＿＿　ver. 2.2

FAX ←── ●●●-●●●-●●●●

患者番号　　　　　　　　患者名

京大病院　呼吸器内科外来，薬剤部吸入指導チーム 御中
下記の再評価のとおり，指導できたことを報告します．

指導日　　　　年　　　月　　　日　　　　　　薬局　薬剤師

エリプタ(レルベア, エンクラッセ, アノーロ, アニュイティ, テリルジー)の説明手順・吸入評価項目

指導した項目・できた項目には☑印がつけてあります．

説明手順	初回評価	再評価 (薬局用)	項　目
□	□	□	①残カウンターを確認する ▶残量カウンターに0が表示された場合は新しいものと交換する
□	□	□	②カバーを開ける ▶片手で本体を持ち，もう片方の手でカバーのグリップをつかむ ▶カバーが止まるところまで開ける（カチッと音がする） ▶1回分の薬がセットされ，カウンターの数が1つ減ったことを確認する
□	□	□	③吸入前の息の吐き出し ▶吸入器に息を吹きかけない. 吸入器をくわえる前に, 十分に息を吐き出す
□	□	□	④吸入する ▶吸入器を平行に持ち, マウスピース(吸気口)を軽くくわえて, 口からはやく!深く!息を吸い込む
□	□	□	⑤息こらえ ▶吸入後は5秒程度(無理をしない程度に)息を止める(鼻からの息も止める) *吸入不十分な場合（甘みや粉の感覚がない場合）の対応について ▶ 1回の吸入でうまく吸入できていない場合は, カバーを動かさず③～⑤を1-2回くり返す
□	□	□	⑥カバーを閉じる ▶吸入後は，カバーを元の位置まで閉じる
□	□	□	⑦うがいをする ▶吸入後は口に残った薬を洗い流すためにうがいを実施する

指導上気になったこと

(　　　　　　　　　　　　　　　　　　　　　　)

できなかった項目について重点的に吸入指導をお願いします.
吸入指導後に再度評価をしていただき, ●●●-●●●-●●●●までFAXしてください.
外来主治医に報告させていただきます.
ご不明な点ありましたら, 京都大学医学部附属病院薬剤部(▲▲▲-▲▲▲-▲▲▲▲)までご連絡ください.

年　　　月　　　日 報告者　京大病院　薬剤部 ＿＿＿＿＿＿＿　ver. 3.1

FAX ⟵ ●●●-●●●-●●●●

患者番号　　　　　　　　患者名

京大病院　呼吸器内科外来，薬剤部吸入指導チーム 御中
下記の再評価のとおり，指導できたことを報告します．

指導日　　　年　　　月　　　日　　　　　薬局　薬剤師

タービュヘイラー（シムビコート，オーキシスなど）の説明手順・吸入評価項目

＊新しい吸入器を使用するときに限り，グリップを左右に回して「カチッ」と3回鳴らす別操作が必要
指導した項目・できた項目には☑印がつけてあります．

説明手順	初回評価	再評価（薬局用）	項目
□	□	□	①キャップを開ける ▶吸入前にキャップを開ける（反時計回りに回す）
□	□	□	②残カウンターを確認する ▶残量カウンターが赤色表示になれば新しいものと交換する
□	□	□	③回転グリップの操作 ▶回転グリップを最初に反時計回りに止まるところまで回す ▶時計回りに「カチッ」と音がなるまで回し戻す ＊操作をするときには吸入器は寝かせず立てたまま操作する
□	□	□	④吸入前の息の吐き出し ▶吸入器に息を吹きかけない．吸入器をくわえる前に，十分に息を吐き出す
□	□	□	⑤吸入する ▶マウスピースを軽くくわえて，深く息を吸い込む ▶吸入の際は空気の取り入れ口をふさがないように注意する
□	□	□	⑥息こらえ ▶吸入後は5秒程度（無理をしない程度に）息を止める（鼻からの息も止める） ＊吸入不十分な場合の対応について ▶ 1回の吸入でうまく吸入できていない場合は，グリップを動かさず④～⑥を1-2回くり返す
□	□	□	⑦キャップを閉じる
□	□	□	⑧うがいをする ▶吸入後は口に残った薬を洗い流すためにうがいを実施する

＊吸入した感じがない場合の説明方法
→吸入確認用ハンカチを吸入口にかぶせて吸入し，ハンカチに付着した薬剤にて視覚的に説明する．

指導上気になったこと

（　　　　　　　　　　　　　　　　　　　　　　　　）

できなかった項目について重点的に吸入指導をお願いします．
吸入指導後に再度評価をしていただき，●●●-●●●-●●●●までFAXしてください．
外来主治医に報告させていただきます．
ご不明な点ありましたら，京都大学医学部附属病院薬剤部（▲▲▲-▲▲▲-▲▲▲▲）までご連絡ください．

年　　　月　　　日　報告者　京大病院　薬剤部　＿＿＿＿＿＿　ver. 2.0

FAX ●●●-●●●-●●●●

患者番号　　　　　　　　患者名

京大病院 呼吸器内科外来，薬剤部吸入指導チーム 御中
下記の再評価のとおり，指導できたことを報告します.

指導日　　　年　　月　　日　　　　薬局 薬剤師

ディスカス（アドエアなど）の説明手順・吸入評価項目

指導した項目・できた項目には☑印がつけてあります.

説明手順	初回評価	再評価（薬局用）	項目
☐	☐	☐	①残カウンターを確認する ▶残量カウンターに0が表示された場合は新しいものと交換する
☐	☐	☐	②カバーを開ける. ▶片手でカバーを持つ ▶もう片方の手の親指をグリップにあてる ▶グリップが止まるところまでまわす（カチッと音がする）
☐	☐	☐	③レバーを押す ▶マウスピースを自分の方に向けて持ち， レバーをグリップのところまで押しつける（カチリと音がする）
☐	☐	☐	④吸入前の息の吐き出し ▶吸入器に息を吹きかけない. 吸入器をくわえる前に，十分に息を吐き出す
☐	☐	☐	⑤吸入する ▶吸入器を平行に持ち，マウスピース（吸気口）を軽くくわえて， 口からはやく！深く！息を吸い込む
☐	☐	☐	⑥息こらえ ▶吸入後は5秒程度（無理をしない程度に）息を止める（鼻からの息も止める） ＊吸入不十分な場合（甘みや粉の感覚がない場合）の対応について ▶ 1回の吸入でうまく吸入できていない場合は， レバーを動かさず④～⑥を1-2回くり返す
☐	☐	☐	⑦カバーを閉じる ▶吸入後は，グリップに親指をあて，カチリと音がするところまで 回し戻してカバーを閉じる（レバーも一緒にもとの位置に戻る）
☐	☐	☐	⑧うがいをする ▶吸入後は口に残った薬を洗い流すためにうがいを実施する

指導上気になったこと

（　　　　　　　　　　　　　　　　　　　　）

できなかった項目について重点的に吸入指導をお願いします.
吸入指導後に再度評価をしていただき，●●●-●●●-●●●●までFAXしてください.
外来主治医に報告させていただきます.
ご不明な点ありましたら，京都大学医学部附属病院薬剤部（▲▲▲-▲▲▲-▲▲▲▲）までご連絡ください.

年　　月　　日 報告者　京大病院 薬剤部 ＿＿＿＿＿＿ ver. 2.0

FAX ●●●-●●●-●●●●

患者番号　　　　　　　　　　患者名

京大病院　呼吸器内科外来，薬剤部吸入指導チーム 御中
下記の再評価のとおり，指導できたことを報告します．

指導日　　　　年　　月　　日　　　　　薬局　薬剤師

ハンディヘラー（スピリーバ）の説明手順・吸入評価項目

指導した項目・できた項目には☑印がつけてあります．

説明手順	初回評価	再評価（薬局用）	項目
□	□	□	①キャップを開ける ▶ハンディヘラーのキャップと中の白い吸入口を開ける
□	□	□	②カプセルを充填し，白い吸入口をしっかり閉める
□	□	□	③カプセルに穴を開ける ▶吸入器のボタンを1回押すと， （ボタンを押した指が吸入器の側面に触れるくらい） カプセルに穴があき薬を吸入することができる
□	□	□	④吸入前の息の吐き出し ▶吸入器に息を吹きかけない．吸入器をくわえる前に，十分に息を吐き出す
□	□	□	⑤吸入する ▶マウスピースを唇でしっかりとくわえ，正面を向いたまま， 速くできる限り息を吸い込む ▶カプセルが回転する音がする
□	□	□	⑥息こらえ ▶吸入後は5秒程度（無理をしない程度に）息を止める（鼻からの息も止める） ▶1回の吸入でうまく吸入できていない場合は，④～⑥を1-2回くり返す
□	□	□	⑦カプセルを廃棄する ▶マウスピースを開け，手でさわらずにカプセルを廃棄する ▶キャップを閉めてハンディヘラーを保管する
□	□	□	⑧うがいをする ▶吸入後は口に残った薬を洗い流すためにうがいを実施する

【吸入器（ハンディヘラー）について】
・水洗いできる．水洗い後は十分に乾かすこと

指導上気になったこと

（　　　　　　　　　　　　　　　　　　　　　）

できなかった項目について重点的に吸入指導をお願いします．
吸入指導後に再度評価をしていただき，●●●-●●●-●●●●までFAXしてください．
外来主治医に報告させていただきます．
ご不明な点ありましたら，京都大学医学部附属病院薬剤部（▲▲▲-▲▲▲-▲▲▲▲）までご連絡ください．

年　　月　　日 報告者　京大病院　薬剤部 ＿＿＿＿＿＿＿＿　ver. 2.0

FAX ⇧ ●●●-●●●-●●●●

患者番号　　　　　　　　　　患者名

京大病院　呼吸器内科外来，薬剤部吸入指導チーム 御中
下記の再評価のとおり，指導できたことを報告します．

指導日　　　　　年　　　月　　　日　　　　　　薬局　薬剤師

ブリーズヘラー（オンブレス，シーブリ，ウルティブロ）の説明手順・吸入評価項目

指導した項目・できた項目には☑印がつけてあります．

説明手順	初回評価	再評価（薬局用）	項　目
□	□	□	①キャップを取り外し，マウスピース（吸入口）を開ける
□	□	□	②カプセルを充填し，マウスピースを「カチッ」と音がするまで閉じる
□	□	□	③カプセルに穴を開ける ▶吸入器の両側のボタンを1回押す（「カチッ」と音がするまで同時に押す）と，カプセルに穴があき薬を吸入することができる
□	□	□	④吸入前の息の吐き出し ▶吸入器に息を吹きかけない．吸入器をくわえる前に，十分に息を吐き出す
□	□	□	⑤吸入する ▶マウスピースを唇でしっかりとくわえ，正面を向いたまま，速くできる限り息を吸い込む ▶カプセルが回転する音（「カラカラ」）がする
□	□	□	⑥息こらえ ▶吸入後は5秒程度（無理をしない程度に）息を止める（鼻からの息も止める） 1回の吸入でうまく吸入できていない場合は，④～⑥を1-2回くり返す
□	□	□	⑦カプセルを廃棄する ▶マウスピースを開け，手でさわらずにカプセルを廃棄する ▶キャップを閉めてブリーズヘラーを保管する
□	□	□	⑧うがいをする ▶吸入後は口に残った薬を洗い流すためにうがいを実施する

【吸入器（ブリーズヘラー）について】
- 週に1度を目安に乾いた清潔な布などでマウスピースに残っている薬を取り除く
- 水洗いはしない
- 30日を目安に新しいものに交換する

指導上気になったこと

（　　　　　　　　　　　　　　　　　　　　　　　　　　　　　）

できなかった項目について重点的に吸入指導をお願いします．
吸入指導後に再度評価をしていただき，●●●-●●●-●●●●までFAXしてください．
外来主治医に報告させていただきます．
ご不明な点ありましたら，京都大学医学部附属病院薬剤部（▲▲▲-▲▲▲-▲▲▲▲）までご連絡ください．

年　　　月　　　日 報告者　京大病院　薬剤部 ＿＿＿＿＿＿＿＿ ver.3.0

FAX ←── ●●●-●●●-●●●●

患者番号　　　　　　　　患者名

京大病院　呼吸器内科外来，薬剤部吸入指導チーム 御中
下記の再評価のとおり，指導できたことを報告します．

指導日　　　　年　　　月　　　日　　　　　薬局　薬剤師

メプチンクリックヘラーの説明手順・吸入評価項目

指導した項目・できた項目には☑印がつけてあります．

説明手順	初回評価	再評価（薬局用）	項　目
□	□	□	①残カウンターを確認する（カウンターは吸入した回数） ▶残量カウンターが赤色表示になれば新しいものと交換する
□	□	□	②キャップを開ける ▶吸入前にキャップを開ける
□	□	□	③押しボタンが上になるように持ち，上下に振とうする ▶上下に3～4回振る
□	□	□	④押しボタンを「カチッ」と音がなるまで押し下げる ▶初回吸入時には，押しボタンを強く押し込む
□	□	□	⑤吸入前の息の吐き出し ▶吸入器に息を吹きかけない．吸入器をくわえる前に，十分に息を吐き出す
□	□	□	⑥吸入する ▶マウスピースを軽くくわえて，深く息を吸い込む ▶吸入の際は空気の取り入れ口をふさがないように注意する
□	□	□	⑦息こらえ ▶吸入後は5秒程度（無理をしない程度に）息を止める（鼻からの息も止める） ＊吸入不十分な場合の対応について ▶1回の吸入でうまく吸入できていない場合は，⑤～⑦を1-2回くり返す
□	□	□	⑧キャップを閉じ，専用の保管容器に入れる
□	□	□	⑨うがいをする ▶吸入後は口に残った薬を洗い流すためにうがいを実施する

指導上気になったこと

（　　　　　　　　　　　　　　　　）

できなかった項目について重点的に吸入指導をお願いします．
吸入指導後に再度評価をしていただき，●●●-●●●-●●●●までFAXしてください．
外来主治医に報告させていただきます．
ご不明な点ありましたら，京都大学医学部附属病院薬剤部（▲▲▲-▲▲▲-▲▲▲▲）までご連絡ください．

年　　　月　　　日　報告者　京大病院　薬剤部　＿＿＿＿＿＿　ver. 2.0

FAX ⇧ ●●●-●●●-●●●●

番号　　　　　　患者名

京大病院 呼吸器内科外来，薬剤部吸入指導チーム 御中
下記の再評価のとおり，指導できたことを報告します．

指導日　　　年　　　月　　　日　　　　薬局 薬剤師

スイングヘラー(メプチン)の説明手順・吸入評価項目

指導した項目・できた項目には☑印がつけてあります．

説明手順	初回評価	再評価(薬局用)	項目
□	□	□	①残カウンターの確認 ▶残量カウンターに0が表示された場合は新しいものと交換する
□	□	□	②キャップを開ける ▶吸入器に表と裏があるため注意！
□	□	□	③押しボタンを押す ▶ラベルに表（水平）と表示している面を上に向けて持つ． ▶青色の押しボタンを「カチッ」と音がするまで押す． ▶1回分の薬がセットされ，カウンターの数が1つ減ったことを確認する ＊カウンターの面を下や横に向けて持つと1吸入分を正確に吸入できない
□	□	□	④吸入前の息の吐き出し ▶吸入器に息を吹きかけない．吸入器をくわえる前に，十分に息を吐き出す
□	□	□	⑤吸入する ▶マウスピースを唇でしっかりとくわえ，正面を向いたまま，速くできる限り息を吸い込む ＊空気の取り入れ口をふさがないように持つ
□	□	□	⑥息こらえ ▶吸入後は5秒程度(無理をしない程度に)息を止める(鼻からの息も止める) ▶1回の吸入でうまく吸入できていない場合は，④～⑥を1-2回くり返す
□	□	□	⑦キャップを閉じる ▶防湿キャップをしっかり閉じる
□	□	□	⑧うがいをする ▶吸入後は口に残った薬を洗い流すためにうがいを実施する

【吸入器(スイングヘラー)について】
- 絶対に水洗いはしないこと．
- 湿気により内容物が固まるのを防ぐ為，キャップはしっかり閉じて保管すること．

指導上気になったこと

（　　　　　　　　　　　　　　　　）

できなかった項目について重点的に吸入指導をお願いします．
吸入指導後に再度評価をしていただき，●●●-●●●-●●●●までFAXしてください．
外来主治医に報告させていただきます．
ご不明な点ありましたら，京都大学医学部附属病院薬剤部(▲▲▲-▲▲▲-▲▲▲▲)までご連絡ください．

年　　　月　　　日 報告者　京大病院 薬剤部 ＿＿＿＿＿＿ ver. 2.0

FAX ●●●-●●●-●●●●

患者番号　　　　　　　　　　患者名

京大病院 呼吸器内科外来，薬剤部吸入指導チーム 御中

下記の再評価のとおり，指導できたことを報告します．

指導日　　　　年　　　月　　　日　　　　　薬局 薬剤師

レスピマット（スピリーバ，スピオルト）の説明手順・吸入評価項目

＊カートリッジは薬剤払い出し時に1本分装着をお願いいたします．

＊1日1回2吸入

指導した項目・できた項目には☑印がつけてあります．

説明手順	初回評価	再評価（薬局用）	項目
□	□	□	①透明ケースを「カチッ」と音がするまで180度回転させる
□	□	□	②緑色のキャップを開ける
□	□	□	③吸入前の息の吐き出し ▶吸入器に息を吹きかけない．吸入器をくわえる前に，十分に息を吐き出す
□	□	□	④吸入する ▶マウスピースを唇でしっかりとくわえ，正面を向いたまま，噴霧ボタンを押すと同時に2秒以上かけてゆっくり吸い込む
□	□	□	⑤息こらえ ▶吸入後は5秒程度（無理をしない程度に）息を止める（鼻からの息も止める）
□	□	□	⑥キャップを閉じ再度①～⑤を行う（1日1回2吸入）
□	□	□	⑦うがいをする ▶吸入後は口に残った薬を洗い流すためにうがいを実施する

指導上気になったこと

（　　　　　　　　　　　　　　　　　　　　）

できなかった項目について重点的に吸入指導をお願いします．

吸入指導後に再度評価をしていただき，●●●-●●●-●●●●までFAXしてください．

外来主治医に報告させていただきます．

ご不明な点ありましたら，京都大学医学部附属病院薬剤部（▲▲▲-▲▲▲-▲▲▲▲）までご連絡ください．

年　　　月　　　日 報告者 京大病院 薬剤部 ＿＿＿＿＿＿＿＿　ver.3.0

FAX ●●●-●●●-●●●●

患者番号　　　　　　　　患者名

京大病院　呼吸器内科外来，薬剤部吸入指導チーム 御中
下記の再評価のとおり，指導できたことを報告します．

指導日　　　年　　月　　日　　　　薬局　薬剤師

ジェヌエア(エクリラ)の説明手順・吸入評価項目

指導した項目・できた項目には☑印がつけてあります．

説明手順	初回評価	再評価(薬局用)	項　目
□	□	□	①残カウンターを確認する ▶残量カウンターに0が表示された場合は新しいものと交換する
□	□	□	②キャップを開ける
□	□	□	③ボタンを押して離す ▶吸入器を水平に持ち，ボタンを下までしっかりと押して離す ▶カウンター下の信号が緑色になったら吸入準備ができた状態 赤色の場合はもう一度ボタン押す
□	□	□	④吸入前の息の吐き出し ▶吸入器に息を吹きかけない. 吸入器をくわえる前に, 十分に息を吐き出す
□	□	□	⑤吸入する ▶吸入器を平行に持ち, マウスピース(吸気口)を軽くくわえて, 口からはやく！深く！息を吸い込む．吸入時「カチッ」と音が聞こえる ▶カウンター下の信号が緑色→赤色になっている場合はOK
□	□	□	⑥息こらえ ▶吸入後は5秒程度(無理をしない程度に)息を止める(鼻からの息も止める) ＊吸入不十分な場合（甘みや粉の感覚がない場合）の対応について ▶カウンター下の信号が緑のままの場合は④～⑥を1-2回くり返す
□	□	□	⑦キャップを閉じる
□	□	□	⑧うがいをする ▶吸入後は口に残った薬を洗い流すためにうがいを実施する

指導上気になったこと
（　　　　　　　　　　　　）

できなかった項目について重点的に吸入指導をお願いします．
吸入指導後に再度評価をしていただき, ●●●-●●●-●●●●までFAXしてください．
外来主治医に報告させていただきます．
ご不明な点ありましたら, 京都大学医学部附属病院薬剤部(▲▲▲-▲▲▲-▲▲▲▲)までご連絡ください．

年　　月　　日 報告者　京大病院　薬剤部 ________ ver. 2.0

患者番号　　　　　　　　　　患者名

FAX

●●●-●●●-●●●●

京大病院 呼吸器内科外来，薬剤部吸入指導チーム 御中
下記の再評価のとおり，指導できたことを報告します．

指導日　　　年　　　月　　　日　　　　　薬局 薬剤師

アズマネックスツイストヘラーの説明手順・吸入評価項目

指導した項目・できた項目には☑印がつけてあります．

説明手順	初回評価	再評価（薬局用）	項目
□	□	□	①残カウンターを確認する ▶残量カウンターが0になれば新しいものと交換する
□	□	□	②キャップを開ける ▶吸入器をまっすぐ立てて持つ ▶キャップを持ち，音がするまで左に回した後上に引っ張る ▶この作業だけで吸入準備完了
□	□	□	③吸入前の息の吐き出し ▶吸入器に息を吹きかけない．吸入器をくわえる前に，十分に息を吐き出す
□	□	□	④吸入する ▶マウスピースをしっかりとくわえ，正面を向いたまま，うどんをすする様に一気に吸い込む
□	□	□	⑤息こらえ ▶吸入後は5秒程度（無理をしない程度に）息を止める（鼻からの息も止める） ＊吸入不十分な場合の対応について ▶1回の吸入でうまく吸入できていない場合は，グリップを動かさず③～⑤を1-2回くり返す
□	□	□	⑥キャップを閉じる ▶「カチッ」と音がするまで右に回す
□	□	□	⑦うがいをする ▶吸入後は口に残った薬を洗い流すためにうがいを実施する

指導上気になったこと

（　　　　　　　　　　　　　　　　）

できなかった項目について重点的に吸入指導をお願いします．
吸入指導後に再度評価をしていただき，●●●-●●●-●●●●までFAXしてください．
外来主治医に報告させていただきます．
ご不明な点ありましたら，京都大学医学部附属病院薬剤部（▲▲▲-▲▲▲-▲▲▲▲）までご連絡ください．

年　　　月　　　日 報告者　京大病院 薬剤部

患者さんへ

この用紙は 京大病院薬剤部お渡し口
院外薬局 に処方箋と一緒に提出してください.

吸入指導依頼せん

患者番号＿＿＿＿＿＿＿＿　　　　月　　　日

患者氏名＿＿＿＿＿＿＿＿　　医師名＿＿＿＿＿＿＿＿

● 目標

□ 吸入手技の習得

□ 疾病と治療についての理解

指導回数 ；□初回 □継続

残薬確認 ；□必要 □不要

● スペーサー・吸入補助具の必要

□不要 □必要時追加（吸入指導時に薬剤師が判断） □要

● 喘息治療管理料2（病院のみ）

□あり □なし

- 吸入補助器具を用いた指導は初回のみ算定可能
- 吸入ステロイドを使用していること
- 6歳未満または65歳以上の喘息患者

● 院外薬局での吸入指導について

□ 実薬を使用して手技を確認する※病院では実薬を吸入しておりません

● 発作治療薬の使い方

□ 処方なし

□ （　　　　　　　） 1回　　吸入, 1日　　回まで（　時間あけて）

● 吸入薬の処方内容

□ 本日の処方内容ですべて（以下記載不要）

□ 本日の処方以外に吸入薬あり（処方内容を記載してください）

備考

ご不明点については，こちらにお問い合わせください.（薬剤部▲▲▲-▲▲▲-▲▲▲▲　院内PHS ■■■■）

保険薬局で吸入薬の使い方や注意点について，薬剤師から指導を受けることで，より有効で安全な吸入治療を行うことができます.
その場合，服薬情報等提供料として，保険金額1割から3割負担で，20円から90円を最大月1回ご負担していただくことがあります.

患者さんへ

この用紙は　院外薬局　に処方箋と一緒に提出してください.

吸入指導依頼せん

患者番号　　　　　　　　　　　　　　　月　　　日

患者氏名　　　　　　　　　　　　　　　医師名

● 目標

□ 吸入手技の習得

□ 疾病と治療についての理解

指導回数；□初回　□継続

残薬確認；□必要　□不要

● スペーサー・吸入補助具の必要

□不要　□必要時追加（吸入指導時に薬剤師が判断）　□要

● 院外薬局での吸入指導について

□ 実薬を使用して手技を確認する※病院では実薬を吸入しておりません

● 発作治療薬の使い方

□ 処方なし

□ （　　　　　　　）1回　　吸入，1日　　回まで（　　時間あけて）

● 吸入薬の処方内容

□ 本日の処方内容ですべて（以下記載不要）

□ 本日の処方以外に吸入薬あり（処方内容を記載してください）

備考

保険薬局の先生へ

吸入指導後，吸入手技の評価を裏の評価表に記載し，京大病院薬剤部までFAX返信（●●●-●●●-●●●●）を宜しくお願い致します.

ご不明点については，こちらにお問い合わせください.（薬剤部▲▲▲-▲▲▲-▲▲▲▲　院内PHS ■■■■）

保険薬局で吸入薬の使い方や注意点について，薬剤師から指導を受けることで，より有効で安全な吸入治療を行うことができます.
その場合，服薬情報等提供料として，保険金額1割から3割負担で，20円から90円を最大月1回ご負担していただくことがあります.

FAX ●●●-●●●-●●●●

実施日：　　年　　月　　日

吸入指導評価表

宛先医療機関名：京都大学医学部附属病院　　診療科：　　主治医：

薬局名：　　指導薬剤師名：

患者ID：　　患者名：　　指導回数：　　回目

説明の内容

□口頭にて確認　□吸入薬説明書にて確認　□実演してもらい確認

吸入手技に関する理解度　○：できる △：次回確認必要　×：できない

内容	薬剤名（　　）	薬剤名（　　）
器具の操作		
振る（pMDIのみ）		
吸入前の息の吐き出し		
吸入動作		
吸入速度 （DPIは強く深く，pMDIは深くゆっくり）		
息止め（5秒程度）		
うがい		
全体評価		

医師への連絡事項

吸入コンプライアンス　；　良　不良

残薬の有無　；　あり　なし

副作用　；　なし　あり（　　）

その他

保険薬局の先生へ

吸入指導し，吸入手技の評価をこちらの用紙に記載し，京大病院薬剤部までFAX返信（●●●-●●●-●●●●）宜しくお願い致します．

ver. 2.0

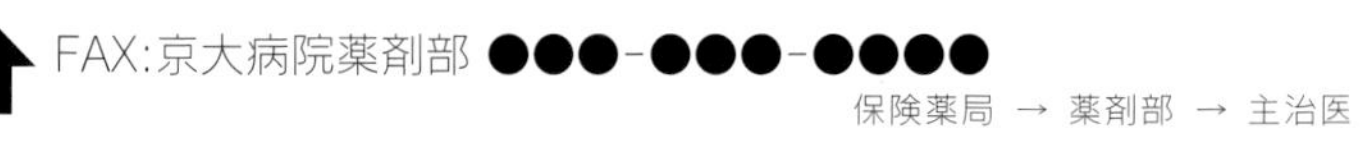

京都大学医学部附属病院 薬剤部　御中　　　　報告日：　　年　　月　　日

【アフィニトール錠】服薬情報提供書（トレーシングレポート）

担当医　　　　　科 先生　御机下	保険薬局　名称・所在地
患者ID： 患者名：	電話番号： FAX番号： 担当薬剤師名：　　　　印

上記治療薬に関する薬学的管理（服薬状況の把握及び服薬指導）を行いました．
下記のとおり，ご報告いたします．ご高配賜りますようお願い申し上げます．

【服薬状況（※指示どおりに服用できているかを確認してください）】
□ 指示どおりに服用できている　□ 指示どおりに服用できていない（詳細：　　　　）□ 休薬中
（指示どおり服用できていない，休薬中に該当した場合）
－理由
□ 飲み忘れ　□ 用法・用量の理解不足　□ 副作用の発現（　　　　）
□ その他（　　　　）
－次回診察時に調節が必要な残薬　□なし　□あり：＿＿＿錠（報告日時点）

【副作用の評価（※　　の症状が「あり」の場合は，電話での速やかな報告もお願いします）】
・骨髄抑制（好中球減少・血小板減少・ヘモグロビン減少）□なし　□あり（受診日以外の検査値について）
・発熱　□なし　□あり
・感染症様症状（喉の痛み，排尿時痛）　□なし　□あり
・呼吸困難・息切れ・空咳　□なし　□あり
・直近における腎機能の急激な悪化　□なし　□あり

症状	Grade0	Grade1	Grade2	Grade3（※症状の詳細を下記に記入）
下痢	□ なし	□ ＜4回/日の排便回数の増加	□ 4-6回/日の排便回数の増加；身の回り以外の日常生活動作の制限	□ 7回以上/日の排便回数の増加；便失禁；身の回りの日常生活動作の制限
食欲不振 吐き気	□ なし	□ 摂食習慣の変化を伴わない食欲低下	□ 顕著な体重減少,脱水または栄養失調を伴わない経口摂食量減少	□ カロリーや水分の経口摂取が不十分；経管栄養/TPN/入院を要する
嘔吐	□ なし	□ 24時間に1-2エピソードの嘔吐（5分以上の間隔が開いた嘔吐）	□ 24時間に3-5エピソードの嘔吐（5分以上の間隔が開いた嘔吐）	□ 24時間に6エピソード以上の嘔吐（5分以上の間隔が開いた嘔吐）
疲労感	□ なし	□ 休息により軽快する疲労	□ 休息によって軽快しない疲労；身の回り以外の日常生活動作の制限	□ 休息によって軽快しない疲労；身の回りの日常生活動作の制限
口内炎	□ なし	□ 症状がない，または軽度の症状がある；治療を要さない	□ 中等度の疼痛；経口摂取に支障がない；食事の変更を要する	□ 高度の疼痛；経口摂取に支障がある
高血糖	□ なし	□ 空腹時血糖値＞ULN-160mg/dL	□ 空腹時血糖値＞160-250mg/dL	□ 空腹時血糖値＞250-500mg/dL

症状の詳細・その他の症状：

薬剤師としての提案事項・その他の報告事項

＜注意＞　FAX による情報伝達は，疑義照会ではありません．
緊急性のある疑義照会は通常どおり電話にてお願いします．

初回服薬指導内容情報提供書（京都大学病院▶保険薬局）

アフィニトール錠開始に伴い，当院薬剤部で初回服薬指導実施しました．指導内容はFAX1 〜4枚目をご参照ください．

患者ID:

患者氏名:

■ かかりつけ薬局（□ 無 □ 有）

薬局名：

TEL ：________ FAX ：________

□ 今回処方分の在庫状況を確認し，患者に対して情報提供した

□ 保険薬局への情報提供について患者の同意を得た

■ 処方内容

アフィニトール錠 ____mg 1回 ___ 錠 1日1回 _______ （ ： ）内服

___/___ 〜開始，____ 日分処方あり （↑乳腺外科においては診療科の方針で“起床時”で処方されます．飲み忘れの場合は，食後2時間後以降に服用するよう説明すること）

■ 用法・用量に関する特記事項（□なし □あり（下記参照））

■ 説明時の確認事項

□ 主治医より治療確認シートが交付されてることを確認した

□ 当院作成の説明書および自己管理ノートを交付した

□ 副作用症状について，自己管理ノートへの記録方法について説明した

□ 緊急時の連絡先（積貞棟1Fがん診療部受付/救急外来/薬剤部）について説明した

□ 副作用について以下の項目を説明した

- □重大な副作用（間質性肺疾患，感染症，腎不全）について説明した
- □一般的な副作用について説明した
- □口内炎（服用開始後の口腔内の観察，口内炎対策）について説明した

□ 保険薬局での対応について確認した

- □ アフィニトール錠をすぐに受け取れなかった場合は，服用開始日について次回来院時に主治医に伝えるよう説明した
- □ 服薬状況や副作用の確認のため，保険薬局でも自己管理ノートを提出するよう説明した（□ 同意あり，□ 同意なし）

■ 相互作用についての確認事項

□ 食後服用でCmax，AUC低下の報告があるため，食後または空腹時のいずれか一定の条件で服用するよう指導した（□ 空腹時（ ）□ 食後（ ））

□ グレープフルーツまたはグレープフルーツジュースの摂取により本剤の効果の増強やセイヨウオトギリソウ(セント・ジョーンズ・ワート)含有食品の摂取により本剤の効果が減弱する可能性があるため，治療期間中は避けていただくよう指導した

□ CYP3A4またはPgp誘導薬および阻害薬の併用（□なし □あり（下記参照））

□ 生ワクチン(乾燥弱毒生麻しんワクチン，乾燥弱毒生風しんワクチン，経口生ポリオワクチン，乾燥BCG 等)の併用がないことを確認した(□問題なし □問題あり( ))

併用薬に関する情報（処方変更，医師への確認事項）

■ 日常生活で気をつけることについて説明

□ 間質性肺疾患が現れることがあるため，咳嗽，呼吸困難，発熱等の呼吸器症状が現れた場合には，ただちに連絡するよう指導した

保険薬局の薬剤師 御机下

（コンプライアンス，副作用状況等についてお気づきのことがあればトレーシングレポートにて報告ください．カルテ記載し，主治医に報告させていただきます．ご協力をよろしくお願い致します．）

指導担当薬剤師：

京大病院薬剤部 2016/10/18改訂

服薬指導内容情報提供書（京都大学病院▶保険薬局）

アフィニトール錠用量変更に伴い，服薬情報提供書を送付致します．

患者ID:

患者氏名:

■ かかりつけ薬局（□ 無 □ 有）

薬局名：

TEL：________ FAX：________

□ 今回処方分の在庫状況を確認し，患者に対して情報提供した

□ 保険薬局への情報提供について患者の同意を得た

■ 処方内容

アフィニトール錠 ____mg　1回 ___ 錠 1日1回 ________（　:　）内服

___/___ ～開始，____ 日分処方あり

■ 用法・用量に関する特記事項（□なし □あり（下記参照））

保険薬局の薬剤師 御机下

（コンプライアンス，副作用状況等についてお気づきのことがあればトレーシングレポートにて報告ください．カルテ記載し，主治医に報告させていただきます．ご協力をよろしくお願い致します．）

指導担当薬剤師：

京大病院薬剤部　2016/4/5 作成

アフィニトール錠について

この説明書はあなたの治療に使われるアフィニトール錠に関する一般的な情報です

京都大学医学部附属病院　薬剤部
2019年10月1日 改訂 第2版

効　能

がん細胞の成長や増殖，血管新生を調節するmTOR（エムトール）というタンパクの作用をおさえる分子標的薬です．手術でがんを取りきれない神経内分泌腫瘍の患者さんに用いられる飲み薬です．神経内分泌腫瘍以外にも腎細胞がん，乳がんなどの治療にも用いられています．

飲み方

決められた量を1日1回飲んでください．
効果に影響が出るおそれがあるため，
食後または空腹時のいずれか一定の条件でお飲みください．
※食後：食後30分以内，空腹時：食事の1時間以上前または食後2時間以降が目安です．

■ あなたのお薬の量

	刻印	薬剤	用量
□	NVR / LCL	アフィニトール錠2.5mg (長径:10.1mm，短径:4.1mm，厚さ:2.9mm，約5,470円/錠)	1回　錠 1日1回(　:　)服用
□	NVR / 5	アフィニトール錠5mg (長径:12.1mm，短径:4.9mm，厚さ:4.1mm，約10,600円/錠)	1回　錠 1日1回(　:　)服用

■ 服用時の注意点

①決められた量を守りましょう

飲む量は，あなたの症状から最も適切と判断して，担当の医師により決められているので，自分の判断で変更しないでください．

②飲み忘れた場合

飲み忘れに気づいた時間がいつもの服用時間から6時間以内であれば，すぐにお飲みください．6時間以上経過している場合は，次の日のいつもの時間に1回分だけお飲みください．決して2回分を一度に飲まないでください．

③間違えてたくさん飲んでしまった場合

ただちに担当の医師または薬剤師，看護師に連絡してください．

■併用してはいけない薬・併用を注意すべき薬，飲食物について

他のお薬やサプリメント・健康食品を使用している場合は，飲み合わせが悪い例もあるので，担当の医師または薬剤師に相談してください．

併用してはいけない薬

生ワクチン(乾燥弱毒生麻しんワクチン，乾燥弱毒生風しんワクチン，経口生ポリオワクチン，乾燥BCG)
＊ワクチン接種により病気を引き起こすおそれがあります
＊予防接種を受ける場合は，担当の医師または薬剤師に相談してください

併用に注意が必要なもの

- グレープフルーツ，グレープフルーツジュース，セイヨウオトギリソウ含有の健康食品，抗てんかん薬(フェノバルビタール，フェニトイン，カルバマゼピンなど)，抗真菌薬，一部の抗生物質など
  ＊アフィニトール錠の効果や副作用に影響を及ぼすおそれがあります
- 不活化ワクチン（不活化インフルエンザワクチンなど）
  ＊ワクチンの効果が得られない場合があります

重大な副作用

下記のような症状に気づいたら，服用をやめて，ただちに医師・薬剤師・看護師まで連絡してください．

※【緊急連絡先】積貞棟1階：●●●-●●●-●●●●，救急外来：■■■-■■■-■■■■，薬剤部：▲▲▲-▲▲▲-▲▲▲▲

間質性肺疾患 (15.1%)	肺の内部にある間質とよばれる部分に炎症が生じる副作用です． 症状：痰が出ない咳（空咳），息が苦しい，息切れ，発熱
感染症 (21.8%)	免疫機能が低下して，健康なときにはかからないような感染症（日和見感染）にかかってしまうことがあります． 症状：38℃以上の発熱，寒気，咳・喉の痛み，排尿時の痛み，残尿感
腎不全 (1.0%)	急速に腎機能が低下することがあります． 症状：尿量減少，むくみ，のどの渇き，吐き気，食欲不振

一般的な副作用

副作用には自分でわかるものと，検査でわかるものがあります．
副作用の種類や程度，現れる時期には個人差があります．
副作用症状のモニタリングのために，自己管理ノートを毎日記録しましょう．

白血球減少 (5.5%) 好中球減少 (5.5%)	白血球や好中球には体外から侵入した菌を殺す働きがあります． 白血球（特に好中球）が減少すると体の抵抗力が低下して，感染症（肺炎，鼻咽頭炎，口腔ヘルペス等）にかかりやすくなります． 対策：手洗い・うがい，マスクの着用を心掛けましょう．
貧血 (11.4%) ヘモグロビン減少 (2.3%)	赤血球中のヘモグロビンには血液中の酸素を全身に運ぶ働きがあります． ヘモグロビンが減少すると貧血症状（手足の冷え，めまい，動悸・息切れなど）を起こしやすくなります． 対策：起き上がるときや立ち上がるときはゆっくり動き始めましょう．
血小板減少 (10.4%)	血小板には出血を止める働きがあります．血小板が減少すると，出血しやすくなったり（鼻，歯茎等から出血），血が止まりにくくなります． 対策：歯ブラシは毛が柔らかいものを使用し，鼻は優しくかみましょう．
食欲不振 (20.1%) 悪心 (20.1%)	むかむかしたり，場合によっては吐いてしまうことがあります．また，その影響で食欲が 一時的に低下することがあります． 対策：必要に応じて吐き気をおさえる薬を使用します． 無理をせず食べられるもの，好きなものを少しずつ食べましょう．
下痢 (34.3%)	腸管細菌のバランスが変化し，下痢が起こることがあります． 対策：脱水予防のため，水分をこまめに摂りましょう． 必要に応じて整腸剤や下痢止めの薬を使用します．
口内炎 (64.2%)	口の中の粘膜が障害を受け，口内炎が起こることがあります． 対策：うがいや歯磨きをこまめに行い，口の中を清潔に保ちましょう． 痛みが強い場合は，痛みや炎症を和らげるお薬を使います． 症状がある場合は，刺激物や熱いもの，アルコールの摂取は避けましょう．
高血糖 (13.7%) 高コレステロール血症 (10.3%) 高トリグリセリド血症 (3%)	血糖，コレステロール，トリグリセリドなどの数値が上がり，糖尿病や脂質代謝異常症の発症や増悪が起こることがあります． 対策：定期的に血液検査を行います． 生活スタイルの見直しが必要になったり，治療薬が追加となる場合があります．
味覚異常 (17.2%)	治療前と比べて，食べ物の味や食感が変化することがあります． 対策：調味料を使ったり，ダシをきかせるなど食事の味つけを工夫しましょう．
疲労 (32.4%)	体がだるい，やる気が出ない，集中力がない等の症状が出ることがあります． 対策：1日のスケジュールを調節し，休養，睡眠を十分にとるようにしましょう．
皮膚障害 発疹 (48.5%) かゆみ (14.7%) 爪の障害 (12.7%)	発疹や乾燥，瘙痒感，爪の障害（爪の変形，割れる，爪囲炎）などの皮膚症状があらわれることがあります． 対策：必要に応じて，保湿剤，抗アレルギー薬，ステロイド等の薬を使用します．

口内炎について

アフィニトール錠の服用により，口の中が荒れて痛みや出血，食べ物が飲み込みにくくなるなど口内炎の症状が現れる場合があります．口内炎の症状が重くなると，痛みが強く，食事がとれなくなったり，口内炎の傷口から細菌やウイルスが入り感染しやすくなったりするなど，服用継続に悪影響を及ぼします．
症状が出現した場合は放置せず，ただちに担当の医師，薬剤師，看護師に相談してください．
口内炎は正しい予防と早期の対応でコントロールできます．

■ アフィニトール錠の服用を開始したら

鏡を見ながら口の中の状態を
1日1回観察しましょう

＊観察のポイント

- 口内炎の有無
- 口内炎の状態
（大きさ，色，はれ，痛み，出血 等）
- 口臭や味覚の変化の有無

＊口内炎の起こりやすい部位

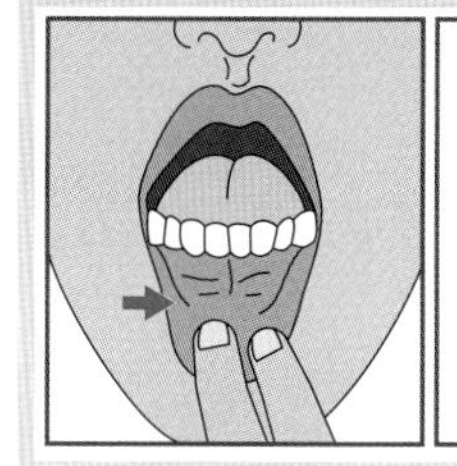

唇の裏側

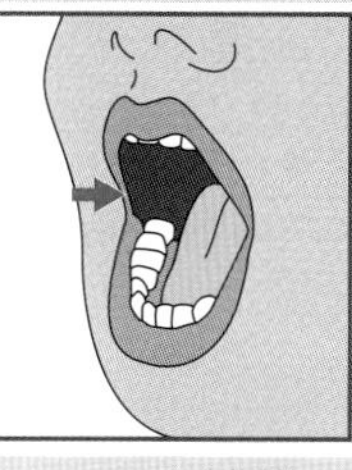

ほほの粘膜

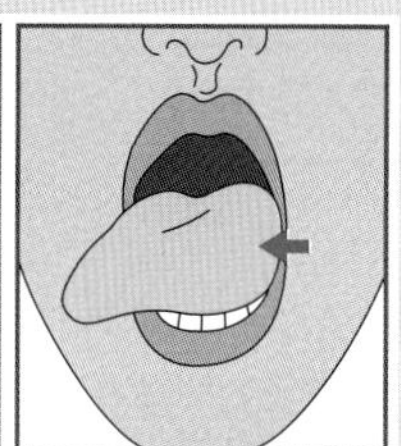

舌の周囲（裏側）

■ 口内炎対策のポイント

①口の中を清潔にする

口の中をきれいにしておくことは，口内炎の重症化を避けたり感染の予防になります

歯磨き：口内炎のある部位に歯ブラシが当たったり，歯磨き粉によりしみたり痛みが出たりするため，できるだけ粘膜に刺激の少ない方法で磨きましょう．

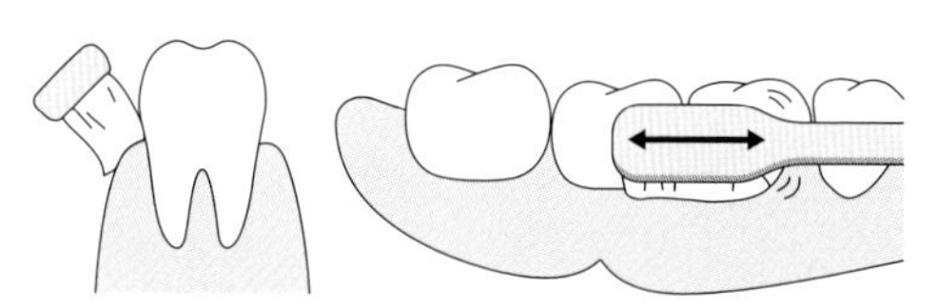

- 1日4回行う（食事をしていなくても歯垢が歯につくので，1日1回は歯磨きを行う）
- 柄がまっすぐ，ヘッドは小型，毛はナイロン製のブラシを選ぶ
- 歯磨き粉はメントールやアルコールが含まれていない低刺激性のものを選ぶ

②口の中を保湿する

口の中をしめった状態に保つことで，症状の軽減が期待できます

うがい：処方されたうがい薬や生理食塩水により，定期的にうがいを行いましょう．

- 最低1日3回，可能であれば1日8回（およそ2時間ごと）行う
- うがい薬は低刺激性のものを選択する

③痛みを和らげる

口内炎の治療薬（軟膏剤）や痛み止めを使うことで，症状の軽減が期待できます

うがい薬や痛み止めが必要な場合は，担当の医師，薬剤師に相談してください．

④食事の工夫をする

食べ物や食べ方など食事を工夫することで痛みを和らげることができます

- 炎症部位への刺激を少なくするため，熱いものは避けて人肌程度に冷ましてから食べる
- 塩分や酸味，香辛料など刺激の強い食べ物は控える
- 食べやすいようによく煮込んだり，とろみをつけたり，裏ごしをする
- 痛みが強い場合には，バランス栄養飲料(濃厚流動食)や栄養補助食品などを利用する
- 口の粘膜を刺激するためアルコールの摂取は控える

アフィニトール錠について

この説明書はあなたの治療に使われるアフィニトール錠に関する一般的な情報です

京都大学医学部附属病院　薬剤部
2019年10月1日 改訂 第2版

効　能

がん細胞の成長や増殖，血管新生を調節するmTOR（エムトール）というタンパクの作用をおさえる分子標的薬です．腎細胞がんが進行して手術でがんが取りきれない場合や他の臓器に転移のある患者さんに用いられる飲み薬です．腎細胞がん以外にも乳がん，神経内分泌腫瘍などの治療にも用いられています．

飲み方

決められた量を1日1回飲んでください．
効果に影響が出るおそれがあるため，
食後または空腹時のいずれか一定の条件でお飲みください．
※食後：食後30分以内，空腹時：食事の1時間以上前または食後2時間以降が目安です．

■ あなたのお薬の量

□	刻印 NVR LCL アフィニトール錠2.5mg（長径:10.1mm，短径:4.1mm，厚さ:2.9mm，約5,470円/錠）	1回　　錠 1日1回(　：　)服用
□	刻印 NVR 5 アフィニトール錠5mg（長径:12.1mm，短径:4.9mm，厚さ:4.1mm，約10,600円/錠）	1回　　錠 1日1回(　：　)服用

■ 服用時の注意点

①決められた量を守りましょう

飲む量は，あなたの症状から最も適切と判断して，担当の医師により決められているので，自分の判断で変更しないでください．

②飲み忘れた場合

飲み忘れに気づいた時間がいつもの服用時間から6時間以内であれば，すぐにお飲みください．6時間以上経過している場合は，次の日のいつもの時間に1回分だけお飲みください．決して2回分を一度に飲まないでください．

③間違えてたくさん飲んでしまった場合

ただちに担当の医師または薬剤師，看護師に連絡してください．

■併用してはいけない薬・併用を注意すべき薬，飲食物について

他のお薬やサプリメント・健康食品を使用している場合は，飲み合わせが悪い例もあるので，担当の医師または薬剤師に相談してください．

併用してはいけない薬

生ワクチン(乾燥弱毒生麻しんワクチン, 乾燥弱毒生風しんワクチン, 経口生ポリオワクチン, 乾燥BCG)
＊ワクチン接種により病気を引き起こすおそれがあります
＊予防接種を受ける場合は，担当の医師または薬剤師に相談してください

併用に注意が必要なもの

- グレープフルーツ, グレープフルーツジュース, セイヨウオトギリソウ含有の健康食品, 抗てんかん薬(フェノバルビタール, フェニトイン, カルバマゼピンなど), 抗真菌薬, 一部の抗生物質など
  ＊アフィニトール錠の効果や副作用に影響を及ぼすおそれがあります
- 不活化ワクチン（不活化インフルエンザワクチンなど）
  ＊ワクチンの効果が得られない場合があります

重大な副作用

下記のような症状に気づいたら，服用をやめて，ただちに医師・薬剤師・看護師まで連絡してください．

※【緊急連絡先】積貞棟1階：●●●-●●●-●●●●，救急外来：■■■-■■■-■■■■，薬剤部：▲▲▲-▲▲▲-▲▲▲▲

間質性肺疾患（15.1%）	肺の内部にある間質とよばれる部分に炎症が生じる副作用です． 症状：痰が出ない咳（空咳），息が苦しい，息切れ，発熱
感染症（21.8%）	免疫機能が低下して，健康なときにはかからないような感染症（日和見感染）にかかってしまうことがあります． 症状：38℃以上の発熱，寒気，咳・喉の痛み，排尿時の痛み，残尿感
腎不全（1.0%）	急速に腎機能が低下することがあります． 症状：尿量減少，むくみ，のどの渇き，吐き気，食欲不振

一般的な副作用

副作用には自分でわかるものと，検査でわかるものがあります．
副作用の種類や程度，現れる時期には個人差があります．
副作用症状のモニタリングのために，自己管理ノートを毎日記録しましょう．

白血球減少（5.5%） 好中球減少（5.5%）	白血球や好中球には体外から侵入した菌を殺す働きがあります． 白血球（特に好中球）が減少すると体の抵抗力が低下して，感染症（肺炎，鼻咽頭炎，口腔ヘルペス等）にかかりやすくなります． 対策：手洗い・うがい，マスクの着用を心掛けましょう．
貧血（11.4%） ヘモグロビン減少（2.3%）	赤血球中のヘモグロビンには血液中の酸素を全身に運ぶ働きがあります． ヘモグロビンが減少すると貧血症状（手足の冷え，めまい，動悸・息切れなど）を起こしやすくなります． 対策：起き上がるときや立ち上がるときはゆっくり動き始めましょう．
血小板減少（10.4%）	血小板には出血を止める働きがあります．血小板が減少すると，出血しやすくなったり（鼻，歯茎等から出血），血が止まりにくくなります． 対策：歯ブラシは毛が柔らかいものを使用し，鼻は優しくかみましょう．
食欲不振（20.8%） 悪心（19.3%）	むかむかしたり，場合によっては吐いてしまうことがあります．また，その影響で食欲が 一時的に低下することがあります． 対策：必要に応じて吐き気をおさえる薬を使用します． 無理をせず食べられるもの，好きなものを少しずつ食べましょう．
下痢（23.7%）	腸管細菌のバランスが変化し，下痢が起こることがあります． 対策：脱水予防のため，水分をこまめに摂りましょう． 必要に応じて整腸剤や下痢止めの薬を使用します．
口内炎（43.8%）	口の中の粘膜が障害を受け，口内炎が起こることがあります． 対策：うがいや歯磨きをこまめに行い，口の中を清潔に保ちましょう． 痛みが強い場合は，痛みや炎症を和らげるお薬を使います． 症状がある場合は，刺激物や熱いもの，アルコールの摂取は避けましょう．
高血糖（10.1%） 高コレステロール血症（19.7%） 高トリグリセリド血症（16.1%）	血糖，コレステロール，トリグリセリドなどの数値が上がり，糖尿病や脂質代謝異常症の発症や増悪が起こることがあります． 対策：定期的に血液検査を行います． 生活スタイルの見直しが必要になったり，治療薬が追加となる場合があります．
味覚異常（10.2%）	治療前と比べて，食べ物の味や食感が変化することがあります． 対策：調味料を使ったり，ダシをきかせるなど食事の味つけを工夫しましょう．
疲労（24.8%）	体がだるい，やる気が出ない，集中力がない等の症状が出ることがあります． 対策：1日のスケジュールを調節し，休養，睡眠を十分にとるようにしましょう．
皮膚障害 発疹（29.6%） かゆみ（14.2%） 爪の障害	発疹や乾燥，瘙痒感，爪の障害（爪の変形，割れる，爪囲炎）などの皮膚症状があらわれることがあります． 対策：必要に応じて，保湿剤，抗アレルギー薬，ステロイド等の薬を使用します．

口内炎について

アフィニトール錠の服用により，口の中が荒れて痛みや出血，食べ物が飲み込みにくくなるなど口内炎の症状が現れる場合があります．口内炎の症状が重くなると，痛みが強く，食事がとれなくなったり，口内炎の傷口から細菌やウイルスが入り感染しやすくなったりするなど，服用継続に悪影響を及ぼします．
症状が出現した場合は放置せず，ただちに担当の医師，薬剤師，看護師に相談してください．
口内炎は正しい予防と早期の対応でコントロールできます．

■ アフィニトール錠の服用を開始したら

鏡を見ながら口の中の状態を
1日1回観察しましょう

＊観察のポイント
- 口内炎の有無
- 口内炎の状態
  （大きさ，色，はれ，痛み，出血 等）
- 口臭や味覚の変化の有無

＊口内炎の起こりやすい部位

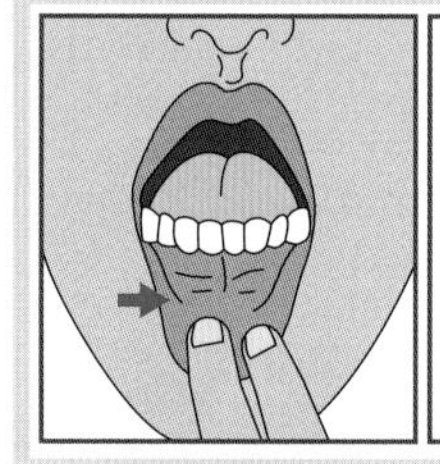
唇の裏側

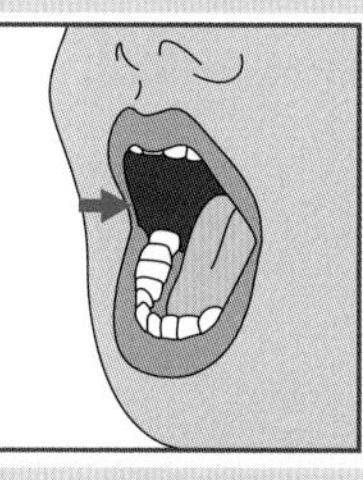
ほほの粘膜

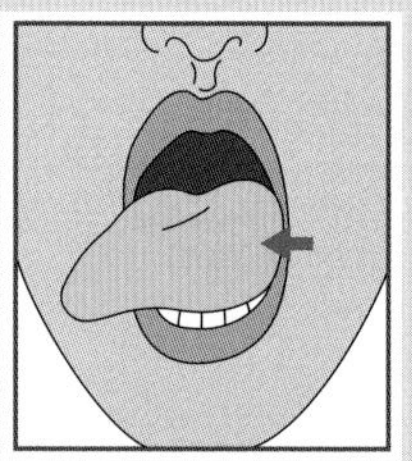
舌の周囲（裏側）

■ 口内炎対策のポイント

①口の中を清潔にする 口の中をきれいにしておくことは，口内炎の重症化を避けたり感染の予防になります

歯磨き：口内炎のある部位に歯ブラシが当たったり，歯磨き粉によりしみたり痛みが出たりするため，できるだけ粘膜に刺激の少ない方法で磨きましょう．

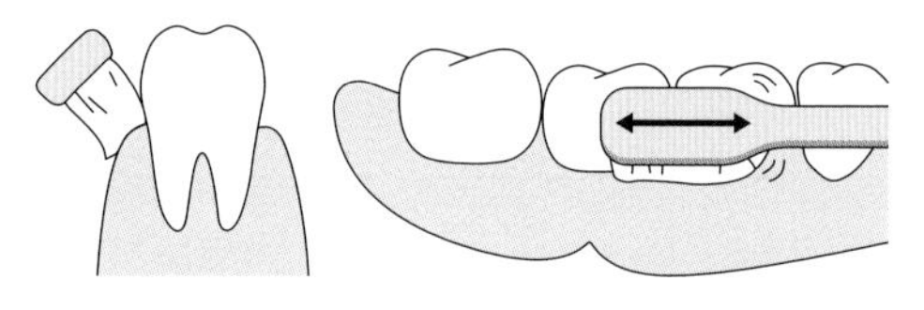

- 1日4回行う（食事をしていなくても歯垢が歯につくので，1日1回は歯磨きを行う）
- 柄がまっすぐ，ヘッドは小型，毛はナイロン製のブラシを選ぶ
- 歯磨き粉はメントールやアルコールが含まれていない低刺激性のものを選ぶ

②口の中を保湿する 口の中をしめった状態に保つことで，症状の軽減が期待できます

うがい：処方されたうがい薬や生理食塩水により，定期的にうがいを行いましょう．

- 最低1日3回，可能であれば1日8回（およそ2時間ごと）行う
- うがい薬は低刺激性のものを選択する

③痛みを和らげる 口内炎の治療薬（軟膏剤）や痛み止めを使うことで，症状の軽減が期待できます

うがい薬や痛み止めが必要な場合は，担当の医師，薬剤師に相談してください．

④食事の工夫をする 食べ物や食べ方など食事を工夫することで痛みを和らげることができます

- 炎症部位への刺激を少なくするため，熱いものは避けて人肌程度に冷ましてから食べる
- 塩分や酸味，香辛料など刺激の強い食べ物は控える
- 食べやすいようによく煮込んだり，とろみをつけたり，裏ごしをする
- 痛みが強い場合には，バランス栄養飲料（濃厚流動食）や栄養補助食品などを利用する
- 口の粘膜を刺激するためアルコールの摂取は控える

アフィニトール錠について

この説明書はあなたの治療に使われるアフィニトール錠に関する一般的な情報です

京都大学医学部附属病院　薬剤部
2019年10月1日 改訂 第2版

効　能

がん細胞の成長や増殖，血管新生を調節するmTOR（エムトール）というタンパクの作用をおさえる分子標的薬です．乳がんに対するホルモン療法薬の効果が弱まってきた場合に用いられる薬です．ホルモン療法薬（アロマターゼ阻害薬）を併用することで，がんの増殖をおさえる効果を維持します．

飲み方

決められた量を1日1回 空腹時 に飲んでください．
効果に影響が出るおそれがあるため，食後は避けて空腹時にお飲みください．
※空腹時：食事の1時間以上前または食後2時間以降が目安です．

■ あなたのお薬の量

□	刻印 NVR LCL アフィニトール錠2.5mg（長径:10.1mm，短径:4.1mm，厚さ:2.9mm，約5,470円/錠）	1回　錠 1日1回(　:　)服用
□	刻印 NVR 5 アフィニトール錠5mg（長径:12.1mm，短径:4.9mm，厚さ:4.1mm，約10,600円/錠）	1回　錠 1日1回(　:　)服用

■ 服用時の注意点

①決められた量を守りましょう

飲む量は，あなたの症状から最も適切と判断して，担当の医師により決められているので，自分の判断で変更しないでください．

②飲み忘れた場合

飲み忘れに気づいた時間がいつもの服用時間から6時間以内であれば，すぐにお飲みください．
6時間以上経過している場合は，次の日のいつもの時間に1回分だけお飲みください．決して2回分を一度に飲まないでください．

③間違えてたくさん飲んでしまった場合

ただちに担当の医師または薬剤師，看護師に連絡してください．

■併用してはいけない薬・併用を注意すべき薬，飲食物について

他のお薬やサプリメント・健康食品を使用している場合は，飲み合わせが悪い例もあるので，担当の医師または薬剤師に相談してください．

併用してはいけない薬

生ワクチン(乾燥弱毒生麻しんワクチン, 乾燥弱毒生風しんワクチン, 経口生ポリオワクチン, 乾燥BCG)

＊ワクチン接種により病気を引き起こすおそれがあります
＊予防接種を受ける場合は，担当の医師または薬剤師に相談してください

併用に注意が必要なもの

- グレープフルーツ, グレープフルーツジュース, セイヨウオトギリソウ含有の健康食品,
  抗てんかん薬(フェノバルビタール, フェニトイン, カルバマゼピンなど), 抗真菌薬, 一部の抗生物質など
  ＊アフィニトール錠の効果や副作用に影響を及ぼすおそれがあります
- 不活化ワクチン（不活化インフルエンザワクチンなど）
  ＊ワクチンの効果が得られない場合があります

重大な副作用

下記のような症状に気づいたら，服用をやめて，ただちに医師・薬剤師・看護師まで連絡してください．

※【緊急連絡先】積貞棟1階：●●●-●●●-●●●●，救急外来：■■■-■■■-■■■■，薬剤部：▲▲▲-▲▲▲-▲▲▲▲

間質性肺疾患 (15.1%)	肺の内部にある間質とよばれる部分に炎症が生じる副作用です． 症状：痰が出ない咳（空咳），息が苦しい，息切れ，発熱
感染症 (21.8.%)	免疫機能が低下して，健康なときにはかからないような感染症（日和見感染）にかかってしまうことがあります． 症状：38℃以上の発熱，寒気，咳・喉の痛み，排尿時の痛み，残尿感
腎不全 (1.0%)	急速に腎機能が低下することがあります． 症状：尿量減少，むくみ，のどの渇き，吐き気，食欲不振

一般的な副作用

副作用には自分でわかるものと，検査でわかるものがあります．
副作用の種類や程度，現れる時期には個人差があります．
副作用症状のモニタリングのために，自己管理ノートを毎日記録しましょう．

白血球減少 (5.5%) 好中球減少 (5.5%)	白血球や好中球には体外から侵入した菌を殺す働きがあります． 白血球（特に好中球）が減少すると体の抵抗力が低下して，感染症（肺炎，鼻咽頭炎，口腔ヘルペス等）にかかりやすくなります． 対策：手洗い・うがい，マスクの着用を心掛けましょう．
貧血 (11.4%) ヘモグロビン減少 (2.3%)	赤血球中のヘモグロビンには血液中の酸素を全身に運ぶ働きがあります． ヘモグロビンが減少すると貧血症状（手足の冷え，めまい，動悸・息切れなど）を起こしやすくなります． 対策：起き上がるときや立ち上がるときはゆっくり動き始めましょう．
血小板減少 (10.4%)	血小板には出血を止める働きがあります．血小板が減少すると，出血しやすくなったり（鼻，歯茎等から出血），血が止まりにくくなります． 対策：歯ブラシは毛が柔らかいものを使用し，鼻は優しくかみましょう．
食欲不振 (19.9%) 悪心 (17.6%)	むかむかしたり，場合によっては吐いてしまうことがあります．また，その影響で食欲が 一時的に低下することがあります． 対策：必要に応じて吐き気をおさえる薬を使用します． 無理をせず食べられるもの，好きなものを少しずつ食べましょう．
下痢 (19.5%)	腸管細菌のバランスが変化し，下痢が起こることがあります． 対策：脱水予防のため，水分をこまめに摂りましょう． 必要に応じて整腸剤や下痢止めの薬を使用します．
口内炎 (64.1%)	口の中の粘膜が障害を受け，口内炎が起こることがあります． 対策：うがいや歯磨きをこまめに行い，口の中を清潔に保ちましょう． 痛みが強い場合は，痛みや炎症を和らげるお薬を使います． 症状がある場合は，刺激物や熱いもの，アルコールの摂取は避けましょう．
高血糖 (10.6%) 高コレステロール血症 (7.5%) 高トリグリセリド血症 (5.0%)	血糖，コレステロール，トリグリセリドなどの数値が上がり，糖尿病や脂質代謝異常症の発症や増悪が起こることがあります． 対策：定期的に血液検査を行います． 生活スタイルの見直しが必要になったり，治療薬が追加となる場合があります．
味覚異常 (19.1%)	治療前と比べて，食べ物の味や食感が変化することがあります． 対策：調味料を使ったり，ダシをきかせるなど食事の味つけを工夫しましょう．
疲労 (23.9%)	体がだるい，やる気が出ない，集中力がない等の症状が出ることがあります． 対策：1日のスケジュールを調節し，休養，睡眠を十分にとるようにしましょう．
皮膚障害 発疹 (33.8%) かゆみ (10.0%) 爪の障害 (7.3%)	発疹や乾燥，瘙痒感，爪の障害（爪の変形，割れる，爪囲炎）などの皮膚症状があらわれることがあります． 対策：必要に応じて，保湿剤，抗アレルギー薬，ステロイド等の薬を使用します．

口内炎について

アフィニトール錠の服用により，口の中が荒れて痛みや出血，食べ物が飲み込みにくくなるなど口内炎の症状が現れる場合があります．口内炎の症状が重くなると，痛みが強く，食事がとれなくなったり，口内炎の傷口から細菌やウイルスが入り感染しやすくなったりするなど，服用継続に悪影響を及ぼします．
症状が出現した場合は放置せず，ただちに担当の医師，薬剤師，看護師に相談してください．
口内炎は正しい予防と早期の対応でコントロールできます．

■ アフィニトール錠の服用を開始したら

鏡を見ながら口の中の状態を
1日1回観察しましょう

＊観察のポイント
- 口内炎の有無
- 口内炎の状態
  （大きさ，色，はれ，痛み，出血 等）
- 口臭や味覚の変化の有無

＊口内炎の起こりやすい部位

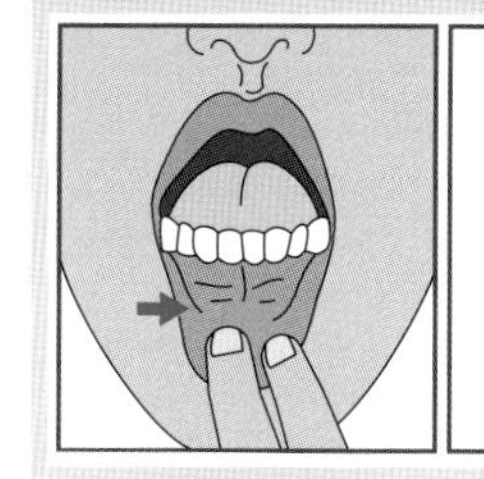

唇の裏側

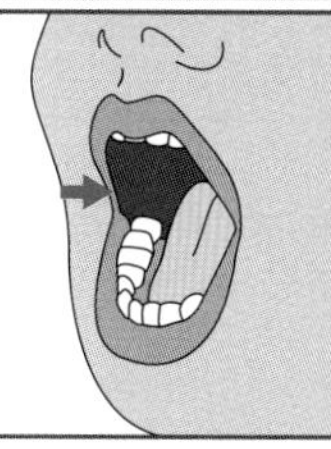

ほほの粘膜

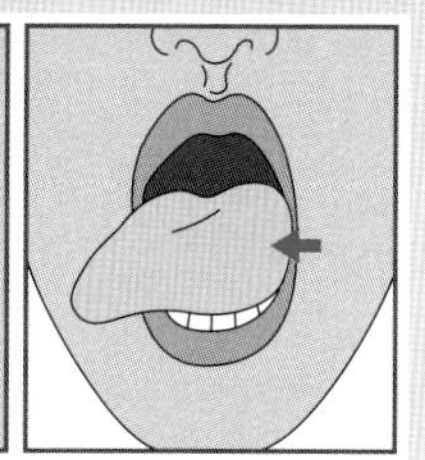

舌の周囲（裏側）

■ 口内炎対策のポイント

①口の中を清潔にする 口の中をきれいにしておくことは，口内炎の重症化を避けたり感染の予防になります

歯磨き：口内炎のある部位に歯ブラシが当たったり，歯磨き粉によりしみたり痛みが出たりするため，できるだけ粘膜に刺激の少ない方法で磨きましょう．

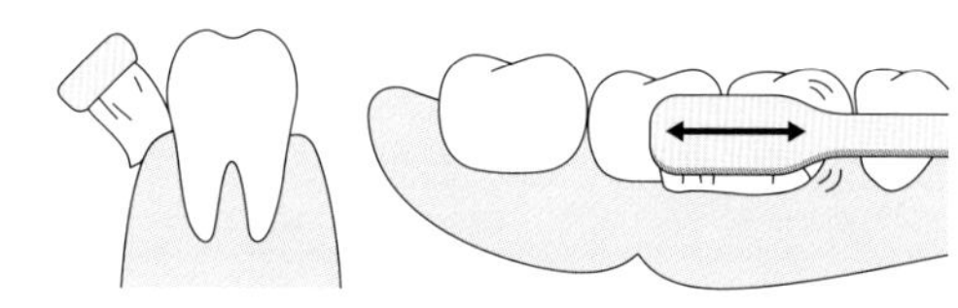

- 1日4回行う（食事をしていなくても歯垢が歯につくので，1日1回は歯磨きを行う）
- 柄がまっすぐ，ヘッドは小型，毛はナイロン製のブラシを選ぶ
- 歯磨き粉はメントールやアルコールが含まれていない低刺激性のものを選ぶ

②口の中を保湿する 口の中をしめった状態に保つことで，症状の軽減が期待できます

うがい：処方されたうがい薬や生理食塩水により，定期的にうがいを行いましょう．
- 最低1日3回，可能であれば1日8回（およそ2時間ごと）行う
- うがい薬は低刺激性のものを選択する

③痛みを和らげる 口内炎の治療薬（軟膏剤）や痛み止めを使うことで，症状の軽減が期待できます

うがい薬や痛み止めが必要な場合は，担当の医師，薬剤師に相談してください．

④食事の工夫をする 食べ物や食べ方など食事を工夫することで痛みを和らげることができます

- 炎症部位への刺激を少なくするため，熱いものは避けて人肌程度に冷ましてから食べる
- 塩分や酸味，香辛料など刺激の強い食べ物は控える
- 食べやすいようによく煮込んだり，とろみをつけたり，裏ごしをする
- 痛みが強い場合には，バランス栄養飲料（濃厚流動食）や栄養補助食品などを利用する
- 口の粘膜を刺激するためアルコールの摂取は控える

FAX：京大病院薬剤部 ●●●-●●●-●●●●

保険薬局 → 薬剤部 → 主治医

京都大学医学部附属病院 薬剤部　御中　　　　報告日：　　年　　月　　日

【ヴォトリエント錠】服薬情報提供書（トレーシングレポート）

担当医　　　　　科 先生　御机下	保険薬局　名称・所在地
患者ID： 患者名：	電話番号： FAX番号： 担当薬剤師名：　　　　印

上記治療薬に関する薬学的管理（服薬状況の把握及び服薬指導）を行いました．
下記のとおり，ご報告いたします．ご高配賜りますようお願い申し上げます．

【服薬状況（※1日1回空腹時服用，指示どおりに服用できているかを確認してください）】

□ 指示どおりに服用できている　□ 指示どおりに服用できていない（詳細：　　　　　　）　□ 休薬中

－（指示どおりに服用できていない，休薬中に該当した場合）理由：

□ 飲み忘れ　□ 用法・用量の理解不足　□ 副作用の発現（　　　　　　）

□ その他（　　　　　　）

－次回診察時に調節が必要な残薬　□なし　□あり：＿＿錠（報告日時点）

【副作用の評価（※　　の症状が「あり」の場合は，電話での速やかな報告もお願いします）】

- 直近における肝機能の急激な悪化　□なし　□あり
- 消化管出血・血尿・喀血　□なし　□あり
- 脈のみだれ・動悸・激しい胸部の痛み　□なし　□あり
- 発熱・喉の痛み・排尿時の痛み　□なし　□あり
- 呼吸困難・息切れ・空咳　□なし　□あり

症状	Grade0	Grade1	Grade2	Grade3（※症状の詳細を下記に記入）
手掌・足底発赤知覚不全症候群	□ なし	□ 疼痛を伴わないわずかな皮膚の変化または皮膚炎（紅斑，浮腫，角質増殖症）	□ 疼痛を伴う皮膚の変化（角層剥離，水疱，出血，浮腫，角質増殖症）；身の回り以外の日常生活動作の制限	□ 疼痛を伴う高度の皮膚の変化（角層剥離，水疱，出血，浮腫，角質増殖症）；身の回りの日常生活動作の制限
血圧上昇	□ なし	□ 収縮期血圧120-139mmHgまたは拡張期血圧80-89mmHg	□ 収縮期血圧140-159mmHgまたは拡張期血圧90-99mmHg；内科的治療を要する；再発性または持続性（≧24時間）；症状を伴う＞20mmHg（拡張期圧）の上昇または以前正常であった場合は＞140/90mmHgへの上昇；単剤の薬物治療を要する	□ 収縮期血圧≧160mmHgまたは拡張期血圧≧100mmHg；内科的治療を要する；2種類以上の薬物治療または以前よりも強い治療を要する
下痢	□ なし	□ ＜4回/日の排便回数の増加	□ 4-6回/日の排便回数の増加；身の回り以外の日常生活動作の制限	□ 7回以上/日の排便回数の増加；便失禁；身の回りの日常生活動作の制限
食欲不振,吐き気	□ なし	□ 摂食習慣の変化を伴わない食欲低下	□ 顕著な体重減少，脱水または栄養失調を伴わない経口摂食量減少	□ カロリーや水分の経口摂取が不十分；経管栄養/TPN/入院を要する
疲労感	□ なし	□ 休息により軽快する疲労	□ 休息によって軽快しない疲労；身の回り以外の日常生活動作の制限	□ 休息によって軽快しない疲労；身の回りの日常生活動作の制限

症状の詳細・その他の症状：

薬剤師としての提案事項・その他の報告事項

＜注意＞　FAXによる情報伝達は，疑義照会ではありません．
緊急性のある疑義照会は通常どおり電話にてお願いします．

初回服薬指導内容情報提供書（京都大学病院▶保険薬局）

ヴォトリエント錠開始に伴い，当院薬剤部で初回服薬指導実施しました．指導内容はFAX1 ～3枚目をご参照ください．

患者ID：
患者氏名：

■ かかりつけ薬局（□ 無 □ 有）

薬局名：

TEL ：＿＿＿＿＿＿＿＿　FAX ：＿＿＿＿＿＿＿＿

□ 今回処方分の在庫状況を確認し，患者に対して情報提供した
□ 保険薬局への情報提供について患者の同意を得た

■ 処方内容

ヴォトリエント錠 200mg　1回 ＿＿ 錠 1日1回 ＿＿＿＿　（　：　）内服

＿＿/＿＿ ～開始，＿＿ 日分処方あり　（↑空腹時であることを確認すること）

■ 用法・用量に関する特記事項（□ なし □ あり（下記参照））

中等度の肝機能障害（□ なし □ あり（最大耐用量は200mg））

■ 説明時の確認事項

□ 当院作成の説明書および自己管理ノートを交付した
□ 副作用症状について，自己管理ノートへの記録方法について説明した
□ 緊急時の連絡先（積貞棟1Fがん診療部受付/救急外来/薬剤部）について説明した
□ 保険薬局での対応について確認した
　□ ヴォトリエント錠をすぐに受け取れなかった場合は，
　　服用開始日について次回来院時に主治医に伝えるよう説明した
　□ 服薬状況や副作用の確認のため，保険薬局でも自己管理ノートを提出するよう説明した
　　（□ 同意あり，□ 同意なし）
□ 慎重投与に該当する項目（□ なし □ あり（下記参照））
　□重度の腎機能障害 □中等度以上の肝機能障害 □高血圧
　□QT間隔延長の既往・抗不整脈薬や他のQT間隔を延長させる可能性のある薬剤投与中
　□血栓塞栓症の既往 □脳転移を有する □肺転移を有する □外科処置後，創傷が治癒していない
　□心機能障害のリスク（アントラサイクリン系薬剤等の治療歴，放射線治療歴）を有する

■ 相互作用についての確認事項

□ 食事の影響（食後服用でCmax，AUC上昇）を避けるため，空腹時に服用するよう指導した
□ グレープフルーツまたはグレープフルーツジュースの摂取により本剤の効果の増強や
　セイヨウオトギリソウ（セント・ジョーンズ・ワート）含有食品の摂取により本剤の効果が減弱する
　可能性があるため，治療期間中は避けていただくよう指導した
□ CYP3A4誘導薬および阻害薬の併用　（□ なし □ あり（下記参照））
□ プロトンポンプ阻害剤の併用　（□ なし □ あり（下記参照））

併用薬に関する情報

■ 日常生活で気をつけることについて説明

□ 傷の治りが遅れる可能性があるため，手術や抜歯の予定がある場合は連絡するよう指導した
□ 高血圧が現れることがあるので，定期的に血圧測定し，自己管理ノートに記載するよう指導した

保険薬局の薬剤師 御机下

（コンプライアンス，副作用状況等についてお気づきのことがあればトレーシングレポートにて報告ください．カルテ記載し，主治医に報告させていただきます．ご協力をよろしくお願い致します．）

指導担当薬剤師：

京大病院薬剤部　2016/4/5 改訂

服薬指導内容情報提供書（京都大学病院▶保険薬局）

ヴォトリエント錠用量変更に伴い，服薬情報提供書を送付致します．

患者ID：
患者氏名：

■ かかりつけ薬局（□ 無 □ 有）

薬局名：

TEL：________ FAX：________

□ 今回処方分の在庫状況を確認し，患者に対して情報提供した

□ 保険薬局への情報提供について患者の同意を得た

■ 処方内容

ヴォトリエント錠 200mg　1回 ___ 錠 1日1回 _______ （　：　）内服

___/___ ～開始，____ 日分処方あり

■ 用法・用量に関する特記事項（□ なし □ あり（下記参照））

中等度の肝機能障害（□ なし □ あり（最大耐用量は200mg））

保険薬局の薬剤師 御机下

（コンプライアンス，副作用状況等についてお気づきのことがあればトレーシングレポートにて報告ください．カルテ記載し，主治医に報告させていただきます．ご協力をよろしくお願い致します．）

指導担当薬剤師：

京大病院薬剤部　2016/4/5 作成

ヴォトリエント錠について

この説明書はあなたの治療に使われるヴォトリエント錠に関する一般的な情報です．

京都大学医学部附属病院　薬剤部
2019年10月1日 改訂 第4版

効　能　悪性軟部腫瘍や腎細胞がんを治療するための経口の“分子標的薬”です．
がん細胞が大きくなるために必要な栄養を取り込む血管が新しく作られるのを防ぎます．
また，がん細胞の増殖にかかわるタンパク質に作用し，がん細胞の増殖を抑制します．

飲み方　決められた量を1日1回，食事の1時間前から食後2時間までを避けて飲んでください．

図1

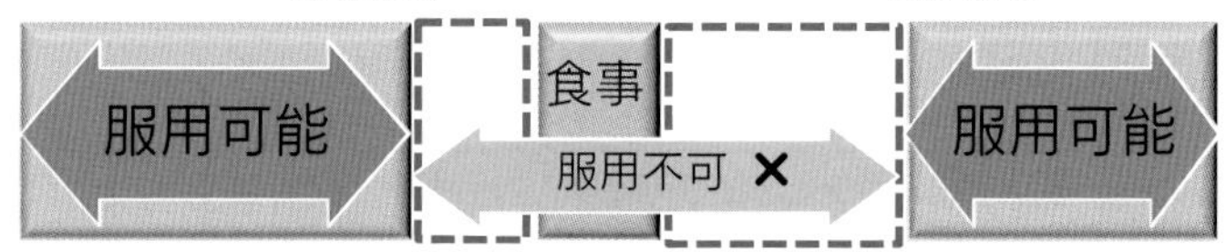

■ あなたのお薬の量と治療スケジュール

ヴォトリエント錠200mg
（約4,220円/錠）

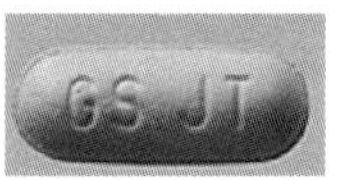

長径：14.3mm
短径：5.6mm
厚さ：5.3mm

1回＿錠 ＿＿＿に服用
（　：　）

※お薬が余った場合，次回処方時に残薬調節できます．
期間を延長して服用せずに，余っている数を主治医に報告しましょう．

■ 服用時の注意点

①決められた量，服用期間を守りましょう
飲む量や服用期間は，あなたの症状から最も適切と判断して，担当の医師により決められているため，自分の判断で変更しないでください．多く飲んでしまった場合にはご連絡ください．

②飲み忘れた場合
- 当日飲み忘れに気づいた場合は，上記図1の「服用可能」の時間帯にお飲みください．
  ただし，次の服用時刻まで12時間空かない場合は飲まないでください．
- 翌日に気づいた場合は，前日分は飲まないでください．
- 同時に２回分をまとめて飲んだり，1日に2回分を飲まないでください．

③軽食やおやつについて
軽い食事でも効果や副作用に影響が出る場合がありますので，軽食の1時間前から２時間後までの間はヴォトリエント錠は飲まないでください．

④食事の内容や，ほかのお薬を飲むときに気をつけること
- グレープフルーツ（グレープフルーツジュースを含む）や，セイヨウオトギリソウ（セント・ジョーンズ・ワート）は，ヴォトリエント錠の効果に影響を及ぼすおそれがあります．治療期間中は摂取を控えてください
- 胃薬，水虫の薬，てんかんの薬，高脂血症，抗がん剤などの中には，ヴォトリエント錠と同時に服用する際に注意が必要なお薬があります．他のお薬を使用する場合は，主治医または薬剤師にご相談ください．

⑤割ったり砕いたりして飲まないでください．
副作用が強く出る可能性があるため，割ったり砕いたりせず，そのままお飲みください．
水やぬるま湯に溶かして服用することも，薬の効果に影響するためやめてください．

主な副作用

症状の多くは，お薬の量を減量したり，休薬したり，症状をおさえるお薬を使うことで和らげることができます．これらの症状が出現した場合は，受診時に担当医または看護師・薬剤師に伝えてください．

症状	対策
下痢（54.2%）	下痢になる，便がゆるくなる，トイレの回数が増えるなどの症状が現れます． 対策：水分をこまめにとり，食事は少量ずつゆっくり食べる． 脂っこい食品，食物繊維の多い食品，刺激が強い食品は避ける． 牛乳や乳製品，アルコールやカフェインが入った食品を控える．
高血圧（42.0%）	頭が重い，ふらふらする，めまい，いつもより血圧が高い，肩こりがするなどの症状が現れます． 対策：毎日同じ時間に血圧を測定し，自己管理ノートに記録してください． 血圧を下げるお薬が出ている場合，飲み忘れないように注意してください．
悪心（48.3%） 嘔吐（25.4%） 食欲不振（30%以上）	吐き気がする，味覚が変わる，食べ物のにおいがつらくなり食欲が出ない，体重が減るなどの症状が現れます． 対策：必要に応じて吐き気をおさえる薬を使用します． 口当たりのよいもの，好みの食べ物を少量ずつ食べる．
毛髪変色（27.5%） 皮膚障害（23.8%） 脱毛症（10.4%）	髪の色が変わる（白色など），抜ける，発疹ができる，皮膚の色が変わる，髪が伸びにくいなどの症状が現れます． 対策：直接肌にふれる衣服は化学繊維やウールの素材の物は避ける． 刺激の強いせっけん等は使わない．
疲労（52.5%）	全身がだるい，体に力が入らない，少ししか動いていないのに疲れるなどの症状が現れます． 対策：動作をゆっくりする．十分な睡眠をとる． 長時間活動するときは休憩を入れる．疲れたら無理せずに休憩する．

※副作用の種類や程度，現れる時期には個人差があります．

注意すべき副作用

下記のような症状に気づいたら，重い副作用が起こっている可能性があります．すぐに担当医や薬剤師・看護師に連絡してください．

【緊急連絡先】積貞棟1階：●●●-●●●-●●●●，救急外来：■■■-■■■-■■■■，薬剤部：▲▲▲-▲▲▲-▲▲▲▲

肝不全（頻度不明），肝機能障害（28.4%）	目や皮膚が黄色くなる，尿が褐色になる
高血圧クリーゼ（0.6%）	急に血圧が高くなる，血圧が高い状態が続く，頭痛，ふらつく
甲状腺機能障害（12.6%）	汗をかきやすくなる，やせる，むくみがおきる，疲れやすくなる
出血（13.2%）	血を吐く，血尿や血便が出る 対策：けがや転倒に気をつけましょう．
消化管穿孔（頻度不明），消化管瘻（0.5%）	激しい腹痛
心機能障害（2.8%），動脈血栓性事象（1.8%） 静脈血栓性事象（1.1%）	動悸が激しい，呼吸が苦しい，はげしい胸の痛み，意識障害
ネフローゼ症候群（0.1%），タンパク尿（12.5%）	むくみ，尿の泡立ち，体重増加
感染症（8.6%）	高熱が出る，傷が治りにくい 対策：食事の前や外出後には手洗い，うがいをしましょう．
創傷治癒遅延（0.4%）	傷が治りにくい
間質性肺炎（0.1%）	息切れ，呼吸困難，空咳（痰のない咳），発熱
血栓性微小血管症（0.1%）	だるい，呼吸困難，動悸がする
可逆性後白質脳症症候群（頻度不明）	ものが見えなくなる，血圧が高くなる，頭痛
膵炎（3.8%）	上腹部痛，背部痛，食欲不振，腹部膨満感

オプジーボについて

この説明書はあなたの治療に使われるオプジーボに関する一般的な情報です．

京都大学医学部附属病院　薬剤部
2019年10月1日 改訂 第10版

効　能

- 人には体の外から入ってきた病原体や異常な細胞である「がん細胞」などの，本来の自分ではないものを見つけ，それらを攻撃して体から取り除く機構があります．これを "免疫" といいます．しかし，がん細胞は，免疫から逃れることで増殖します．がん細胞を攻撃する免疫の中心となるのがT細胞ですが，T細胞にはPD-1という受容体（刺激を受け取るタンパク質）があり，PD-L1という物質と結合すると免疫の力がおさえられます．
- オプジーボは，"がん免疫療法" に用いる抗PD-1抗体と呼ばれるお薬です．
- がん細胞が作り出すPD-L1とT細胞のPD-1の結合を阻止することで，免疫機能が低下することを防ぎ，自分自身のがん免疫機能を維持することで，がんの増殖を抑制します．

投与方法　静脈から30分以上かけて点滴注射で投与します．

■ 治療スケジュール

□ 悪性黒色腫　□ 非小細胞肺がん　□ 腎細胞がん　□ 古典的ホジキンリンパ腫
□ 頭頸部がん　□ 胃がん　□ 悪性胸膜中皮腫
□ その他（　　　　　　　　　　　）

1サイクル＝14日間	
投与量 240 mg　点滴日 ／	← 13日間休薬 →

➡ くり返す

■ 治療期間中の注意点

①薬剤の注入に伴う反応（infusion reaction（頻度：2.5%））について

オプジーボ投与中または投与後24時間以内に発熱，悪寒，かゆみ，発疹，高血圧や低血圧（めまい，ふらつき，頭痛），呼吸困難，過敏症などの症状が現れることがあります．このような症状が出た場合は，担当の医師，薬剤師，看護師にすぐに連絡してください．

②ワクチン接種について

オプジーボ投与によって免疫機能が高まっているため，生ワクチン*，弱毒化ワクチン，不活化ワクチン**の接種を受けると過度の免疫反応による症状などが現れることがあります．ワクチン接種を希望される場合は，事前に担当の医師，薬剤師にご相談ください．

*：生ワクチンまたは弱毒化ワクチン：MR（麻しん風しん混合）ワクチン，麻しん（はしか）ワクチン，風しんワクチン，おたふくかぜワクチン，水痘（みずぼうそう）ワクチン，BCG（結核）ワクチンなど

**：不活化ワクチン：DPT-IPV四種混合（ジフテリア・百日咳・破傷風・不活化ポリオ）ワクチン，DPT三種混合（ジフテリア・百日咳・破傷風）ワクチン，DT二種混合（ジフテリア・破傷風）ワクチン，日本脳炎ワクチン，インフルエンザワクチン，A型肝炎ワクチン，B型肝炎ワクチン，肺炎球菌ワクチン，不活化ポリオワクチンなど

③治療中の妊娠と授乳について

- 妊娠中にオプジーボを投与する，治療中に妊娠した場合には，胎児に好ましくない影響や流産が起きる可能性があります．治療中および投与終了後1年間は妊娠をしないように注意しましょう．
- 男性においても，パートナーが妊娠する可能性のある場合や妊娠している場合，胎児に影響が出るおそれがあるため，治療中および投与終了後1年間は，適切な避妊法を用いてください．
- 母乳を通じて乳児に影響が出るおそれがあるため，授乳をしないようにしてください．
  妊娠した場合は，担当の医師，薬剤師，看護師にご相談ください．

オプジーボ治療に関連する主な副作用

副作用症状のモニタリングのために，自己管理ノートを毎日記録しましょう．気になる症状があれば，担当の医師・薬剤師・看護師に連絡しましょう．

	症状および対策
間質性肺疾患（3.0%） 肺臓炎 肺浸潤 肺障害	空気を取り込む肺胞という器官が炎症を起こす病気です．炎症が進むと肺胞が硬くなって空気を十分に取り込むことができなくなり，命に危険が及ぶ恐れがあります． 息切れ，息苦しい，発熱，痰のない乾いた咳（空咳），疲労 などの症状が現れます． ※定期的に胸部X線，胸部CT，血液検査などを行います．
重症筋無力症（頻度不明） **心筋炎**（頻度不明） **筋炎**（0.1%） **横紋筋融解症**（頻度不明）	神経から筋肉への情報の伝達がうまくいかなくなる病気です．筋肉の炎症を伴うこともあります． くり返し運動で疲れやすい，足・腕に力が入らない，ものが二重に見える，まぶたが重い，筋肉痛，赤褐色尿が出る などの症状が現れます．症状が急激に悪化し，息がしにくくなることもあります．
大腸炎（1.3%） **重度の下痢**（1.0%）	下痢や大腸に炎症が起こる大腸炎を発症することがあります． 下痢（軟便），あるいは排便回数が増える，便に血が混じる，便が黒い，便に粘り気がある，腹痛あるいは腹部の圧痛，吐き気・嘔吐 などの症状が現れます．発熱を伴うこともあります．
1型糖尿病（0.4%） **（劇症1型糖尿病含む）**	１型糖尿病を発症することがあり，インスリン注射による治療が必要になることがあります．急速に進行する場合があり，吐き気や嘔吐が現れた後，１週間前後で意識障害等が現れることもあります． 体がだるい，のどが渇く，意識障害，体重が減る，水を多く飲む，尿量が増える，吐き気・嘔吐などの症状が現れます．※定期的に血糖値検査を行います．
肝機能障害（0.7%） **肝炎**（0.3%） **硬化性胆管炎**（頻度不明）	血液中の肝酵素（AST，ALT，総ビリルビン値など）の数値が基準値よりも高くなります． 皮膚や白目が黄色くなる（黄疸），いつもより疲れやすい などの症状が現れます． ※定期的に肝機能検査を行います．
甲状腺機能障害 甲状腺機能低下症（7.1%） 甲状腺機能亢進症（3.1%） 甲状腺炎（1.2%）	新陳代謝を活発にする甲状腺モルモンなどを分泌する内分泌器官に炎症が起こり，甲状腺機能障害を発症することがあります．治療開始早期から発現することが多く，治療を必要とする場合があります． いつもより疲れやすい，寒気がする，体重の変化，脱毛，便秘，行動の変化（性欲が減る，いらいらする，物忘れしやすい）などの症状が現れます．※定期的に甲状腺機能検査を行います．
神経障害 末梢性ニューロパチー（1.2%） ギラン・バレー症候群（頻度不明）	神経に炎症が起こり，感覚や運動にかかわる神経が障害されることがあります． 運動のまひ，感覚のまひ，手足のしびれ，手足の痛み などの症状が現れます．
腎障害 腎不全（0.5%） 尿細管間質性腎炎（0.1%）	腎臓に炎症が起こる腎炎を発症することがあります． むくみ，貧血，発熱，血尿，尿量が減る・尿が出ない などの症状が現れます． ※定期的に腎機能検査を行います．
副腎障害 副腎機能不全（1.0%）	副腎機能が低下することで血糖値が下がることがあります． 急性の場合は意識がうすれるなどの症状が現れることがあります． 体がだるい，吐き気・嘔吐，意識がうすれる，食欲不振 などの症状が現れます． ※定期的に血液検査を行います．
脳炎（頻度不明）	脳や脊髄に炎症が起こり，精神障害や意識障害が起こることがあります． 発熱，嘔吐，失神，体の痛み，精神状態の変化がある などの症状が現れます．
重度の皮膚障害 中毒性表皮壊死融解症（頻度不明） 皮膚粘膜眼症候群（頻度不明） 多形紅斑（0.2%）	皮膚や粘膜など，全身に広がるような重度の皮膚症状が起こることがあります． 全身に赤い斑点や水ぶくれが出る，体がだるい，発熱，ひどい口内炎，まぶたや眼の充血，粘膜のただれ などの症状が現れます．
重篤な血液障害 免疫性血小板減少性紫斑病（頻度不明） 溶血性貧血（頻度不明）	免疫細胞が血小板や赤血球などを攻撃し壊すことで，出血や貧血症状が起こることがあります．※定期的に血液検査を行います． 紫斑（あざ），赤いそばかすのような点状出血，鼻血，月経過多，蒼白，疲労，めまい，低血圧 などの症状が現れます． 重篤な出血（脳内出血，消化管出血など）につながることもあります．
静脈血栓塞栓症 深部静脈血栓症（0.1%） 肺塞栓症（0.1%）	静脈でできた血のかたまりが血流にのって流れていき，他の場所の血管をふさいでしまう病気です．肺の血管がつまると，呼吸ができなくなることもあります． 腫れ・むくみ，意識の低下，胸の痛み，息苦しい，皮膚や唇・手足の爪が青紫色～暗褐色になる などの症状が現れます．

オプジーボ治療中に特に注意が必要な症状

下記に該当する症状が出現した場合は，
重篤な副作用の可能性があるため，
ただちに担当の医師・薬剤師・看護師まで連絡してください．

【緊急連絡先】
積貞棟1階：●●●-●●●-●●●●
救急外来　：■■■-■■■-■■■■
薬 剤 部：▲▲▲-▲▲▲-▲▲▲▲

目がかすむ・見えにくい
（霧がかかった感じ，眩しい，虫が飛んでいるように見える）
まぶたが重い
ものが二重に見える
白目が黄色くなる
目の充血
可能性のある副作用
ブドウ膜炎，皮膚障害，重症筋無力症，筋炎，肝機能障害　など

精神状態の変化
意識障害
失神
可能性のある副作用
脳炎，副腎機能不全，静脈血栓塞栓症　など

倦怠感（疲れやすい）
発熱
体重増加・減少
行動の変化
（性欲が減る，いらいらする，物忘れしやすい）
可能性のある副作用
甲状腺機能異常，副腎機能障害，間質性肺疾患，腎障害　など

口渇，多飲，嘔気，食欲不振
可能性のある副作用
1型糖尿病，副腎機能障害，脳炎　など

ひどい口内炎
粘膜のただれ
全身性の斑点・水疱
紫斑（あざ）
白斑
白髪（皮膚や毛髪の脱色）
瘙痒感
発疹
皮膚が黄色くなる
可能性のある副作用
重症の皮膚障害，免疫性血小板減少性紫斑病，肝機能障害　など

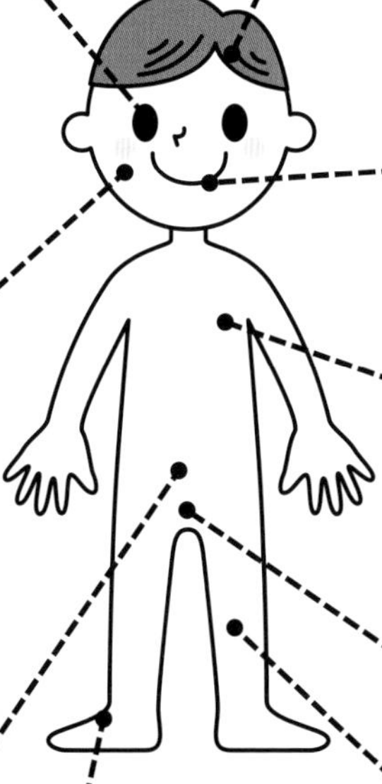

空咳（痰を伴わない乾いた咳）
息切れ，呼吸苦
胸の痛み，動悸
可能性のある副作用
間質性肺疾患，重症筋無力症，心筋炎，静脈血栓塞栓症　など

血尿，尿量の減少，赤褐色の尿，尿の量が増える
可能性のある副作用
腎障害，1型糖尿病，横紋筋融解症　など

腹痛を伴う下痢
血便
黒色便
月経過多
可能性のある副作用
大腸炎，重度の下痢
免疫性血小板減少性紫斑病　など

腫れ
むくみ
可能性のある副作用
腎障害，静脈血栓塞栓症　など

運動・感覚のまひ
手足のしびれ・痛み
足・腕に力が入らない
可能性のある副作用
神経障害，横紋筋融解症，重症筋無力症、筋炎　など

- ✷ 軽い症状であっても治療せずに放置しておくと，急に悪化することがあり，重症化することがあります
- ✷ 症状発現の早期に適切な対処を行うことで，重症化を防ぎ，治療継続につながります

免疫チェックポイント阻害薬（オプジーボ®・キイトルーダ®・ヤーボイ®・テセントリク®・バベンチオ®・イミフィンジ®）治療に関する問診票

日付：　　　　年　　　月　　　日　氏名：

前回の投与から本日までで当てはまるものに☑をつけてください		症状について記載くださいいつから・どのような	医療者参考欄
■ 炎症反応	□ なし □ 熱がある		WBC CRP
■ 呼吸器症状	□ なし □ 息切れ・息苦しさ □ 咳が出る		肺雑音，異常呼吸音 SpO2 KL-6
■ 筋・神経障害	□ なし □ 手足に力が入らない □ 筋肉痛 □ まぶたが重い □ 手足のしびれ，痛み □ 感覚が鈍い		CK 抗AChR抗体
■ 消化器症状	□ なし □ 下痢（便回数：　回/日） □ 便に血が混じる □ おなかが痛い		腹部蠕動音 便回数 排便スケール
■ 糖尿病症状	□ なし □ のどが乾く　□尿糖（＋）2日連続 □ 水を多く飲む　□尿糖（＋＋） □ 尿が増える　□尿糖（＋＋＋）		血糖値 HbA1c 尿糖 尿ケトン
■ 内分泌症状	□ なし □ 体がだるい □ むくみ □ 吐き気 □ 食欲低下 □ 頭がボーっとする		freeT3 freeT4 TSH
■ 肝機能障害	□ なし □ 皮膚や白目が黄色い □ 体がだるい □ 吐き気		AST,ALT LDH T-Bil γ-GTP
■ 腎機能障害	□ なし □ むくみ □ 尿が少ない □ 尿の色が赤い		BUN Cre 尿タンパク
■ 皮膚障害	□ なし □ 身体のぶつぶつ（蕁麻疹） □ かゆみ □ 口内炎		
■ 眼障害	□ なし □ 目がかすむ □ 見えにくい □ ものが二重に見える □ 充血		

京都大学医学部附属病院薬剤部/がんセンター
第4版 2018年9月20日改訂

がん免疫療法の１つである免疫チェックポイント阻害薬※1による新しい治療は，今までの抗がん薬の副作用と異なります．
免疫反応※2による全身への影響が考えられ，早期発見が重要です．

※1 免疫チェックポイント阻害薬には，オプジーボ®，ヤーボイ®，キイトルーダ®，テセントリク®，バベンチオ®，イミフィンジ®があります

※2 病原菌やがん細胞などの異物を攻撃・排除し，自らの体を守ること

● 免疫チェックポイント阻害薬の初回治療受けられる方へ

薬剤師または看護師が説明に参りますので，記入せずにそのままお持ちください．

● 免疫チェックポイント阻害薬の2回目以降の治療を受けられる方へ

前回投与以降の体調について振り返りましょう．

【外来治療時】

医師の診察前に裏面の問診票を記入してください．

- 診察時：医師にお見せください．
- 点滴時：看護師にお渡しください．

【入院治療時】

問診票を記入し，
看護師または病棟担当薬剤師にお渡しください．

キイトルーダについて

この説明書はあなたの治療に使われるキイトルーダに関する一般的な情報です.

京都大学医学部附属病院　薬剤部
2020年1月14日 改訂 第4版

効　能

- 人には体の外から入ってきた病原体や異常な細胞である「がん細胞」などの本来の自分ではないものを見つけ，それらを攻撃して体から取り除く機構があります．これを"免疫"といいます．しかし，がん細胞は，免疫から逃れることで増殖します．がん細胞を攻撃する免疫の中心となるのがT細胞ですが，T細胞にはPD-1という受容体(刺激を受け取るタンパク質)があり，PD-L1という物質と結合すると免疫の力がおさえられます．
- キイトルーダは，"がん免疫療法"に用いる抗PD-1抗体と呼ばれるお薬です．
- がん細胞が作り出すPD-L1とT細胞のPD-1の結合を阻止することで，免疫機能が低下することを防ぎ，自分自身のがん免疫機能を維持することで，がんの増殖を抑制します．

投与方法　静脈から30分間かけて点滴注射で投与します．

■ 治療スケジュール

□ 悪性黒色腫 □ 非小細胞肺がん □ 古典的ホジキンリンパ腫 □ 尿路上皮がん
□ 高頻度マイクロサテライト不安定性（MSI-High）を有する固形がん
□ 腎細胞がん □ 頭頸部がん □ (　　　　　　　　　　)

1サイクル＝21日間		
投与量 200 mg	点滴日 ／	← 20日間休薬 →

くり返す
(悪性黒色腫の術後補助化学療法では12ヵ月まで継続)

■ 治療期間中の注意点

①点滴時の過敏症反応（infusion reaction（頻度：2.1%））について

キイトルーダ投与中または投与後24時間以内に発熱，悪寒，かゆみ，発疹，高血圧や低血圧（めまい，ふらつき，頭痛），呼吸困難などが現れることがあります．このような症状が出た場合は，担当の医師，薬剤師，看護師にすぐに連絡してください．

②ワクチン接種について

キイトルーダ投与によって免疫機能が高まっているため，生ワクチン*，弱毒化ワクチン，不活化ワクチン**の接種を受けると過度の免疫反応による症状などが現れることがあります．ワクチン接種を希望される場合は，事前に担当の医師，薬剤師にご相談ください．

*：生ワクチンまたは弱毒化ワクチン：MR（麻しん風しん混合）ワクチン，麻しん（はしか）ワクチン，風しんワクチン，おたふくかぜワクチン，水痘（みずぼうそう）ワクチン，BCG（結核）ワクチンなど

**：不活化ワクチン：DPT-IPV四種混合（ジフテリア・百日咳・破傷風・不活化ポリオ）ワクチン，DPT三種混合（ジフテリア・百日咳・破傷風）ワクチン，DT二種混合（ジフテリア・破傷風）ワクチン，日本脳炎ワクチン，インフルエンザワクチン，A型肝炎ワクチン，B型肝炎ワクチン，肺炎球菌ワクチン，不活化ポリオワクチンなど

③治療中の妊娠と授乳について

- 妊娠中にキイトルーダを投与する，治療中に妊娠した場合には，胎児に好ましくない影響や流産が起きる可能性があります．治療中および投与終了後1年間は妊娠をしないように注意しましょう．
- 男性においても，パートナーが妊娠する可能性のある場合や妊娠している場合，胎児に影響が出るおそれがあるため，治療中および投与終了後1年間は，適切な避妊法を用いてください．
- 母乳を通じて乳児に影響が出るおそれがあるため，授乳をしないようにしてください．妊娠した場合は，担当の医師，薬剤師，看護師にご相談ください．

治療に関連する 主な副作用	症状のモニタリングのために，自己管理ノートを毎日記録しましょう． 気になる症状があれば，担当の医師・薬剤師・看護師に連絡しましょう．

	症状および対策
間質性肺疾患（4.0%）	空気を取り込む肺胞という器官が炎症を起こす病気です．炎症が進むと肺胞が硬くなって空気を十分に取り込むことができなくなり，命に危険が及ぶ恐れがあります． 息切れ，息苦しい，発熱，痰のない乾いた咳（空咳），疲労などの症状が現れます． ※定期的に胸部X線，胸部CT，血液検査などを行います．
重症筋無力症（0.1%未満） 筋炎（0.1%） 横紋筋融解症（頻度不明） 心筋炎（0.1%未満）	神経から筋肉への情報の伝達がうまくいかなくなる病気です．筋肉の炎症を伴うこともあります． くり返し運動で疲れやすい，足・腕に力が入らない，ものが二重に見える，まぶたが重い，筋肉痛，赤褐色尿が出る，嚥下障害，胸痛などの症状が現れます．症状が急激に悪化し，息がしにくくなることもあります．
大腸炎（1.8%） **重度の下痢**（1.4%）	下痢や大腸に炎症が起こる大腸炎を発症することがあります． 下痢（軟便），あるいは排便回数が増える，便に血が混じる，便が黒い，便に粘り気がある，腹痛あるいは腹部の圧痛，吐き気・嘔吐などの症状が現れます．発熱を伴うこともあります．
1型糖尿病（0.3%） （劇症1型糖尿病を含む）	1型糖尿病を発症することがあり，インスリン注射による治療が必要になることがあります．急速に進行する場合があり，吐き気や嘔吐が現れた後，1週間前後で意識障害等が現れることもあります． 体がだるい，のどが渇く，意識障害，体重が減る，水を多く飲む，尿量が増える，吐き気・嘔吐などの症状が現れます．※定期的に血糖値検査を行います．
肝機能障害（9.2%） **肝炎**（0.9%） **硬化性胆管炎**（0.1%未満）	血液中の肝酵素（AST，ALT，総ビリルビン値など）の数値が基準値よりも高くなります． 皮膚や白目が黄色くなる（黄疸），いつもより疲れやすいなどの症状が現れます． ※定期的に肝機能検査を行います．
甲状腺機能障害 機能低下症（8.7%） 機能亢進症（4.9%） 甲状腺炎（1.0%）	新陳代謝を活発にする甲状腺ホルモンなどを分泌する内分泌器官に炎症が起こり，甲状腺機能障害を発症することがあります．治療開始早期から発現することが多く，治療を必要とする場合があります． いつもより疲れやすい，寒気がする，体重の変化，脱毛，便秘，行動の変化（性欲が減る，いらいらする，物忘れしやすい）などの症状が現れます．※定期的に甲状腺機能検査を行います．
下垂体機能障害 下垂体炎（0.4%） 下垂体機能低下症（0.3%）	さまざまなホルモンの働きをコントロールする脳の下垂体（内分泌器官）の機能に障害が起こり，この機能が活発になったり，低下することで症状が現れます． 頭痛，疲れやすい，ものが見えにくい，口の中や喉が渇きやすい，月経がない，乳汁分泌，多飲，トイレが近いなどの症状が現れます． ※定期的に血液検査を行います．
神経障害 末梢性ニューロパチー（1.9%） ギラン・バレー症候群（0.1%未満）	神経に炎症が起こり，感覚や運動にかかわる神経が障害されることがあります． 運動のまひ，感覚のまひ，手足のしびれ，手足の痛みなどの症状が現れます．
腎障害 腎不全（0.9%） 尿細管間質性腎炎（0.2%）	腎臓に炎症が起こる腎炎を発症することがあります． むくみ，貧血，発熱，血尿，尿量が減る・尿が出ないなどの症状が現れます． ※定期的に腎機能検査を行います．
副腎機能障害 副腎機能不全（0.4%）	副腎機能が低下することで血糖値が下がることがあります． 急性の場合は意識がうすれるなどの症状が現れることがあります． 体がだるい，吐き気・嘔吐，意識がうすれる，食欲不振などの症状が現れます． ※定期的に血液検査を行います．
脳炎（0.1%未満） **髄膜炎**（0.1%）	脳や脊髄に炎症が起こる病気です．精神障害や意識障害が起こることがあります． 発熱，嘔吐，失神，体の痛み，精神状態の変化があるなどの症状が現れます．
重度の皮膚障害 皮膚粘膜眼症候群（0.1%未満） 多形紅斑（0.1%未満） **類天疱瘡**（0.1%未満）	皮膚や粘膜など，全身に広がるような重度の皮膚症状，水疱，びらんなどの症状が現れることがあります． 全身に赤い斑点や水ぶくれが出る，体がだるい，発熱，ひどい口内炎，まぶたや眼の充血，粘膜のただれなどの症状が現れます．
膵炎（0.3%）	膵臓に炎症が起こることがあります． 腹痛，吐き気，背中の痛み，発熱，白目や皮膚が黄色くなる（黄疸）などの症状が現れます． ※定期的に血液検査を行います．
重篤な血液障害 免疫性血小板減少性紫斑病（頻度不明） 溶血性貧血（頻度不明）	免疫細胞が血小板や赤血球などを攻撃し壊すことで，出血や貧血症状が起こることがあります．※定期的に血液検査を行います． 紫斑（あざ），赤いそばかすのような点状出血，鼻血，月経過多，蒼白，疲労，めまい，低血圧などの症状が現れます． 重篤な出血（脳内出血，消化管出血など）につながることもあります．

キイトルーダ治療中に特に注意が必要な症状

下記に該当する症状が出現した場合は，
重篤な副作用の可能性があるため，
ただちに担当の医師・薬剤師・看護師
まで連絡してください．

【緊急連絡先】
積貞棟1階：●●●-●●●-●●●●
救急外来　：■■■-■■■-■■■■
薬 剤 部：▲▲▲-▲▲▲-▲▲▲▲

目がかすむ・見えにくい
（霧がかかった感じ，眩しい，
虫が飛んでいるように見える）
まぶたが重い
ものが二重に見える
白目が黄色くなる
目の充血
可能性のある副作用
ブドウ膜炎，下垂体機能障害，
重症筋無力症，筋炎，
肝機能障害，皮膚障害 など

精神状態の変化
意識障害，頭痛
失神
可能性のある副作用
副腎機能不全，脳炎，
髄膜炎，1型糖尿病，
下垂体機能障害 など

倦怠感（疲れやすい），発熱
体重増加・減少
行動の変化
（性欲が減る，いらいらする，
物忘れしやすい）
可能性のある副作用
甲状腺機能異常，副腎機能障害，
間質性肺疾患，腎障害 など

口渇，多飲，嘔気，食欲不振
可能性のある副作用
1型糖尿病，副腎機能障害，脳炎，
下垂体機能障害 など

ひどい口内炎
粘膜のただれ
全身性の斑点・水疱
紫斑（あざ）
声のかすれ
くしゃみ
瘙痒感
発疹
皮膚が黄色くなる
可能性のある副作用
重症の皮膚障害，
甲状腺機能異常，
点滴時の過敏症反応，
肝機能障害 など

空咳（痰を伴わない乾いた咳）
息切れ，呼吸苦
胸の痛み，動悸，乳汁分泌
可能性のある副作用
間質性肺疾患，重症筋無力症，
心筋炎，点滴時の過敏症反応，
下垂体機能障害 など

血尿，尿量の減少，赤褐色の尿，
尿の量が増える，月経がない
可能性のある副作用
腎障害，1型糖尿病，
横紋筋融解症，下垂体機能障害 など

腹痛，下痢，便秘
血便，粘着性の便
黒色便
月経過多
可能性のある副作用
大腸炎，重度の下痢
甲状腺機能異常，膵炎
免疫性血小板減少性紫斑病 など

腫れ
むくみ
可能性のある副作用
腎障害 など

運動・感覚のまひ
手足のしびれ・痛み
足・腕に力が入らない
可能性のある副作用
神経障害，横紋筋融解症，
重症筋無力症，筋炎 など

- ✷ 軽い症状であっても治療せずに放置しておくと，急に悪化することがあり，重症化することがあります
- ✷ 症状発現の早期に適切な対処を行うことで，重症化を防ぎ，治療継続につながります

FAX：京大病院薬剤部 ●●●-●●●-●●●●

保険薬局 → 薬剤部 → 主治医

京都大学医学部附属病院 薬剤部　御中　　　　報告日：　　年　　月　　日

【ジオトリフ錠】服薬情報提供書（トレーシングレポート）

担当医　　　　　　　科 先生　御机下	保険薬局　名称・所在地
患者ID： 患者名：	電話番号： FAX番号： 担当薬剤師名：　　　　　　印

上記治療薬に関する薬学的管理（服薬状況の把握及び服薬指導）を行いました．
下記のとおり，ご報告いたします．ご高配賜りますようお願い申し上げます．

【服薬状況】□ 継続服用できている　□ しばしば服用できないことがある　□休薬中

（しばしば服用できないことがある，休薬中に該当した場合）

－理由

□ 飲み忘れ　□ 用法・用量の理解不足　□ 副作用の発現（　　　　　　）

□ その他（　　　　　　）

－次回診察時に調節が必要な残薬　□なし　□あり：＿＿＿錠（報告日時点）

【副作用の評価（※　　の症状が「あり」の場合は，電話での速やかな報告もお願いします）】

・ 発熱　□なし　□あり
・ 呼吸困難・息切れ・空咳　□なし　□あり
・ 直近における肝機能の急激な悪化　□なし　□あり

症状	Grade0	Grade1	Grade2	Grade3（※症状の詳細を下記に記入）
下痢	□ なし	□ <4回/日の排便回数の増加	□ 4-6回/日の排便回数の増加；身の回り以外の日常生活動作の制限	□ 7回以上/日の排便回数の増加；便失禁；身の回りの日常生活動作の制限
ざ瘡様皮疹	□ なし	□ 体表面積の<10%を占める紅色丘疹および/または膿疱	□ 体表面積の10-30%を占める紅色丘疹および/または膿疱；社会心理学的な影響を伴う；身の回り以外の日常生活動作の制限	□ 体表面積の>30%を占める紅色丘疹および/または膿疱；身の回りの日常生活動作の制限；経口抗菌薬を要する局所の重複感染
皮膚乾燥	□ なし	□ 体表面積の<10%を占めるが紅斑やそう痒は伴わない	□ 体表面積の10-30%を占め，紅斑またはそう痒を伴う；身の回り以外の日常生活動作の制限	□ 体表面積の>30%を占め，そう痒を伴う；身の回りの日常生活動作の制限
爪囲炎	□ なし	□ 爪壁の浮腫や紅斑；角質の剥離	□ 局所的処置を要する；内服治療を要する；疼痛を伴う爪壁の浮腫や紅斑；滲出液や爪の分離を伴う；身の回り以外の日常生活動作の制限	□ 外科的処置や抗菌薬の静脈内投与を要する；日常生活動作の制限
口内炎	□ なし	□ 症状がない，または軽度の症状がある；治療を要さない	□ 中等度の疼痛；経口摂取に支障がない；食事の変更を要する	□ 高度の疼痛；経口摂取に支障がある

症状の詳細・その他の症状：

【支持療法薬の使用状況】

□ 未使用
□ 指示どおりに適切に使用中
□ 指示どおりの使用ができていない（　　　　　　）

薬剤師としての提案事項・その他の報告事項

＜注意＞　FAXによる情報伝達は，疑義照会ではありません．
緊急性のある疑義照会は通常どおり電話にてお願いします．

初回服薬指導内容情報提供書（京都大学病院▶保険薬局）

ジオトリフ錠開始に伴い，当院薬剤部で初回服薬指導実施しました．指導内容はFAX1～5枚目をご参照ください．

患者ID：
患者氏名：

■ かかりつけ薬局（□ 無 □ 有）

薬局名：

TEL ：＿＿＿＿＿＿＿＿　FAX ：＿＿＿＿＿＿＿＿

□ 今回処方分の在庫状況を確認し，患者に対して情報提供した

□ 保険薬局への情報提供について患者の同意を得た

■ 処方内容

ジオトリフ錠 ＿＿ mg　1回1錠 1日1回 ＿＿＿＿ 内服

＿/＿ ～開始，＿＿ 日分処方あり

■ 用法・用量に関する特記事項（□なし □ あり（下記参照））

■ 説明時の確認事項

□ 当院作成の説明書および自己管理ノートを交付した

□ 副作用症状について，自己管理ノートへの記録方法について説明した
下痢症状については便の状態（スケール1～7）を用いた記載方法について説明した

□ 緊急時の連絡先（積貞棟1Fがん診療部受付/救急外来/薬剤部）について説明した

□ 保険薬局での対応について確認した

□ ジオトリフ錠をすぐに受け取れなかった場合は，
服用開始日について次回来院時に主治医に伝えるよう説明した

□ 服薬状況や副作用の確認のため，保険薬局でも自己管理ノートを提出するよう説明した
（□ 同意あり，□ 同意なし）

■ 相互作用についての確認事項

□ P-糖タンパク阻害薬（リトナビル，イトラコナゾール，ベラパミル等）の併用（□なし □あり）
併用する場合は，ジオトリフ内服前でなく（特に1時間前は避ける），同時に服用するか，
ジオトリフ内服後（目安は6時間以降）の服用であることを確認した

□ P-糖タンパク誘導薬（リファンピシン，カルバマゼピン，セイヨウオトギリソウ等）の併用（□なし □あり）

併用薬に関する情報

■ 日常生活で気をつけることについて説明

□（女性のみ）胎児や乳児に影響が出る可能性があるため，妊娠・授乳しないよう指導した

保険薬局の薬剤師 御机下

（コンプライアンス，副作用状況等についてお気づきのことがあればトレーシングレポートにて報告ください．
カルテ記載し，主治医に報告させていただきます．ご協力をよろしくお願い致します．）

指導担当薬剤師：

京大病院薬剤部　2016/3/29 改定

服薬指導内容情報提供書（京都大学病院▶保険薬局）

ジオトリフ錠用量変更に伴い，服薬情報提供書を送付致します．

患者ID：
患者氏名：

■ かかりつけ薬局（□ 無 □ 有）

薬局名：

TEL：＿＿＿＿＿＿＿＿ FAX ：＿＿＿＿＿＿＿＿

□ 今回処方分の在庫状況を確認し，患者に対して情報提供した

□ 保険薬局への情報提供について患者の同意を得た

■ 処方内容

ジオトリフ錠 ＿＿ mg 1回1錠 1日1回 ＿＿＿＿ 内服

＿＿/＿＿ ～開始，＿＿ 日分処方あり

■ 用法・用量に関する特記事項（□なし □あり（下記参照））

保険薬局の薬剤師 御机下

（コンプライアンス，副作用状況等についてお気づきのことがあればトレーシングレポートにて報告ください．カルテ記載し，主治医に報告させていただきます．ご協力をよろしくお願い致します．）

指導担当薬剤師：

京大病院薬剤部 2016/3/29 作成

ジオトリフ錠について

この説明書はあなたの治療に使われるジオトリフ錠に関する一般的な情報です

京都大学医学部附属病院
がんセンター（チームジオトリフ）・薬剤部
2019年10月1日 改訂 第4版

効 能

がん細胞の増殖には，上皮細胞成長因子受容体（EGFR）など種々の受容体が関与しています．一部の非小細胞肺がんでは，EGFRの遺伝子に変異が起きており，がん細胞に異常な増殖信号が送られています．ジオトリフ錠は，変異のあるEGFRをはじめとして，種々の受容体に結合することで，異常な増殖信号をブロックし，がんの増殖をおさえる経口の“分子標的治療薬”です．

飲み方

決められた量を1日1回，空腹時（食事の1時間以上前または食後3時間以降）に服用してください．
食事の影響により，お薬がうまく吸収されず，効果が弱くなることがあります．

■ あなたのお薬の量と投与スケジュール

□	T20 ジオトリフ錠20mg（直径：8.1mm，厚さ：3.6mm，約5,500円/錠）	1回1錠 1日1回	（ ： ）	服用
□	T30 ジオトリフ錠30mg（直径：9.1mm，厚さ：4.1mm，約8,030円/錠）	1回1錠 1日1回	（ ： ）	服用
□	T40 ジオトリフ錠40mg（直径：10.1mm，厚さ：4.5mm，約10,610円/錠）	1回1錠 1日1回	（ ： ）	服用
□	T50 ジオトリフ錠50mg（長径：15.1mm，短径：7.1mm，厚さ：5.2mm，約12,870円/錠）	1回1錠 1日1回	（ ： ）	服用

■ 服用時の注意点

①飲み忘れた場合

【A：次の服用時間まで8時間以内の場合】
飲み忘れた分は服用せず，次の決められた時間に1回分を服用してください．
同時に2日分を服用しないでください．

【B：次の服用時間まで8時間以上ある場合】
下記の条件であれば，気づいた時点で1回分を服用することが可能です．
条件を満たさない場合は，Aと同様の対応をしてください．

※判断が難しい場合は担当医，看護師，薬剤師にご連絡ください．

②間違えてたくさん飲んでしまった場合
すぐに担当の医師または薬剤師，看護師に連絡してください．

③他のお薬やサプリメント，健康食品を使用している場合
飲み合わせが悪い例もあるので，担当の医師または薬剤師，看護師にお伝えください．

■ 保管上の注意点

ジオトリフ錠は湿気と光に不安定なため，服用直前に開封し，開封後は湿気と光を避けて保存してください．

よくみられる副作用

服用後1～2週間以内に起こる症状と，3～4週間程経ってから起こる症状があります．これらの症状は適切な予防や治療を行うことで，症状が出なくなったり，出たとしても軽くすることができます．

症状と対策 発現時期の目安	0週目　1週目　2週目　3週目　4週目　5週目　6週目　7週目　8週目
下痢 (95.2%/100%)*1	普段より排便回数が増える，軟便やドロドロした便，水のような便になるなどの症状が現れます． 対策：p●をご参照ください．
皮膚症状 (61.6%/83.9%)*1	顔や頭，胸，お腹を中心に体のさまざまな部位に発疹や吹き出物ができやすくなります．全身の皮膚が乾燥し，かゆみを伴うこともあります． 対策：p●をご参照ください．
爪の異常 (56.8%/67.7%)*1	爪の周囲に炎症が起こり，皮膚が赤く腫れて痛みを伴ってくることがあります． 対策：手足の指先に負担がかかることは避ける． 炎症がひどい場合，必要に応じて炎症を和らげる塗り薬や抗生剤を使う． その他，p●をご参照ください． ※診察時には手のみでなく，足の爪についても靴下を脱いで診てもらいましょう．
口内炎 (37.6%/64.5%)*1	舌，唇，口の中に口内炎ができやすくなります．同時に歯周病や虫歯があると歯茎が赤く炎症を起こしたりして痛んだり，出血したりすることもあります． 対策：歯磨きをしたり，うがいをして，口の中を清潔に保つ，症状があるときは刺激のある食事（香辛料や塩分が多い食事，熱い食事など）を避ける． 必要に応じて炎症をおさえる塗り薬や痛みを和らげるうがい薬を使用する．

*1：副作用の発現頻度（%）（治療歴がない場合 / 治療歴がある場合）

重大な副作用

下記のような症状に気づいたら，服用をやめてすぐに医師・薬剤師・看護師まで連絡してください．

★【緊急連絡先】積貞棟1階：●●●-●●●-●●●●，救急外来：■■■-■■■-■■■■，薬剤部：▲▲▲-▲▲▲-▲▲▲▲

副作用	症状
間質性肺炎 (3.1%)	息切れ，呼吸困難，空咳（痰のない咳），発熱
肝障害 (6.3%)	疲れを感じる，皮膚や白目が黄色くなる，尿の色が濃くなる
心障害 (0.8%)	呼吸困難，動悸，足がむくむ，疲れを感じる
消化管潰瘍(頻度不明) 消化管出血(頻度不明)	胃もたれ，胸やけ，吐き気，胃の痛み，吐血，便が黒くなる
目の異常 (0.4% / 1.6%)*2	眼の痛み，腫れ，発赤，かすみ目，視覚の変化
皮膚粘膜眼症候群 (頻度不明)	発熱，まぶたや眼の充血，結膜のただれ，ひどい口内炎，唇や口内のただれ

*2：重度（グレード3以上）の副作用の発現頻度（%）（治療歴がない場合 / 治療歴がある場合）

皮膚・爪障害対策

■ お薬の使い方

下記に示した，飲み薬と塗り薬を指示どおりに使用しましょう

ミノサイクリン塩酸塩錠

テトラサイクリン系の抗生物質です
抗炎症作用を期待して，ジオトリフ錠開始時より毎日服用します

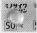

1回2錠 1日1回　服用

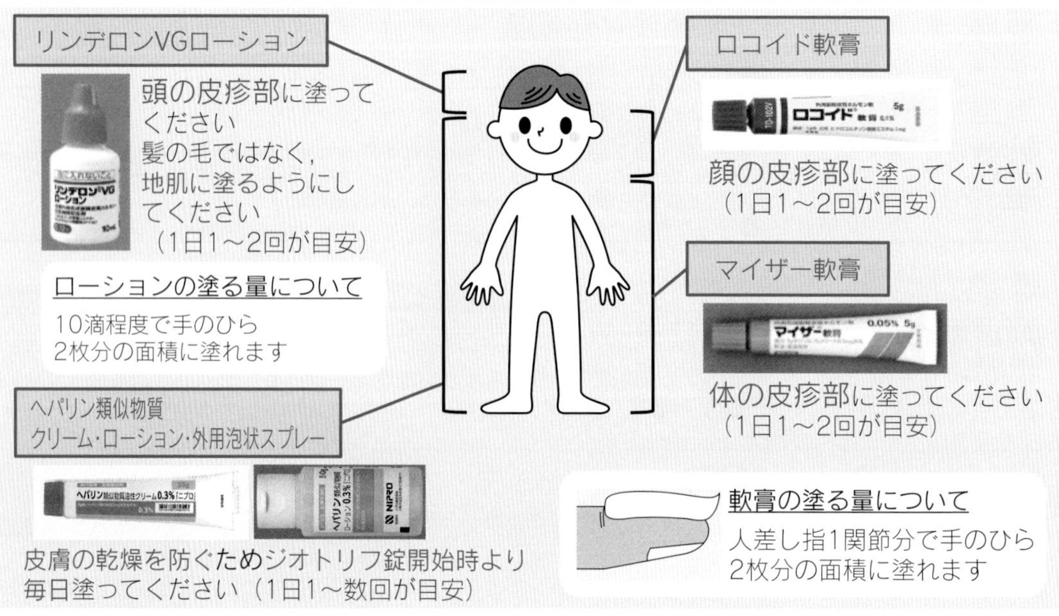

■ 日常生活を送る上での工夫

①直射日光を避ける

- 衣類に覆われていない部分には日焼け止めを塗ったり，帽子を着用して外出する
  （肌が直射日光に対して敏感になり，皮膚症状が起こりやすくなります）

②肌や爪への刺激をおさえる

- ひげ剃りは基本的に電気シェーバーを使用し，カミソリの場合は深剃りで皮膚を傷つけないよう注意する
- 低刺激の石鹸や，弱酸性～中性のシャンプー・ボディソープを選ぶ
  よく泡立てて，泡で撫でながら爪の間まで丁寧に洗う
- ウールや合成繊維など，皮膚を刺激するような素材の衣類はできるだけ避ける
- ゴム手袋などを着用する際は，木綿の手袋を下に着用する

③定期的な保湿

- 爪の周囲を含めた全身に，保湿剤を1日に何回も塗布し（特に入浴後），皮膚の乾燥を防ぐ

④爪の手入れ

- 深爪にならないよう適度な長さを保ち，炎症がある場合はテーピング等で保護する

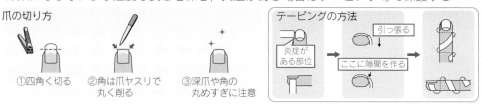

爪の切り方
①四角く切る
②角は爪ヤスリで丸く削る
③深爪や角の丸めすぎに注意

ここに隙間を作る

下痢対策

■ 症状の自己評価の方法

下表で便の状態を評価し，自己管理ノートにスケール（1から7）を毎日記録しましょう

	スケール		便の状態	
便秘	1	コロコロ便		硬くてコロコロの兎糞状の便
	2	硬い便		ソーセージ状であるが硬い便
正常	3	やや硬い便		表面にひび割れのあるソーセージ状の便
	4	普通便		表面がなめらかで柔らかいソーセージ状，あるいは蛇のようなとぐろを巻く便
	5	やや軟らかい便		はっきりとしたしわのある柔らかい半分固形の便
下痢	6	泥状便		境界がほぐれて，ふにゃふにゃの不定形の小片便，泥状の便
	7	水様便		水様で，固形物を含まない液体状の便

■ お薬の使い方

下記のチャートに従いお薬を上手に使いましょう

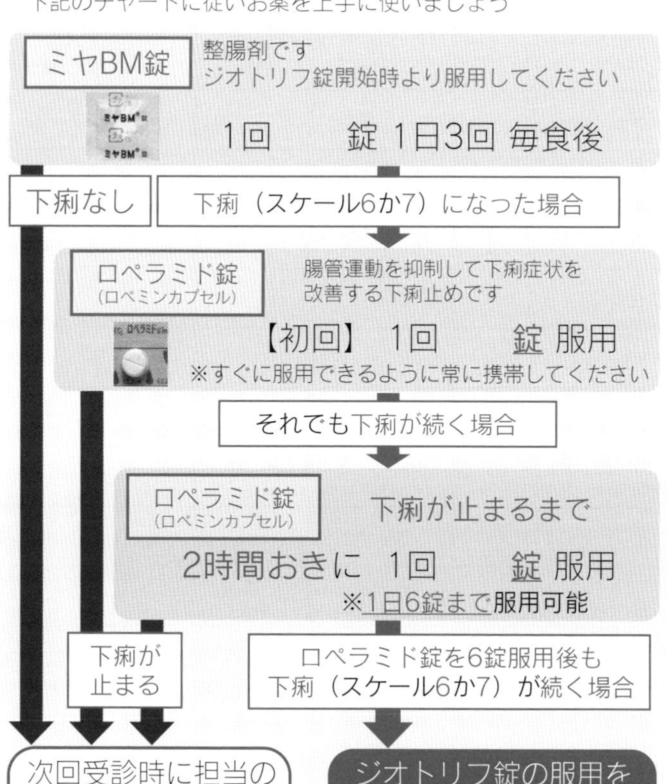

ミヤBM錠
整腸剤です
ジオトリフ錠開始時より服用してください
1回　錠 1日3回 毎食後
下痢なし
下痢（スケール6か7）になった場合
ロペラミド錠
(ロペミンカプセル)
腸管運動を抑制して下痢症状を
改善する下痢止めです
【初回】 1回　錠 服用
※すぐに服用できるように常に携帯してください
それでも下痢が続く場合
ロペラミド錠
(ロペミンカプセル)
下痢が止まるまで
2時間おきに 1回　錠 服用
※1日6錠まで服用可能
下痢が
止まる
ロペラミド錠を6錠服用後も
下痢（スケール6か7）が続く場合
次回受診時に担当の医師または薬剤師，看護師に報告しましょう
ジオトリフ錠の服用を“中止”して担当の医師薬剤師，看護師に連絡しましょう

■ 日常生活を送る上での工夫

①水分補給をする

- 下痢のときは脱水を防ぐために，スポーツドリンクなどで水分をたくさん摂取する

②食事の内容に注意する

- 下痢のときはカフェイン，アルコール，乳製品，油物，食物繊維，果汁入りジュース，香辛料の入った食品など，下痢を悪化させる食品を避け温かく消化の良い食事やあっさりした食事（ご飯や麺類，白身魚，鶏肉など）を少量ずつ摂取する

③肛門周辺のケアを行いお尻を清潔にする

- 赤ちゃんのお尻拭きなどのウエットティッシュで優しく拭く
- ウォシュレットを使う場合は，強さはゆるくして洗い，柔らかいトイレットペーパーで強くこすらないよう優しく押し拭きする

排便状況自己評価シート

下の表で便の状態を評価し，自己管理ノートにスケール（1から7）を毎日記録しましょう

	スケール	便の状態		
便秘	1	コロコロ便		硬くてコロコロの兎糞状の便
	2	硬い便		ソーセージ状であるが硬い便
正常	3	やや硬い便		表面にひび割れのあるソーセージ状の便
	4	普通便		表面がなめらかで柔らかいソーセージ状，あるいは蛇のようなとぐろを巻く便
	5	やや軟らかい便		はっきりとしたしわのある柔らかい半分固形の便
下痢	6	泥状便		境界がほぐれて，ふにゃふにゃの不定形の小片便，泥状の便
	7	水様便		水様で，固形物を含まない液体状の便

＊便スケール6または7の場合はロペラミドを服用すること

排便時間	スケール	ロペラミド服用歴	排便時間	スケール	ロペミン服用歴	排便時間	スケール	ロペミン服用歴
/ :		( )錠	/ :		( )錠	/ :		( )錠
/ :		( )錠	/ :		( )錠	/ :		( )錠
/ :		( )錠	/ :		( )錠	/ :		( )錠
/ :		( )錠	/ :		( )錠	/ :		( )錠
/ :		( )錠	/ :		( )錠	/ :		( )錠
/ :		( )錠	/ :		( )錠	/ :		( )錠
/ :		( )錠	/ :		( )錠	/ :		( )錠
/ :		( )錠	/ :		( )錠	/ :		( )錠
/ :		( )錠	/ :		( )錠	/ :		( )錠
/ :		( )錠	/ :		( )錠	/ :		( )錠
/ :		( )錠	/ :		( )錠	/ :		( )錠
/ :		( )錠	/ :		( )錠	/ :		( )錠
/ :		( )錠	/ :		( )錠	/ :		( )錠
/ :		( )錠	/ :		( )錠	/ :		( )錠

FAX：京大病院薬剤部 ●●●-●●●-●●●●

保険薬局 → 薬剤部 → 主治医

京都大学医学部附属病院 薬剤部　御中　　　　　　報告日：　　年　　月　　日

【スチバーガ錠】服薬情報提供書（トレーシングレポート）

担当医　　　　　科 先生　御机下	保険薬局　名称・所在地
患者ID： 患者名：	電話番号： FAX番号： 担当薬剤師名：　　　　印

上記治療薬に関する薬学的管理（服薬状況の把握及び服薬指導）を行いました．
下記のとおり，ご報告いたします．ご高配賜りますようお願い申し上げます．

【服薬状況（※1日1回食後服用，指示どおりに服用・休薬ができているかを確認してください）】

□ 指示どおりに服用できている　□ 指示どおりに服用できていない（詳細：　　　）

－（指示どおりに服用できていないに該当した場合）理由：

□ 飲み忘れ　□ 用法・用量の理解不足　□ 副作用の発現（　　　）

□ その他（　　　）

－次回診察時に調節が必要な残薬　□なし □あり：＿＿＿錠（報告日時点）

【副作用の評価（※　　の症状が「あり」の場合は，電話での速やかな報告もお願いします）】

- 直近における肝機能の急激な悪化　□なし □あり
- 発熱・呼吸困難・息切れ・空咳　□なし □あり
- 消化管出血・血尿・喀血　□なし □あり

症状	Grade0	Grade1		Grade2		Grade3（※症状の詳細を下記に記入）	
手掌・足底発赤知覚不全症候群	□ なし	□	疼痛を伴わないわずかな皮膚の変化または皮膚炎（紅斑，浮腫，角質増殖症）	□	疼痛を伴う皮膚の変化（角層剥離，水疱，出血，浮腫，角質増殖症）；身の回り以外の日常生活動作の制限	□	疼痛を伴う高度の皮膚の変化（角層剥離，水疱，出血，浮腫，角質増殖症）；身の回りの日常生活動作の制限
血圧上昇	□ なし	□	収縮期血圧120-139mmHgまたは拡張期血圧80-89mmHg	□	収縮期血圧140-159mmHgまたは拡張期血圧90-99mmHg；内科的治療を要する；再発性または持続性（≧24時間）；症状を伴う＞20mmHg（拡張期圧）の上昇または以前正常であった場合は＞140/90mmHgへの上昇；単剤の薬物治療を要する	□	収縮期血圧≧160mmHgまたは拡張期血圧≧100mmHg；内科的治療を要する；2種類以上の薬物治療または以前よりも強い治療を要する
下痢	□ なし	□	＜4回/日の排便回数の増加	□	4-6回/日の排便回数の増加；身の回り以外の日常生活動作の制限	□	7回以上/日の排便回数の増加；便失禁；身の回りの日常生活動作の制限
食欲不振,吐き気	□ なし	□	摂食習慣の変化を伴わない食欲低下	□	顕著な体重減少，脱水または栄養失調を伴わない経口摂食量減少	□	カロリーや水分の経口摂取が不十分；経管栄養/TPN/入院を要する
体重減少	□ なし	□	ベースラインより5-10%減少；治療を要さない	□	ベースラインより10-20%減少；栄養補給を要する	□	ベースラインより20%以上減少；経管栄養またはTPNを要する
疲労感	□ なし	□	休息により軽快する疲労	□	休息によって軽快しない疲労；身の回り以外の日常生活動作の制限	□	休息によって軽快しない疲労；身の回りの日常生活動作の制限

症状の詳細・その他の症状：

【支持療法薬の使用状況】

□ 未使用

□ 指示どおりに適切に使用中

□ 指示どおりの使用ができていない（　　　）

薬剤師としての提案事項・その他の報告事項

＜注意＞　FAXによる情報伝達は，疑義照会ではありません．
緊急性のある疑義照会は通常どおり電話にてお願いします．

初回服薬指導内容情報提供書（京都大学病院▶保険薬局）

スチバーガ錠開始に伴い，当院薬剤部で初回服薬指導実施しました．指導内容はFAX1～4枚目をご参照ください．

患者ID：
患者氏名：

■ かかりつけ薬局（□ 無 □ 有）

薬局名：

TEL ：＿＿＿＿＿＿＿＿　FAX ：＿＿＿＿＿＿＿＿

□ 今回処方分の在庫状況を確認し，患者に対して情報提供した

□ 保険薬局への情報提供について患者の同意を得た

■ 処方内容

スチバーガ錠 40mg　1回 ＿＿ 錠 1日1回 ＿＿＿＿ 内服

＿＿/＿＿ ～開始，＿＿ 日分処方あり

■ 用法・用量に関する特記事項（□ なし □ あり（下記参照））

■ 説明時の確認事項

□ 当院作成の説明書および自己管理ノートを交付した

□ 副作用症状について，自己管理ノートへの記録方法について説明した

□ 緊急時の連絡先（積貞棟1Fがん診療部受付/救急外来/薬剤部）について説明した

□ 保険薬局での対応について確認した

□ スチバーガ錠をすぐに受け取れなかった場合は，服用開始日について次回来院時に主治医に伝えるよう説明した

□ 服薬状況や副作用の確認のため，保険薬局でも自己管理ノートを提出するよう説明した（□ 同意あり，□ 同意なし）

■ 相互作用についての確認事項

□ グレープフルーツまたはグレープフルーツジュースの摂取により本剤の効果の増強やセイヨウオトギリソウ（セント・ジョーンズ・ワート）含有食品の摂取により本剤の効果が減弱する可能性があるため，治療期間中は避けていただくよう指導した．

□ CYP3A4誘導薬および阻害薬の併用（□ なし □ あり（下記参照））

□ イリノテカンの併用（□ なし □ あり（下記参照））

併用薬に関する情報

■ 日常生活で気をつけることについて説明

□ 傷の治りが遅れる可能性があるため，手術や抜歯の予定がある場合は連絡するよう指導した

□（女性のみ）胎児や乳児に影響が出る可能性があるため，妊娠・授乳しないよう指導した

保険薬局の薬剤師 御机下

（コンプライアンス，副作用状況等についてお気づきのことがあればトレーシングレポートにて報告ください．カルテ記載し，主治医に報告させていただきます．ご協力をよろしくお願い致します．）

指導担当薬剤師：

京大病院薬剤部　2017/5/31 改定

服薬指導内容情報提供書（京都大学病院▶保険薬局）

スチバーガ錠用量変更に伴い，服薬情報提供書を送付致します．

患者ID：
患者氏名：

■ かかりつけ薬局（□ 無 □ 有）

薬局名：

TEL：＿＿＿＿＿＿＿＿　FAX：＿＿＿＿＿＿＿＿

□ 今回処方分の在庫状況を確認し，患者に対して情報提供した

□ 保険薬局への情報提供について患者の同意を得た

■ 処方内容

スチバーガ錠 40mg　1回 ＿＿ 錠 1日1回 ＿＿＿＿ 内服

＿＿/＿＿ ～開始，＿＿ 日分処方あり

■ 用法・用量に関する特記事項（□ なし □ あり（下記参照））

保険薬局の薬剤師 御机下

（コンプライアンス，副作用状況等についてお気づきのことがあればトレーシングレポートにて報告ください．カルテ記載し，主治医に報告させていただきます．ご協力をよろしくお願い致します．）

指導担当薬剤師：

京大病院薬剤部　2016/3/29 作成

スチバーガ錠について

この説明書はあなたの治療に使われるスチバーガ錠に関する一般的な情報です．

京都大学医学部附属病院　薬剤部
2019年10月1日 第3版

効 能

大腸がん，消化管間質腫瘍および肝細胞がんの進行をおさえる経口の“分子標的治療薬”です．がん細胞の増殖信号をブロックしたり，がん細胞に栄養を送る血管ができるのを防ぐことで，がんの進行をおさえます．

飲み方

決められた量を1日1回，食後30分以内に飲んでください．
食事を摂らずに飲むと，効果が弱くなることがあります．

■ あなたのお薬の量と治療スケジュール

スチバーガ錠40mg　（約5,680円/錠）

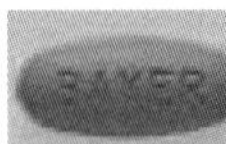

長径：16mm
短径：7mm
厚さ：5.6mm

1回___錠 1日1回___食後

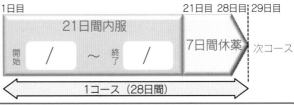

21日間内服し，7日間休薬します．※お薬が余った場合，次回処方日数を調節できます
期間を延長して飲まずに，余っている数を主治医に報告しましょう

■ 服用事の注意点

①スチバーガ錠を飲む前は脂肪分の少ない食事を摂りましょう

脂肪分の多い食事（高脂肪食）は，お薬の効果を弱めることがあります．
お薬を飲まない時間帯は通常どおりの食事ができます．

低脂肪食にするコツ

- ■ 魚は白身魚のさわら，鯛，たら，すずきのほか，鮭，アジ，イカ、エビ，貝類などを選ぶ
- ■ 肉は牛・豚のヒレ，もも肉，ももハム，とりのささみなどを選ぶ
- ■ 調理法は揚げる，炒める，ソテーするよりも，ゆでる，煮る，あぶる（網焼き，素焼き）などを選ぶ
- ■ ドレッシングはマヨネーズやバターや白く濁っているものよりも，セパレートタイプのフレンチドレッシングや酢じょうゆなどを選ぶ
- ■ デザートは生クリームやカスタードクリーム，パイよりも，ゼリーや寒天よせ，おまんじゅうなどを選ぶ

②決められた量，服用期間を守りましょう

飲む量や服用期間は，あなたの症状から最も適切と判断して，担当医により決められているので，自分の判断で変更しないでください．
間違えてたくさん飲んでしまった場合は，すぐに担当の医師または薬剤師，看護師に連絡してください．

③飲み忘れた場合，飲んだか飲まなかったか，わからない場合

その日は内服せず，次の日からお飲みください．同時に2回分をまとめて服用しないでください．

■ 併用を注意すべき薬，飲食物について

他のお薬やサプリメント・健康食品を使用している場合は，飲み合わせが悪い例もあるので，担当の医師または薬剤師に相談してください．

併用に注意が必要なもの

- グレープフルーツ，グレープフルーツジュース，セイヨウオトギリソウ含有の健康食品，
抗てんかん薬（フェノバルビタール，フェニトイン，カルバマゼピンなど），抗真菌薬，一部の抗生物質 など

よくみられる副作用

これらの症状の多くは，お薬の量を減らしたり，お休みしたり，症状をおさえるお薬を使うことで和らげることができます．
これらの症状が起こったら，受診時に担当医・看護師・薬剤師に伝えてください．

治療スケジュール：21日間内服／7日間休薬

症状と対策
発現時期の目安：1日目　14日目　28日目　56日目　84日目　112日目（1クール目／2クール目／3クール目／4クール目）

※副作用の種類や程度，現れる時期には個人差があります．

手足症候群
(45.2%/67.4%/51.1%※)
手や足の裏にピリピリ，チクチクする，痛い，物が掴めない，むくむ，赤く腫れる，水ぶくれができる，皮がむける，ひび割れる，血が出るなどの症状が現れます．
対策：保湿剤を塗り，乾燥を防ぐ．木綿の手袋・分厚い靴下を身につける．
手や足の裏への負担を和らげる．

発疹
(19.6%/22.7%/3.7%※)
顔や頭，皮膚がピリピリする，かゆい，熱をもっている，赤い発疹などの症状が現れます．
対策：直射日光を避け，日焼け止めを塗る．保湿剤を塗り，乾燥を防ぐ．皮膚を清潔にする．

高血圧
(27.8%/50.0%/23.0%※)
血圧がいつもより高くなり，めまい，頭痛，頭が重い，肩がこるなどの症状が現れます．
対策：毎日同じ時間，同じ腕で血圧を測り，測定結果を自己管理ノートに記録する．
必要に応じて降圧薬を追加します．

下痢
(33.8%/40.2%/33.7%※)
お腹の調子が悪くなり，下痢になったり，いつもよりトイレの回数が増えます．
対策：水分をこまめに摂り，脱水を予防する．消化に良いものを食べ，お酒やカフェイン，油物を避ける．必要に応じて整腸剤や下痢止めの薬を使用します．

疲労
(29.0%/29.5%/21.4%※)
体がだるくなったり，疲れやすくなります．
対策：1日の中で体調の良い時間に行動したり，疲れたら無理せずに休憩する．

発声障害
(28.4%/33.3%/15.8%※)
声がかすれます．ささやき声になるほどの重症な報告はありません．
対策：特別な対処方法や予防方法はありませんが，休薬で回復します．

食欲減退
(30.4%/21.2%/23.5%※)
食欲がなくなる，吐き気がする，体重が大幅に減るなどの症状が現れます．
対策：必要に応じて吐き気をおさえる薬を使用します．
水分補給を心掛け，食べられるもの，好きなものを少しずつ食べる．

※頻度（結腸・直腸がん/消化管間質腫瘍/幹細胞がん）

頻度は高くないが注意すべき副作用

下記のような症状に気づいたら，重い副作用が起こっている可能性があります．
すぐに担当医・薬剤師・看護師まで連絡してください．

【緊急連絡先】積貞棟1階：●●●-●●●-●●●●，救急外来：■■■-■■■-■■■■，薬剤部：▲▲▲-▲▲▲-▲▲▲▲

副作用	症状
劇症肝炎（頻度不明） 肝不全（0.3%） 肝機能障害（7.7%）	肝機能の低下により，体がだるくなる，目や皮膚が黄色くなる，尿が褐色になる ※特に2クール目までは注意が必要です
間質性肺疾患（頻度不明）	息切れ，呼吸困難，空咳（痰のない咳），発熱
出血（8.8%） 消化管出血（1.8%），血尿（0.9%） 喀血（0.2%），肺出血（0.2%）	大量の血が混ざった便（黒色便）が出たり，激しい頭痛，意識がなくなる，めまいがする
可逆性後白質脳症（0.1%）	最高血圧180mmHgまたは最低血圧120mmHgを超える，けいれん，頭痛，意識障害，視力障害
消化管穿孔（0.1%）	激しい腹痛，吐き気，嘔吐
血栓塞栓症 心筋虚血（0.2%），心筋梗塞（0.2%）	胸が痛い，締めつけられるような感じがする（狭心痛），手足の麻痺・痺れ，喋りにくい 片足の痛みや腫れ
中毒性表皮壊死融解症（頻度不明） 皮膚粘膜眼症候群（0.1%） 多形紅斑（0.7%）	発熱，まぶたや眼の充血，結膜のただれ，ひどい口内炎，唇や口内のただれ
血小板減少（9.0%）	手足に点状の出血，青あざができやすい，出血しやすい（歯茎の出血，鼻血など）

手足症候群について

- 服用開始後，2ヵ月以内に起こることが多く，特に，はじめの1，2週間に起こりやすいとされています．
- 初期段階では，手のひらや足の裏の皮膚の一部に赤みが出てきたり，ピリピリまたはチクチクするといった違和感が現れます．
- 生命にかかわる副作用ではありませんが，まれに日常生活に支障をきたし，場合によってはスチバーガ錠を続けることが困難になることがあります．症状が出現した場合は放置せず，すぐに担当の医師，薬剤師または看護師に相談してください．

軽度	■ 手掌や足底などのしびれ，皮膚の知覚過敏（ピリピリ・チクチク感），痛みを伴わない赤み，腫れ ■ 日常生活には影響しない
中等度	■ 腫れ，赤みが強くなる，手掌や足底の皮膚の肥厚・硬化・亀裂を伴う ■ 痛みのため日常生活に影響が出る
重度	■ 痛みがさらに増強する，皮膚に深い亀裂や水ぶくれなどが生じる ■ 強い痛みのため歩行が困難となるなど，日常生活が遂行できなくなる
症状が出やすい場所	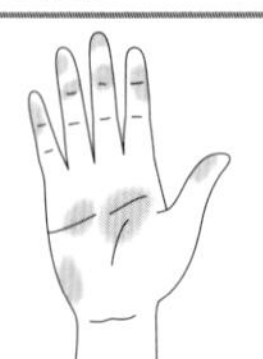 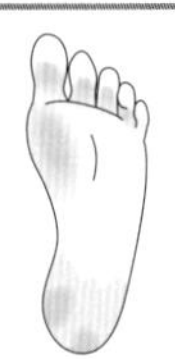

■ お薬の使い方

ヘパリン類似物質
油性クリーム・ローション・外用泡状スプレー

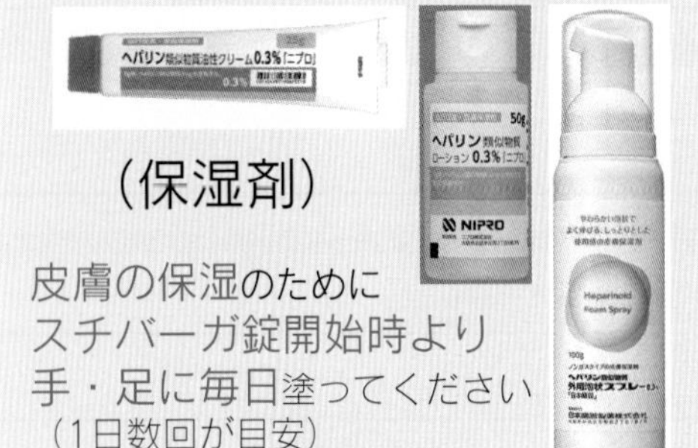

（保湿剤）

皮膚の保湿のために
スチバーガ錠開始時より
手・足に毎日塗ってください
（1日数回が目安）

マイザー軟膏

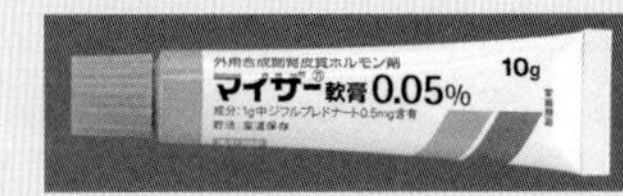

（抗炎症剤）

症状が出現してから
手・足の炎症部位に塗ってください
（1日2回程度が目安）
※最初に保湿剤，次に抗炎症剤を塗布すること

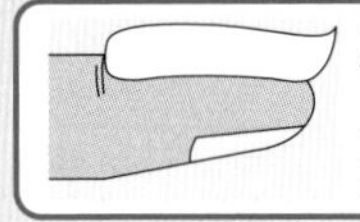

軟膏の塗る量について
人差し指1関節分で手のひら2枚分の面積に塗れます

■ 手足症候群対策のポイント

①毎日注意深く観察する
服用開始後約2ヵ月間は特に注意しましょう
1日1回は手・足の状態を確認しましょう

- 初期症状を見逃さず，早期に適切な処置を行うことが大切です

②しっかりと保湿する
手洗い後，入浴後はすぐに保湿剤を塗布しましょう
手足を洗ったとき以外にも，1日数回塗布しましょう

- 保湿剤はたっぷり使用し，指の間まできちんとやさしく塗り込むことが大切です
- 寝る時は，保湿剤を塗った後に手袋や靴下をつけると，夜間の乾燥をより防ぐことが可能です
- 手足を洗う場所の目につくところに保湿剤を置いておくことが，塗布を忘れない対策として有効です

③皮膚に刺激を与えない
水を使うとき（炊事，洗濯 等）は，木綿とゴムなどの手袋を二重に装着して手を保護しましょう

- 皮膚を傷つけるので，軽石やかみそりは使わないこと
- 入浴やシャワーはぬるめのお湯を使いましょう（温度は40度以下，時間は10分以内が目安）
- 皮膚を柔らかくする場合は，尿素やサリチル酸配合の保湿剤を使用します．医師・薬剤師に相談しましょう

④圧迫しない
外出時は，圧迫の少ないサンダルや運動靴を選択しましょう
長時間の歩行やジョギングなどは避けましょう

- やむを得ず革靴やハイヒールを履くときは，柔らかい中敷（インナーソール）を使用しましょう

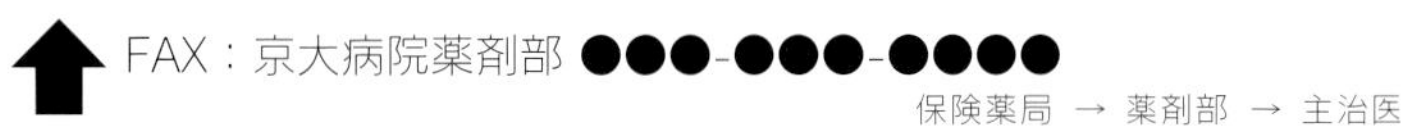
FAX：京大病院薬剤部 ●●●-●●●-●●●●
保険薬局 → 薬剤部 → 主治医

京都大学医学部附属病院 薬剤部　御中　　　　報告日：　　年　　月　　日

【タグリッソ錠】服薬情報提供書（トレーシングレポート）

担当医　　　　　　科 先生　御机下	保険薬局　名称・所在地
患者ID： 患者名：	電話番号： FAX番号： 担当薬剤師名：　　　　印

上記治療薬に関する薬学的管理（服薬状況の把握及び服薬指導）を行いました．
下記のとおり，ご報告いたします．ご高配賜りますようお願い申し上げます．

【服薬状況】□ 継続服用できている　□ しばしば服用できないことがある　□休薬中
（しばしば服用できないことがある，休薬中に該当した場合）
－理由
□ 飲み忘れ　□ 用法・用量の理解不足　□ 副作用の発現（　　　　）
□ その他（　　　　）
－次回診察時に調節が必要な残薬　□なし □あり：＿＿錠（報告日時点）

【副作用の評価（※　　の症状が「あり」の場合は，電話での速やかな報告もお願いします）】
・ 発熱・喉の痛み・排尿時の痛み　□なし □あり
・ 呼吸困難・息切れ・空咳　□なし □あり
・ 脈のみだれ・めまい・動悸・意識消失　□なし □あり
・ 直近における肝機能の急激な悪化　□なし □あり

症状	Grade0	Grade1		Grade2		Grade3（※症状の詳細を下記に記入）	
下痢	□ なし	□	<4回/日の排便回数の増加	□	4-6回/日の排便回数の増加；身の回り以外の日常生活動作の制限	□	7回以上/日の排便回数の増加；便失禁；身の回りの日常生活動作の制限
ざ瘡様皮疹	□ なし	□	体表面積の<10%を占める紅色丘疹および/または膿疱	□	体表面積の10-30%を占める紅色丘疹および/または膿疱；社会心理学的な影響を伴う；身の回り以外の日常生活動作の制限	□	体表面積の>30%を占める紅色丘疹および/または膿疱；身の回りの日常生活動作の制限；経口抗菌薬を要する局所の重複感染
皮膚乾燥	□ なし	□	体表面積の<10%を占めるが紅斑やそう痒は伴わない	□	体表面積の10-30%を占め，紅斑またはそう痒を伴う；身の回り以外の日常生活動作の制限	□	体表面積の>30%を占め，そう痒を伴う；身の回りの日常生活動作の制限
爪囲炎	□ なし	□	爪壁の浮腫や紅斑；角質の剥離	□	局所的処置を要する；内服治療を要する；疼痛を伴う爪壁の浮腫や紅斑；滲出液や爪の分離を伴う；身の回り以外の日常生活動作の制限	□	外科的処置や抗菌薬の静脈内投与を要する；日常生活動作の制限
口内炎	□ なし	□	症状がない，または軽度の症状がある；治療を要さない	□	中等度の疼痛；経口摂取に支障がない；食事の変更を要する	□	高度の疼痛；経口摂取に支障がある

症状の詳細・その他の症状：

【支持療法薬の使用状況】
□ 未使用
□ 指示どおりに適切に使用中
□ 指示どおりの使用ができていない（　　　　）

薬剤師としての提案事項・その他の報告事項

＜注意＞　FAXによる情報伝達は，疑義照会ではありません．
緊急性のある疑義照会は通常どおり電話にてお願いします．

初回服薬指導内容情報提供書（京都大学病院▶保険薬局）

タグリッソ錠開始に伴い，当院薬剤部で初回服薬指導実施しました．指導内容はFAX1～4枚目をご参照ください．

患者ID：
患者氏名：

■ かかりつけ薬局（□ 無 □ 有）

薬局名：

TEL ：＿＿＿＿＿＿＿＿　FAX ：＿＿＿＿＿＿＿＿

□ 今回処方分の在庫状況を確認し，患者に対して情報提供した

□ 保険薬局への情報提供について患者の同意を得た

■ 処方内容

タグリッソ錠＿＿ mg　1回1錠 1日1回 ＿＿＿＿ 内服

＿/＿ ～開始，＿＿ 日分処方あり

■ 用法・用量に関する特記事項（□ なし □ あり（下記参照））

■ 治療に関連した必要な検査について

□ EGFR T790M変異陽性を確認した

□ QT間隔延長が現れることがあるため，投与開始前の心電図検査の実施を確認した

■ 説明時の確認事項

□ 当院作成の説明書および自己管理ノートを交付した

□ 副作用症状について，自己管理ノートへの記録方法について説明した

□ 緊急時の連絡先（積貞棟1Fがん診療部受付/救急外来/薬剤部）について説明した

□ 保険薬局での対応について確認した

- □ タグリッソ錠をすぐに受け取れなかった場合は，服用開始日について次回来院時に主治医に伝えるよう説明した
- □ 服薬状況や副作用の確認のため，保険薬局でも自己管理ノートを提出するよう説明した（□ 同意あり，□ 同意なし）

■ 服用時の注意点ついて

□ 妊娠する可能性のある女性，パートナーが妊娠する可能性のある男性に対する避妊について指導した

□ 胎児や乳児に影響が出る可能性があるため，授乳しないことについて指導した

■ 相互作用についての確認事項

□ CYP3A4誘導薬（フェニトイン，カルバマゼピン，リファンピシン，セイヨウオトギリソウ 等）の併用（□ なし □ あり）

□ BCRPの基質となる薬剤（ロスバスタチン，サラゾスルファピリジン 等）の併用（□ なし □ あり）

□ QT間隔延長を起こすことがしられている薬剤（キニジン，プロカインアミド，オンダンセトロン，クラリスロマイシン 等）の併用（□ なし □ あり）

併用薬に関する情報

保険薬局の薬剤師 御机下

（アドヒアランス，副作用状況等についてお気づきのことがあればトレーシングレポートにて報告ください．カルテ記載し，主治医に報告させていただきます．ご協力をよろしくお願い致します．）

指導担当薬剤師：

京大病院薬剤部　2017/6/26 作成

服薬指導内容情報提供書（京都大学病院▶保険薬局）

タグリッソ錠用量変更に伴い，服薬情報提供書を送付致します．

患者ID：
患者氏名：

■ かかりつけ薬局（□ 無 □ 有）

薬局名：

TEL：______________ FAX：______________

□ 今回処方分の在庫状況を確認し，患者に対して情報提供した

□ 保険薬局への情報提供について患者の同意を得た

■ 処方内容

タグリッソ錠 ____ mg　1回1錠 1日1回 ________ 内服

___/___ ～開始，____ 日分処方あり

■ 用法・用量に関する特記事項（□ なし □ あり（下記参照））

保険薬局の薬剤師 御机下

（アドヒアランス，副作用状況等についてお気づきのことがあればトレーシングレポートにて報告ください．カルテ記載し，主治医に報告させていただきます．ご協力をよろしくお願い致します．）

指導担当薬剤師：

京大病院薬剤部　201/6/8 作成

タグリッソ錠について

この説明書はあなたの治療に使われるタグリッソ錠に関する一般的な情報です

京都大学医学部附属病院　薬剤部

2019年10月1日 改訂 第2版

効　能

がん細胞の増殖には，上皮細胞成長因子受容体（EGFR）など種々の受容体が関与しています．一部の非小細胞肺がんでは，EGFRの遺伝子に変異が起きており，がん細胞に異常な増殖信号が送られています．変異のあるEGFRの働きをブロックし，がんの増殖をおさえる経口の“分子標的治療薬”です．

非小細胞肺がんの患者さんのうち，

- EGFR遺伝子変異陽性のEGFRチロシンキナーゼ阻害薬未治療の患者さん
- 他のEGFRチロシンキナーゼ阻害薬（イレッサ錠，タルセバ錠，ジオトリフ錠）での治療効果がみられなくなり，検査においてEGFRにT790M変異※（効果がみられなくなった患者さんの約50～60%に発現）が確認された患者さん

に使用します．

飲み方

決められた量を決められた時間に，1日1回服用してください

■ あなたのお薬の量と投与スケジュール

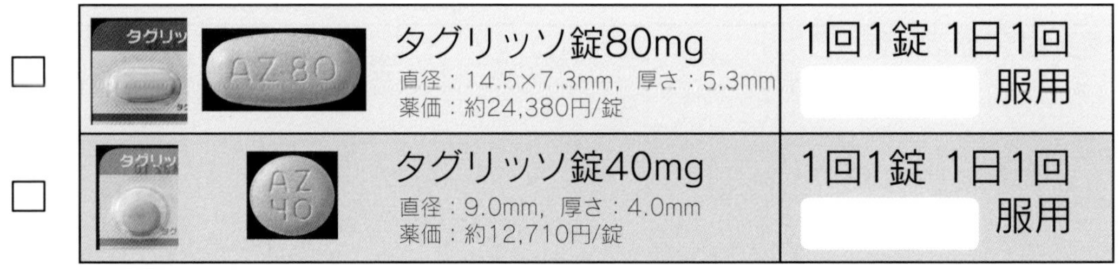

タグリッソ錠80mg
直径：14.5×7.3mm，厚さ：5.3mm
薬価：約24,380円/錠
1回1錠 1日1回
服用
タグリッソ錠40mg
直径：9.0mm，厚さ：4.0mm
薬価：約12,710円/錠
1回1錠 1日1回
服用

■ 服用時の注意点

①飲み忘れた場合

飲み忘れに気づいた場合は，すぐに当日分のみの1回分を服用してください．
同時に2回分をまとめて服用したり，1日に2回分を服用しないでください．

②間違えてたくさん飲んでしまった場合

すぐに担当の医師または薬剤師，看護師に連絡してください．

③妊娠と授乳について

・妊娠する可能性のある女性，パートナーが妊娠する可能性がある男性は避妊してください．
妊娠した場合は，担当の医師，薬剤師，看護師にご相談ください．

【必要な避妊期間】

＊妊娠可能な女性：タグリッソ錠服用中および服用終了後少なくとも6週間
＊パートナーの男性：タグリッソ錠服用中および服用終了後少なくとも4ヵ月

・母乳を通じて乳児に影響が出るおそれがあるため，授乳をしないようにしてください．

■ 併用を注意すべき薬，飲食物について

他のお薬やサプリメント・健康食品を使用している場合は，飲み合わせが悪い例もあるので，担当の医師または薬剤師に相談してください．

併用に注意が必要なもの

セイヨウオトギリソウ含有の健康食品，抗てんかん薬（フェノバルビタール，フェニトイン，カルバマゼピンなど），一部の抗生物質（リファンピシン，クラリスロマイシン など），脂質異常症治療薬，抗不整脈薬 など

よくみられる副作用

これらの症状の多くは，お薬を減量したり，休薬したり，症状をおさえるお薬を使うことで和らげることができます．
これらの症状が起こったら，受診時に担当医・看護師・薬剤師に伝えてください．

皮膚症状 発疹・ざ瘡等 (42.8%)*1 皮膚乾燥・湿疹等 (26.2%)*1	顔や頭，胸，お腹を中心に体のさまざまな部位に発疹や吹き出物ができやすくなります． 全身の皮膚が乾燥し，かゆみを伴うこともあります． 対策：3枚目をご参照ください．
爪の障害 (27.6%)*1	爪の周囲に炎症が起こり，皮膚が赤く腫れて痛みを伴ってくることがあります． 対策：手足の指先に負担がかかることは避ける． 炎症がひどい場合，必要に応じて炎症を和らげる塗り薬や抗生剤を使う． その他，3枚目をご参照ください． ※診察時には手のみでなく，足の爪についても靴下を脱いで診てもらいましょう．
下痢 (40.1%)*1	普段より排便回数が増える，軟便などの症状が現れます． 対策：症状に合わせて下痢止めや整腸剤などを使用します． 消化の良いものを少量ずつ食べましょう．刺激の強いものは避けましょう． 脱水予防のために水分（スポーツドリンク，水，お茶など）を十分摂りましょう．
口内炎 (22.6%)*1	舌，唇，口の中に口内炎ができやすくなります．同時に歯周病や虫歯があると歯茎が赤く炎症を起こしたりして痛んだり，出血したりすることもあります． 対策：歯磨きをしたり，うがいをして，口の中を清潔に保つ．症状があるときは 刺激のある食事（香辛料や塩分が多い食事，熱い食事など）を避ける． 必要に応じて炎症をおさえる塗り薬や痛みを和らげるうがい薬を使用する．

＊1：副作用の発現頻度（%）（国際共同第Ⅲ相試験（AURA3試験およびFLAURA試験）でタグリッソ錠80mgの投与を受けた558例の併合成績に基づき記載

頻度は高くないが注意すべき副作用

下記のような症状に気づいたら，
すぐに医師・薬剤師・看護師まで連絡してください．

【緊急連絡先】積貞棟1階：●●●-●●●-●●●●，救急外来：■■■-■■■-■■■■，薬剤部：▲▲▲-▲▲▲-▲▲▲▲

間質性肺炎 (3.6%)	息切れ，呼吸困難，空咳（痰のない咳），発熱 ※特に服用開始12週間以内の発現が多いことが報告されています
骨髄抑制 血小板減少（9.5%） 白血球減少（10.0%） 好中球減少（7.2%） 貧血（5.2%）	血が止まりにくい，出血しやすい，青あざができやすい，発熱，寒気，貧血
QT間隔延長 (6.1%)	動悸，めまい，ふらつき，気を失う ※定期的に心電図検査を実施します
心臓障害 (2.5%) （QT間隔延長を除く）	動悸，息切れ，むくみ，めまい，徐脈
肝機能障害 (8.4%)	疲れを感じる，皮膚や白目が黄色くなる，尿の色が濃くなる
血栓塞栓症 (1.5%)	胸が痛い，締めつけられるような感じがする，手足の麻痺・痺れ，喋りにくい，片足の痛みや腫れ
感染症 (7.1%)	発熱，咳・喉の痛み，目やにが多い，白目が充血する，排尿時の痛み，残尿感
角膜障害 (0.4%)	眼が痛い，目やにが多い，白目が充血する

下痢対策

■ お薬の使い方 下記に示した，飲み薬を指示どおりに使用しましょう

ビオフェルミン錠

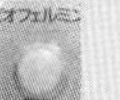

整腸剤です
※軟便，下痢症状出現時に服用してください

1回1錠 1日3回 朝昼夕食後

■ 日常生活を送る上での工夫

• 下痢のときは脱水を防ぐために，スポーツドリンクなどで水分をたくさん摂取する

皮膚・爪障害対策

■ お薬の使い方 下記に示した，塗り薬を指示どおりに使用しましょう

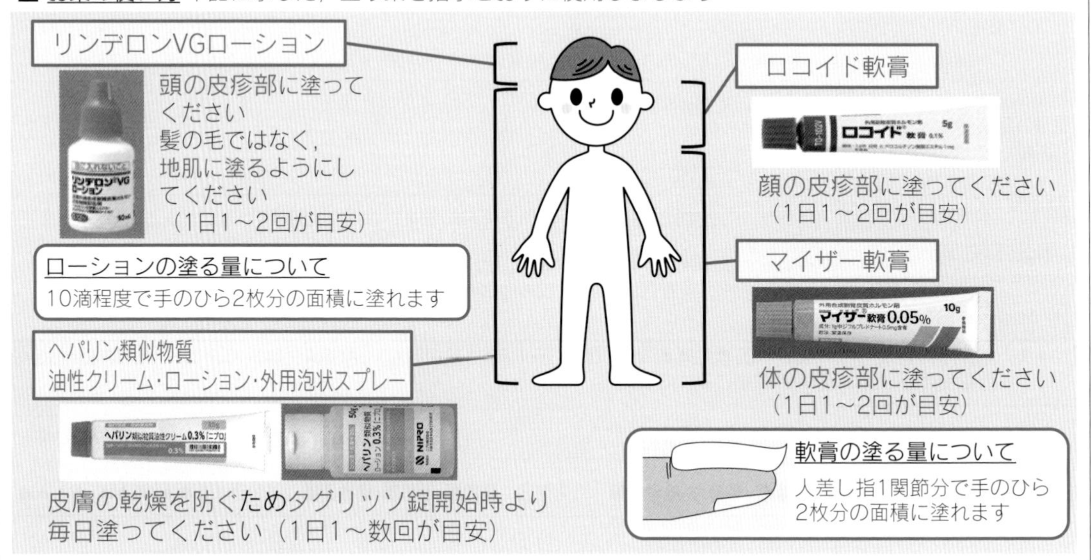
リンデロンVGローション
頭の皮疹部に塗ってください
髪の毛ではなく，地肌に塗るようにしてください
（1日1～2回が目安）
ローションの塗る量について
10滴程度で手のひら2枚分の面積に塗れます
ヘパリン類似物質
油性クリーム・ローション・外用泡状スプレー
ロコイド軟膏
顔の皮疹部に塗ってください
（1日1～2回が目安）
マイザー軟膏
体の皮疹部に塗ってください
（1日1～2回が目安）

皮膚の乾燥を防ぐためタグリッソ錠開始時より毎日塗ってください（1日1～数回が目安）

軟膏の塗る量について
人差し指1関節分で手のひら2枚分の面積に塗れます

■ 日常生活を送る上での工夫

①直射日光を避ける
・衣類に覆われていない部分には日焼け止めを塗ったり，帽子を着用して外出する
（肌が直射日光に対して敏感になり，皮膚症状が起こりやすくなります）

②肌や爪への刺激を抑える
・ひげ剃りは基本的に電気シェーバーを使用し，カミソリの場合は深剃りで皮膚を傷つけないよう注意する
・低刺激の石鹸や，弱酸性～中性のシャンプー・ボディソープを選ぶ
よく泡立てて，泡で撫でながら爪の間まで丁寧に洗う
・ウールや合成繊維など，皮膚を刺激するような素材の衣類はできるだけ避ける
・ゴム手袋などを着用する際は，木綿の手袋を下に着用する

③定期的な保湿
・爪の周囲を含めた全身に，保湿剤を1日に何回も塗布し（特に入浴後），皮膚の乾燥を防ぐ

④爪の手入れ
・深爪にならないよう適度な長さを保ち，炎症がある場合はテーピング等で保護する

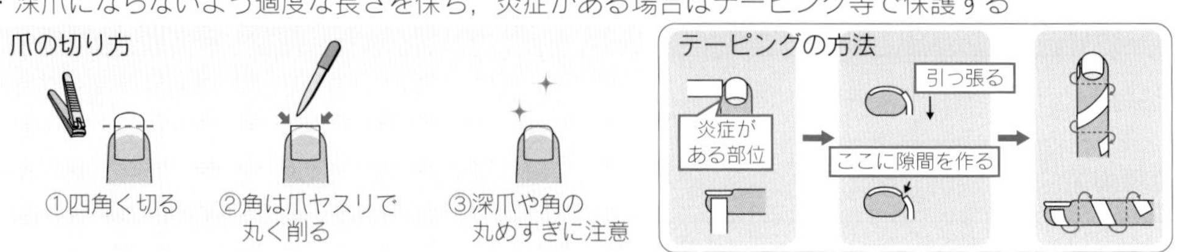
爪の切り方
①四角く切る
②角は爪ヤスリで丸く削る
③深爪や角の丸めすぎに注意
テーピングの方法
炎症がある部位
引っ張る
ここに隙間を作る

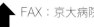

FAX：京大病院薬剤部 ●●●-●●●-●●●●

保険薬局 → 薬剤部 → 主治医

京都大学医学部附属病院 薬剤部　御中　　　　　　報告日：　　　年　　月　　日

【タルセバ錠】服薬情報提供書（トレーシングレポート）

担当医　　　　　　科 　　　　　　先生　御机下	保険薬局　名称・所在地
患者ID： 患者名：	電話番号： FAX番号： 担当薬剤師名：　　　　　印

上記治療薬に関する薬学的管理（服薬状況の把握及び服薬指導）を行いました．
下記のとおり，ご報告いたします．ご高配賜りますようお願い申し上げます．

【服薬状況】

□ 継続服用できている　□ しばしば服用できないことがある　□休薬中

（しばしば服用できないことがある，休薬中に該当した場合）

－理由

□ 飲み忘れ　□ 用法・用量の理解不足　□ 副作用の発現（　　　　）

□ その他（　　　　）

－次回診察時に調節が必要な残薬　□なし □あり：＿＿錠（報告日時点）

【副作用の評価（※　　の症状が「あり」の場合は，電話での速やかな報告もお願いします）】

・ 発熱　□なし □あり
・ 呼吸困難・息切れ・空咳　□なし □あり
・ 直近における肝機能の急激な悪化　□なし □あり

症状	Grade0	Grade1	Grade2	Grade3（※症状の詳細を下記に記入）
下痢	□ なし	□ <4回/日の排便回数の増加	□ 4-6回/日の排便回数の増加；身の回り以外の日常生活動作の制限	□ 7回以上/日の排便回数の増加；便失禁；身の回りの日常生活動作の制限
ざ瘡様皮疹	□ なし	□ 体表面積の<10%を占める紅色丘疹および/または膿疱	□ 体表面積の10-30%を占める紅色丘疹および/または膿疱；社会心理学的な影響を伴う；身の回り以外の日常生活動作の制限	□ 体表面積の>30%を占める紅色丘疹および/または膿疱；身の回りの日常生活動作の制限；経口抗菌薬を要する局所の重複感染
皮膚乾燥	□ なし	□ 体表面積の<10%を占めるが紅斑やそう痒は伴わない	□ 体表面積の10-30%を占め，紅斑またはそう痒を伴う；身の回り以外の日常生活動作の制限	□ 体表面積の>30%を占め，そう痒を伴う；身の回りの日常生活動作の制限
爪囲炎	□ なし	□ 爪壁の浮腫や紅斑；角質の剥離	□ 局所的処置を要する；内服治療を要する；疼痛を伴う爪壁の浮腫や紅斑；滲出液や爪の分離を伴う；身の回り以外の日常生活動作の制限	□ 外科的処置や抗菌薬の静脈内投与を要する；日常生活動作の制限
口内炎	□ なし	□ 症状がない，または軽度の症状がある；治療を要さない	□ 中等度の疼痛；経口摂取に支障がない；食事の変更を要する	□ 高度の疼痛；経口摂取に支障がある

症状の詳細・その他の症状：

薬剤師としての提案事項・その他の報告事項

＜注意＞　FAXによる情報伝達は，疑義照会ではありません．
緊急性のある疑義照会は通常どおり電話にてお願いします．

初回服薬指導内容情報提供書（京都大学病院▶保険薬局）

タルセバ錠開始に伴い，当院薬剤部で初回服薬指導実施しました．指導内容はFAX1～4枚目をご参照ください．

患者ID：
患者氏名：

■ かかりつけ薬局（□ 無 □ 有）

薬局名：

TEL：＿＿＿＿＿＿＿＿ FAX：＿＿＿＿＿＿＿＿

□ 今回処方分の在庫状況を確認し，患者に対して情報提供した

□ 保険薬局への情報提供について患者の同意を得た

■ 処方内容

タルセバ錠＿＿mg　1日1回＿＿＿＿内服（←起床時又は空腹時であることを確認すること）

＿/＿ ～開始，＿＿日分処方あり

■ 用法・用量に関する特記事項（□なし □ あり（下記参照））

■ 説明時の確認事項

□ 当院作成の説明書および自己管理ノートを交付した

□ 処方医より治療確認シートが交付されたことを確認し，保険薬局で提示するよう説明した

□ 副作用症状について，自己管理ノートへの記録方法について説明した

■ 副作用症状の説明事項（下記の5項目については必ず説明してください）

□ 間質性肺炎（4.4%）の初期症状（呼吸困難，咳，発熱）について説明した
症状発現時は命にかかわる場合もあるため，病院に連絡するよう指導した

□ 肝機能障害（1.5%）：定期的に血液検査を実施することを説明した

□ 皮膚障害（発疹：82.5%，皮膚乾燥：76.7%），爪障害（66.0%）
支持療法薬使用方法について説明した（部位別の使い分け，薬効について）

□ 下痢（79.6%），重度の下痢（1.1%）：支持療法薬使用方法について説明した

□ 目の障害(角膜潰瘍等)：目のかゆみ，充血などがあれば申し出るように指導した

□ 緊急時の連絡先（積貞棟1Fがん診療部受付/救急外来/薬剤部）について説明した

□ 保険薬局での対応について確認した

□ タルセバ錠をすぐに受け取れなかった場合は，
服用開始日について次回来院時に主治医に伝えるよう説明した

□ 服薬状況や副作用の確認のため，保険薬局でも自己管理ノートを提出するよう説明した
(□ 同意あり，□ 同意なし)

■ 相互作用についての確認事項

□ グレープフルーツまたはグレープフルーツジュースの摂取により本剤の効果の増強や
セイヨウオトギリソウ(セント・ジョーンズ・ワート)含有食品の摂取により本剤の効果が減弱する
可能性があるため，治療期間中は避けていただくよう指導した

□ 制酸剤（PPI，H2ブロッカー等）の併用（□ なし □ あり）：本剤の作用が減弱することを説明した

□ 禁煙について指導した：本剤の作用が減弱することを説明した

併用薬に関する情報

保険薬局の薬剤師 御机下

（コンプライアンス，副作用状況等についてお気づきのことがあればトレーシングレポートにて報告ください．
カルテ記載し，主治医に報告させていただきます．ご協力をよろしくお願い致します．）

指導担当薬剤師：

京大病院薬剤部　2017/6/7 改定

服薬指導内容情報提供書（京都大学病院▶保険薬局）

タルセバ錠用量変更に伴い，服薬情報提供書を送付致します．

患者ID：
患者氏名：

■ かかりつけ薬局（□ 無 □ 有）

薬局名：

TEL：＿＿＿＿＿＿＿＿　FAX：＿＿＿＿＿＿＿＿

□ 今回処方分の在庫状況を確認し，患者に対して情報提供した

□ 保険薬局への情報提供について患者の同意を得た

■ 処方内容

タルセバ錠 ＿＿ mg　1日1回 ＿＿＿＿ 内服

＿＿/＿＿ ～開始，＿＿ 日分処方あり

■ 用法・用量に関する特記事項（□なし □あり（下記参照））

保険薬局の薬剤師 御机下

（コンプライアンス，副作用状況等についてお気づきのことがあればトレーシングレポートにて報告ください．カルテ記載し，主治医に報告させていただきます．ご協力をよろしくお願い致します．）

指導担当薬剤師：

京大病院薬剤部　2016/3/29 作成

タルセバ錠について

この説明書はあなたの治療に使われるタルセバ錠に関する一般的な情報です

京都大学医学部附属病院 薬剤部
2019年10月1日改訂 第2版

効 能

がん細胞の増殖には，上皮細胞成長因子受容体（EGFR）など種々の受容体が関与しています．一部の非小細胞肺がんでは，EGFRの遺伝子に変異が起きており，がん細胞に異常な増殖信号が送られています．
タルセバ錠は，変異のあるEGFRに結合することで，異常な増殖信号をブロックし，がんの増殖をおさえる経口の“分子標的治療薬”です．

飲み方

決められた量を1日1回，空腹時（食事の1時間以上前又は食後2時間以降）に服用してください．
食べ物と一緒に，あるいは食後すぐに服用すると副作用が強くでる可能性があります．

■ あなたのお薬の量と投与スケジュール

□	タルセバ錠150mg (直径：10.5mm，厚さ：5.4mm，約10,840円/錠)	1回1錠 1日1回 （　:　） 服用
□	タルセバ錠100mg (直径：8.9mm，厚さ：4.9mm，約7,410円/錠)	1回1錠 1日1回 （　:　） 服用
□	タルセバ錠25mg (直径：6.5mm，厚さ：3.3mm，約2,010円/錠)	1回　錠 1日1回 （　:　） 服用

■ 服用時の注意点

①飲み忘れた場合

【A：当日に気づいた場合】
服用日の空腹時（下記の内服可能のタイミング）に服用することが可能です．

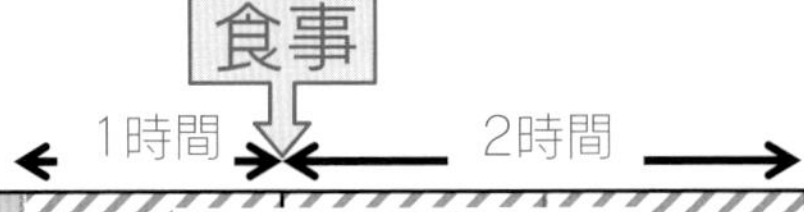

※判断が難しい場合は担当医，看護師，薬剤師にご連絡ください．

【B：翌日になって気づいた場合】
飲み忘れた分は服用せず，次の決められた時間に1回分を服用してください．
1日に2回分を服用しないでください．

②間違えてたくさん飲んでしまった場合

すぐに担当の医師または薬剤師，看護師に連絡してください．

③妊娠と授乳について

- 妊娠中の服用は胎児に好ましくない影響が起きる場合があります．治療中は妊娠をしないように注意しましょう．（男性も適切な避妊法を用いること）
- 母乳を通じて乳児に影響がでるおそれがあるため，授乳をしないようにしてください．

■ 併用を注意すべき薬，飲食物 等について

他のお薬やサプリメント・健康食品を使用している場合は，飲み合わせが悪い例もあるので，担当の医師または薬剤師に相談してください．

併用に注意が必要なもの

- グレープフルーツジュース，セイヨウオトギリソウ含有の健康食品，抗てんかん薬，抗真菌薬，一部の抗生物質，制酸剤（オメプラゾール，ファモチジン），ワルファリン，タバコ（喫煙） など

よくみられる副作用

服用後1～2週間以内に起こる症状と，3～4週間程経ってから起こる症状があります．これらの症状は適切な予防や治療を行うことで，症状が出なくなったり，出たとしても軽くすることができます．

症状と対策 / 発現時期の目安	0週目 1週目 2週目 3週目 4週目 5週目 6週目 7週目 8週目
下痢 (22.8%*1/20.9%*2)	普段より排便回数が増える，軟便やドロドロした便，水のような便になるなどの症状が現れます． 対策：3枚目をご参照ください．
皮膚症状 ざ瘡様発疹等 (61.6%*1/65.3%*2) 皮膚乾燥・亀裂 (9.3%*1/10.8%*2)	顔や頭，胸，お腹を中心に体のさまざまな部位に発疹や吹き出物ができやすくなります．全身の皮膚が乾燥し，かゆみを伴うこともあります． 対策：3枚目をご参照ください．
爪囲炎 (8.8%*1/11.6%*2)	爪の周囲に炎症が起こり，皮膚が赤く腫れて痛みを伴ってくることがあります． 対策：手足の指先に負担がかかることは避ける． 炎症がひどい場合，必要に応じて炎症をやわらげる塗り薬や抗生剤を使う． その他，3枚目をご参照ください． ※診察時には手のみでなく，足の爪についても靴下を脱いで診てもらいましょう．
口内炎 (9.6%*1/14.1%*2)	舌，唇，口の中に口内炎ができやすくなります．同時に歯周病や虫歯があると歯茎が赤く炎症を起こしたりして痛んだり，出血したりすることもあります． 対策：歯磨きをしたり，うがいをして，口の中を清潔に保つ．症状があるときは 刺激のある食事（香辛料や塩分が多い食事，熱い食事など）を避ける． 必要に応じて炎症をおさえる塗り薬や痛みを和らげるうがい薬を使用する．

*1：非小細胞肺がんにおける頻度はEGFR遺伝子変異陽性例の国内第II相臨床試験(一次化学療法)，国内第I相臨床試験，国内第I相継続試験および国内第II相臨床試験(二次治療以降)，特定使用成績調査(全例調査)(二次治療以降)に基づき記載
*2：膵がんにおける頻度は，国内第II相臨床試験，特定使用成績調査に基づき記載

重大な副作用

下記のような症状に気づいたら，すぐに医師・薬剤師・看護師まで連絡してください．

【緊急連絡先】積貞棟1階：●●●-●●●-●●●●，救急外来：■■■-■■■-■■■■，薬剤部：▲▲▲-▲▲▲-▲▲▲▲

副作用	症状
間質性肺炎 (4.4%/6.4%)*3	息切れ，呼吸困難，空咳（痰のない咳），発熱
肝炎 (0.1%未満/頻度不明)*3 肝不全 (0.1%未満/頻度不明)*3 肝機能障害 (1.6%/4.6%)*3	疲れを感じる，皮膚や白目が黄色くなる，尿の色が濃くなる
急性腎不全 (0.1%未満/0.2%)*3	呼吸困難，動悸，足がむくむ，疲れを感じる
皮膚粘膜眼症候群 (0.1%未満/頻度不明)*3 中毒性表皮壊死融解症 (頻度不明/頻度不明)*3 多形紅斑 (0.1%未満/0.2%)*3	発熱，まぶたや眼の充血，結膜のただれ，ひどい口内炎，唇や口内のただれ
消化管穿孔 (0.1%未満/0.2%)*3 消化管潰瘍 (0.4%/0.7%)*3 消化管出血 (0.3%/1.4%)*3	胃もたれ，胸やけ，吐き気，胃の痛み，吐血，便が黒くなる
角膜穿孔 (0.1%未満/頻度不明)*3 角膜潰瘍 (0.1%未満/0.1%)*3	眼の痛み，腫れ，発赤，かすみ目，視覚の変化

*3：副作用の発現頻度（%）（非小細胞肺がん/膵がん）

FAX:京大病院薬剤部●●●-●●●-●●●●

保険薬局 → 薬剤部 → 主治医

京都大学医学部附属病院 薬剤部　御中　　　　　報告日：　　年　　月　　日

【レンビマカプセル】服薬情報提供書（トレーシングレポート）

担当医　　　　　科 　　　　　先生　御机下	保険薬局　名称・所在地
患者 ID： 患者名：	電話番号： FAX 番号： 担当薬剤師名：　　　　印

上記治療薬に関する薬学的管理（服薬状況の把握及び服薬指導）を行いました．
下記の通り，ご報告いたします．ご高配賜りますようお願い申し上げます．

【服薬状況】□ 継続服用できている　□ しばしば服用できないことがある　□ 休薬中（いつから；　/　～）

（しばしば服用できないことがある，休薬中に該当した場合）

－ 理由

□ 飲み忘れ　□ 用法・用量の理解不足　□ 副作用の発現（　　　　　　　）

□ その他（　　　　　　　）

－ 次回診察時に調節が必要な残薬 □なし □あり：______Cap（報告日時点）

【副作用の評価（※　　の症状が「あり」の場合は，電話での速やかな報告もお願いします）】

- 消化管出血・血尿・喀血　□なし □あり
- 脈のみだれ・動悸・激しい胸部の痛み　□なし □あり
- 感染症様症状（喉の痛み，排尿時痛　等）　□なし □あり
- 呼吸困難・息切れ・空咳　□なし □あり
- 骨髄抑制（好中球減少・血小板減少・ヘモグロビン減少）□なし □あり（受診日以外の検査値について）
- 直近における肝機能・腎機能の急激な悪化　□なし □あり　□なし □あり

症状	Grade0	Grade1	Grade2	Grade3（※症状の詳細を下記に記入）
手掌・足底発赤知覚不全症候群	□ なし	□ 疼痛を伴わないわずかな皮膚の変化または皮膚炎（紅斑,浮腫,角質増殖症）	□ 疼痛を伴う皮膚の変化（角層剥離,水疱,出血,浮腫,角質増殖症）；身の回り以外の日常生活動作の制限	□ 疼痛を伴う高度の皮膚の変化（角層剥離,水疱,出血,浮腫,角質増殖症）；身の回りの日常生活動作の制限
血圧上昇	□ なし	□ 収縮期血圧 120-139mmHgまたは拡張期血圧 80-89mmHg	□ 収縮期血圧 140-159mmHg または拡張期血圧 90-99mmHg；内科的治療を要する；再発性または持続性（≧24時間）；症状を伴う>20mmHg（拡張期圧）の上昇または以前正常であった場合は>140/90mmHg への上昇；単剤の薬物治療を要する	□ 収縮期血圧≧160mmHgまたは拡張期血圧≧100mmHg；内科的治療を要する；2種類以上の薬物治療または以前よりも強い治療を要する
下痢	□ なし	□ <4 回/日の排便回数の増加	□ 4-6回/日の排便回数の増加；身の回り以外の日常生活動作の制限	□ 7回以上/日の排便回数の増加；便失禁；身の回りの日常生活動作の制限
食欲不振,吐き気	□ なし	□ 摂食習慣の変化を伴わない食欲低下	□ 顕著な体重減少,脱水または栄養失調を伴わない経口摂食量減少	□ カロリーや水分の経口摂取が不十分；経管栄養/TPN/入院を要する
体重減少	□ なし	□ ベースラインより 5-10%減少；治療を要さない	□ ベースラインより10-20%減少；栄養補給を要する	□ ベースラインより 20%以上減少；経管栄養またはTPNを要する
疲労感	□ なし	□ 休息により軽快する疲労	□ 休息によって軽快しない疲労；身の回り以外の日常生活動作の制限	□ 休息によって軽快しない疲労；身の回りの日常生活動作の制限

症状の詳細・その他の症状：

薬剤師としての提案事項・その他の報告事項

<注意>FAX による情報伝達は，疑義照会ではありません．
緊急性のある疑義照会は通常通り電話にてお願いします．

初回服薬指導内容情報提供書（京都大学病院▶保険薬局）

レンビマカプセル開始に伴い，当院薬剤部で初回服薬指導実施しました．指導内容はFAX1～3枚目をご参照ください．

患者ID:
患者氏名:

■ かかりつけ薬局（□ 無 □ 有）

薬局名：

TEL：＿＿＿＿＿＿　FAX：＿＿＿＿＿＿

□ 今回処方分の在庫状況を確認し，患者に対して情報提供した

□ 保険薬局への情報提供について患者の同意を得た

■ 処方内容

レンビマカプセル10mg　1回＿カプセル
レンビマカプセル4mg　1回＿カプセル
1日1回＿＿＿＿内服

＿/＿ ～開始，＿＿日分処方あり

■ 用法・用量に関する特記事項（□ なし □ あり(下記参照)）

高血圧の既往（□ なし □ あり）

■ 説明時の確認事項

□ 当院作成の説明書および自己管理ノートを交付した

□ 副作用症状について，自己管理ノートへの記録方法について説明した

□ 緊急時の連絡先（積貞棟１Fがん診療部受付/救急外来/薬剤部）について説明した

□ 保険薬局での対応について確認した

　□ レンビマカプセルをすぐに受け取れなかった場合は，
　　服用開始日について次回来院時に主治医に伝えるよう説明した

　□ 服薬状況や副作用の確認のため，保険薬局でも自己管理ノートを提出するよう説明した
　　（□ 同意あり，□ 同意なし）

□ 慎重投与に該当する項目（□ なし □ あり(下記参照)）

　□高血圧□中等度以上の肝機能障害
　□頸動脈・静脈等へ腫瘍浸潤を有する
　□血栓塞栓症の既往 □脳転移を有する □外科処置後，創傷が治癒していない

■ 相互作用についての確認事項

□ セイヨウオトギリソウ(セント・ジョーンズ・ワート)含有食品の摂取により本剤の効果が減弱する可能性があるため，治療期間中は避けていただくよう指導した

□ CYP3A4誘導薬の併用　（□ なし □ あり(下記参照)）

□ P-gp誘導薬の併用　（□ なし □ あり(下記参照)）

併用薬に関する情報

■ 日常生活で気をつけることについて説明

□ 傷の治りが遅れる可能性があるため，手術や抜歯の予定がある場合は連絡するよう指導した

□ 高血圧が現れることがあるので，定期的に血圧測定し，自己管理ノートに記載するよう指導した

保険薬局の薬剤師 御机下

（コンプライアンス，副作用状況等についてお気づきのことがあればトレーシングレポートにて報告ください．カルテ記載し，主治医に報告させていただきます．ご協力をよろしくお願い致します．）

指導担当薬剤師：

京大病院薬剤部　2016/5/25改訂

服薬指導内容情報提供書（京都大学病院▶保険薬局）

レンビマカプセル用量変更に伴い，服薬情報提供書を送付致します．

患者ID:

患者氏名:

■ かかりつけ薬局（□ 無 □ 有）

薬局名：

TEL：＿＿＿＿＿＿ FAX：＿＿＿＿＿＿

□ 今回処方分の在庫状況を確認し，患者に対して情報提供した

□ 保険薬局への情報提供について患者の同意を得た

■ 処方内容

レンビマカプセル10mg　1回＿＿カプセル 1日＿＿回　＿＿＿＿　内服

レンビマカプセル4mg　1回＿＿カプセル 1日＿＿回　＿＿＿＿　内服

＿／＿ ～開始，＿＿日分処方あり

■ 用法・用量に関する特記事項（□ なし □ あり(下記参照)）

高血圧（□ なし □ あり）

保険薬局の薬剤師 御机下

〔コンプライアンス，副作用状況等についてお気づきのことがあればトレーシングレポートにて報告ください．カルテ記載し，主治医に報告させていただきます．ご協力をよろしくお願い致します．〕

指導担当薬剤師：

京大病院薬剤部　2016/5/25 作成

レンビマカプセルについて

この説明書はあなたの治療に使われるレンビマカプセルに関する一般的な情報です

京都大学医学部附属病院 がんセンター・薬剤部

2019年10月1日改訂 第2版

効 能

肝細胞がんに対する経口の“分子標的治療薬”です．がん細胞の増殖には多くの栄養が必要なため，がん細胞は周りの血管から栄養を得るための新しい血管を作り出します（血管新生）．レンビマは，この血管新生を防ぐ働きがあります．また，がん細胞では増殖にかかわる信号の伝達が異常に亢進しています．レンビマは，血管内皮増殖因子受容体（VEGFR）をはじめとして種々の受容体に結合し，異常な増殖信号をブロックすることでがん細胞の増殖をおさえます．

飲み方

1回______mgを（　　　　　　　　　）に服用してください．

■ あなたのお薬の量と投与スケジュール

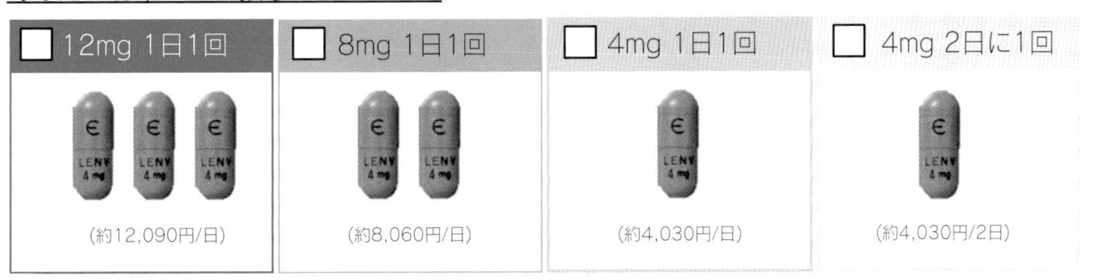

■ 服用時の注意点

① 飲み忘れた場合

飲み忘れに気づいた場合は，1回分を服用してください．
ただし，次の服用時間が近い場合は，飲み忘れた分は服用せずに1回分飛ばし，
次回の服用時間に1回分を服用してください．同時に2回分を服用しないでください．

② 間違えてたくさん飲んでしまった場合

体に異常を感じたらすぐに担当の医師または薬剤師，看護師に連絡してください．

③ 他のお薬やサプリメント，健康食品を使用している場合

飲み合わせが悪い例もあるので，担当の医師または薬剤師，看護師にお伝えください．

④ 下記のいずれかに該当する場合

あらかじめ担当の医師または薬剤師，看護師にご相談ください．

- レンビマを服用してアレルギーなどの過敏症が現れたことがある
- 妊婦または妊娠している可能性がある
- 血圧が高い（高血圧）
- 肝臓の機能が低下している
- 脳に転移がある
- 動脈や静脈に血栓ができやすい，またはできたことがある（血栓塞栓症）
- 手術を受けたばかりで傷が完全に治っていない，これから手術を受ける予定がある
- 他の病気で他の病院や他の診療科を受診する

■ 保管上の注意点

レンビマは湿気に不安定なため，服用する直前にPTPシートから取り出してください．

よくみられる副作用

副作用について知っておくことで，副作用を予防したり，症状のつらさを軽減できることがあります．自己管理ノートに副作用症状について毎日記録しましょう．

副作用（頻度）	主な症状，対策
高血圧（39.7%）	血圧が高くなることがあります（無症状のことが多く気づきにくい副作用です）． 毎日なるべく同じ時間に血圧を測定するようにしてください． ※急に血圧が上昇（最高血圧が180 mmHg以上または最低血圧が120 mmHg以上）し，意識がもうろうとしたり，頭痛・めまい・吐き気などがある場合は，ただちに服用をやめて，すぐに連絡してください． 対策：症状に合わせて血圧を下げるお薬を使用します．医師の判断により，レンビマを減量または休薬することがあります．
下痢（30.0%）	普段より排便回数が増える，軟便などの症状が現れます． 対策：症状に合わせて下痢止めや整腸剤などを使用します．消化の良いものを少量ずつ食べましょう．刺激の強いものは避けましょう．脱水予防のために水分（スポーツドリンク，水，お茶など）を十分摂りましょう．
手足症候群（26.5%）	手のひらや足の裏にチクチク感，ヒリヒリ感といった皮膚の違和感，ほてり感，赤く腫れる，角質が厚くなるなどの症状が現れることがあります． 対策：保湿を心がけましょう．詳しくは次ページをお読みください．
食欲低下（25.6%） 吐き気（13.4%）	吐き気や食欲低下が現れることがあります． 対策：必要に応じて，吐き気をおさえる薬を使用します．食べたいものを，食べたいときに，少量ずつ食べましょう．においの強いものや脂肪分を多く含む食べ物は避けましょう．
タンパク尿（23.9%）	血液に含まれるタンパク質が尿中に漏れ出ることがあります（尿検査で確認します）． むくみや尿が泡立つなどの症状が現れた場合は連絡してください． 対策：医師の判断により，レンビマを減量または休薬することがあります．
疲労感（23.3%）	疲労感が現れ，ひどい疲れを感じる場合があります． ※自動車の運転等，危険を伴う機械の操作を行う際には十分注意してください． 対策：睡眠や休養を十分にとりましょう．
甲状腺機能低下症	前頸部の腫れ，やる気がおこらない，疲れやすい，まぶたが腫れぼったい，寒がり，体重増加，動作がおそい，いつも眠たい，物覚えが悪い，便秘，かすれ声などの症状が現れることがあります． 対策：定期的に血液検査を実施します．甲状腺ホルモンを補充するお薬を使用する場合があります．

特に注意すべき副作用

下記のような症状に気づいたら，
服用をやめてすぐに医師・薬剤師・看護師まで連絡してください．

★【緊急連絡先】積貞棟1階：●●●-●●●-●●●●，救急外来：■■■-■■■-■■■■，薬剤部：▲▲▲-▲▲▲-▲▲▲▲

副作用	主な症状
出血（14.9%） （鼻出血，血尿，喀血，消化管出血 等）	鼻血，血が混ざった便，便が黒くなる，血尿，血を吐く，血の混じった痰
動脈血栓塞栓症（2.0%） 静脈血栓塞栓症（2.4%）	胸痛，胸が締めつけられる感じ，手足のしびれ，片足の急激な痛みや腫れ
肝障害（16.8%），肝不全（0.8%）， 肝性脳症（2.4%）	体がだるい，皮膚や白目が黄色くなる，吐き気，かゆみ，尿の色が濃くなる，意識障害や異常行動，はばたき振戦（手のひらを反すと手指がふるえる）
腎障害（腎機能障害：0.8%，腎不全：0.4%，ネフローゼ症候群：0.3%）	むくみ，尿量が減る，体がだるい
消化管穿孔，瘻孔形成（頻度不明）	激しい腹痛，吐き気 など
可逆性後白質脳症症候群（0.3%）	歩行時のふらつき，ろれつがまわらない，物忘れ，意識障害，けいれん，視覚障害
心障害（心電図QT延長：5.0%，心房細動・粗動：0.5%，心不全0.3%）	動くと息苦しい，呼吸困難，動悸，足がむくむ，疲れを感じる
感染症 （気道感染：1.6%，肺炎：1.2%，敗血症：0.4%）	発熱，咳，排尿痛
骨髄抑制（血小板減少：17.9%，貧血：3.5%，白血球減少：9.0%，好中球減少：8.7%）	血が止まりにくい，出血しやすい，青あざができやすい，発熱，寒気，貧血
低カルシウム血症（2.7%）	けいれん，手足・口周囲のしびれ
創傷治癒遅延（治癒不良：0.4%，創離開：0.1%）	傷の治りが遅くなる

手足症候群について

- 服用開始後，2ヵ月以内に起こることが多く，特に，はじめの1～2週間に起こりやすいとされています．
- 初期段階では，手のひらや足の裏の皮膚の一部に赤みが出てきたり，ピリピリまたはチクチクするといった違和感が現れます．
- 生命にかかわる副作用ではありませんが，まれに日常生活に支障をきたし，場合によってはレンビマ錠を続けることが困難になることがあります．症状が出現した場合は放置せず，すぐに担当の医師，薬剤師または看護師に相談してください．

軽度	■ 手掌や足底などのしびれ，皮膚の知覚過敏（ピリピリ・チクチク感），痛みを伴わない赤み，腫れ ■ 日常生活には影響しない
中等度	■ 腫れ，赤みが強くなる，手掌や足底の皮膚の肥厚・硬化・亀裂を伴う ■ 痛みのため日常生活に影響が出る
重度	■ 痛みがさらに増強する，皮膚に深い亀裂や水ぶくれなどが生じる ■ 強い痛みのため歩行が困難となるなど，日常生活が遂行できなくなる
症状が出やすい場所	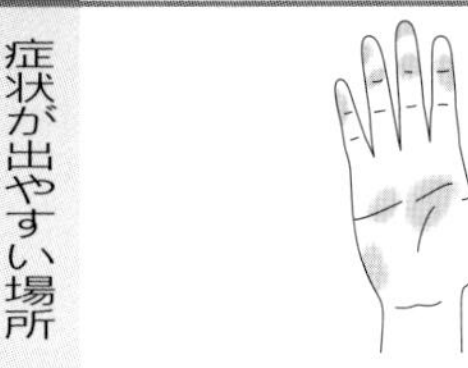 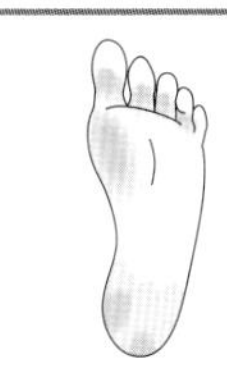

■ お薬の使い方

ヘパリン類似物質油性クリーム（保湿剤）
ヘパリン類似物質ローション（保湿剤）
ヘパリン類似物質外用泡状スプレー（保湿剤）

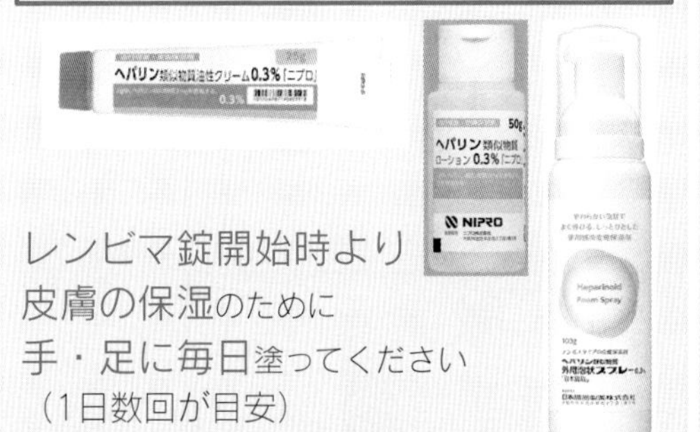

レンビマ錠開始時より
皮膚の保湿のために
手・足に毎日塗ってください
（1日数回が目安）

マイザー軟膏（抗炎症剤）

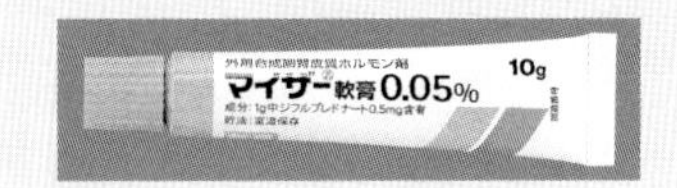

症状が出現してから，
手・足の炎症部位に塗ってください
（1日2回程度が目安）
※最初に保湿剤，次に抗炎症剤を塗布すること

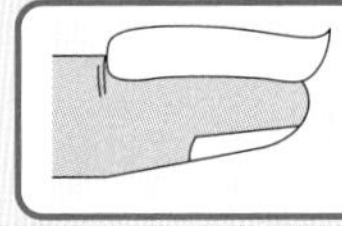

軟膏の塗る量について

人差し指1関節分で手のひら2枚分の面積に塗れます

■ 手足症候群対策のポイント

①毎日注意深く観察する

服用開始後約2ヵ月間は特に注意しましょう
1日1回は手・足の状態を確認しましょう

- 初期症状を見逃さず，早期に適切な処置を行うことが大切です

②しっかりと保湿する

手洗い後，入浴後はすぐに保湿剤を塗布しましょう
手足を洗った時以外にも，1日数回塗布しましょう

- 保湿剤はたっぷり使用し，指の間まできちんとやさしく塗り込むことが大切です
- 寝る時は，保湿剤を塗った後に手袋や靴下をつけると，夜間の乾燥をより防ぐことが可能です
- 手足を洗う場所の目につくところに保湿剤を置いておくことが，塗布を忘れない対策として有効です

③皮膚に刺激を与えない

水を使うとき（炊事，洗濯 等）は，木綿とゴムなどの手袋を二重に装着して手を保護しましょう

- 皮膚を傷つけるので，軽石やかみそりは使わないこと
- 入浴やシャワーはぬるめのお湯を使いましょう（温度は40度以下，時間は10分以内が目安）
- 皮膚を柔らかくする場合は，尿素やサリチル酸配合の保湿剤を使用します．医師・薬剤師に相談しましょう

④圧迫しない

外出時は，圧迫の少ない靴を履きましょう
長時間の歩行やジョギングなどは避けましょう

- やむを得ず革靴やハイヒールを履くときは，厚めの靴下や柔らかい中敷を使用しましょう

レンビマカプセルについて

この説明書はあなたの治療に使われるレンビマカプセルに関する一般的な情報です

京都大学医学部附属病院 がんセンター・薬剤部

2019年10月1日 改訂 第2版

効　能

甲状腺がんに対する経口の“分子標的治療薬”です．レンビマは，がん細胞が周りの血管から栄養を得て増殖するために新しい血管を作り出す働き（血管新生）を阻害することで，がんの進行をおさえます．また，がん細胞では増殖にかかわる信号の伝達が異常に亢進しています．レンビマは，血管内皮増殖因子受容体 （VEGFR）をはじめとして種々の受容体に結合し，異常な増殖信号をブロックすることでがんの増殖をおさえます．

飲み方

1日1回______mgを（　　　　　　）に服用してください．

■ あなたのお薬の量と投与スケジュール

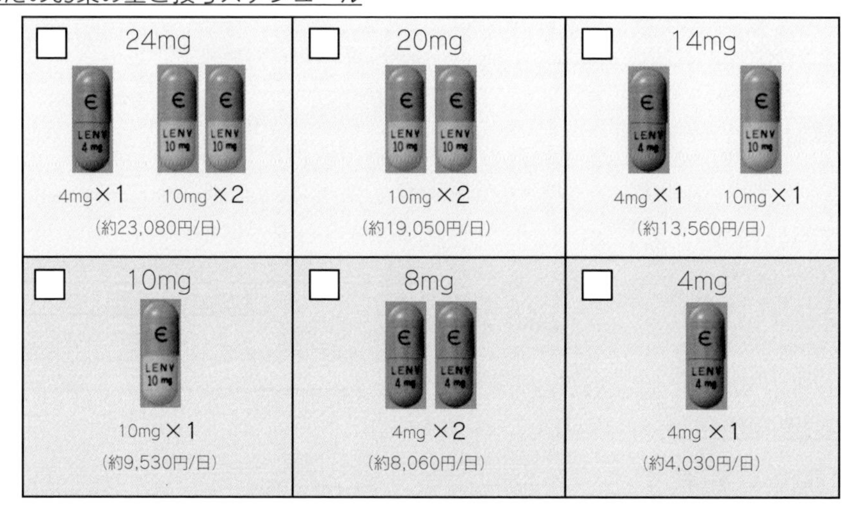

□ 24mg	□ 20mg	□ 14mg
4mg ×1　10mg ×2 （約23,080円/日）	10mg ×2 （約19,050円/日）	4mg ×1　10mg ×1 （約13,560円/日）
□ 10mg	□ 8mg	□ 4mg
10mg ×1 （約9,530円/日）	4mg ×2 （約8,060円/日）	4mg ×1 （約4,030円/日）

■ 服用時の注意点

①飲み忘れた場合

飲み忘れに気づいた場合は，当日分のみ1回分服用してください．
同時に2日分を服用しないでください．

②間違えてたくさん飲んでしまった場合

手足症候群，口腔乾燥および口内炎などがあらわれることがあります．
異常が認められた場合には，担当の医師または薬剤師，看護師に連絡してください．

③他のお薬やサプリメント，健康食品を使用している場合

飲み合わせが悪い例もあるので，担当の医師または薬剤師，看護師にお伝えください．

④手術や抜歯の予定がある場合，妊婦または妊娠している可能性がある場合

あらかじめ担当の医師にご相談ください．

■ 保管上の注意点

レンビマは湿気に不安定なため，服用する直前にPTPシートから取り出してください．

よくみられる副作用

服用後1～2週間以内に起こる症状と，3～4週間程経ってから起こる症状があります．これらの症状は適切な予防や治療を行うことで，症状が出なくなったり，出たとしても軽くすることができます．

高血圧 (67.8%)	血圧が高くなることがあります（無症状のことが多く気づきにくい副作用です）． 毎日なるべく同じ時間に血圧を測定するようにしてください． 対策：症状に合わせて血圧を下げるお薬を使用します． ※急に血圧が上昇（最高血圧が180mmHg以上または最低血圧が120mmHg以上）し，意識がもうろうとしたり，頭痛・めまい・吐き気などがある場合は，ただちに服用をやめて，すぐに連絡してください．
下痢 (60.9%)	普段より排便回数が増える，軟便などの症状が現れます． 対策：症状に合わせて下痢止めや整腸剤などを使用します． 消化の良いものを少量ずつ食べましょう．刺激の強いものは避けましょう． 脱水予防のために水分（スポーツドリンク，水，お茶など）を十分摂りましょう．
吐き気 (41.0%) 食欲低下 (51.7%)	吐き気や食欲低下が現れることがあります． 対策：必要に応じて，吐き気をおさえる薬を使用します． 食べたいものを，食べたいときに，少量ずつ食べましょう． においの強いものや脂肪分を多く含む食べ物は避けましょう．
疲労 (39.8%)	疲労感があらわれ，ひどい疲れを感じる場合があります． 対策：睡眠や休養を十分にとりましょう． マッサージをすることで症状が軽快することがあります． ※自動車の運転等，危険を伴う機械の操作を行う際には十分注意してください．
タンパク尿 (32.6%)	血液に含まれるタンパク質が尿中に漏れ出ることがあります．尿検査で確認します． むくみや尿が泡立つなどの症状があらわれた場合は連絡してください． 対策：医師の判断により，レンビマを減量または休薬することがあります．
手足症候群 (31.8%)	手のひらや足の裏にチクチク感，ヒリヒリ感といった皮膚の違和感，ほてり感，赤く腫れる，角質が厚くなるなどの症状が現れることがあります． 対策：ハンドクリームなどで保湿を心がけましょう． 水仕事を控える，長時間の歩行を避けるなど，手や足への負担を減らしましょう． 熱いお風呂やシャワーを控えるなど，皮膚への刺激を減らしましょう．

特に注意すべき副作用

下記のような症状に気づいたら，
服用をやめてすぐに医師・薬剤師・看護師まで連絡してください．

★【緊急連絡先】積貞棟1階：●●●-●●●-●●●●，救急外来：■■■-■■■-■■■■，薬剤部：▲▲▲-▲▲▲-▲▲▲▲

出血（鼻出血：8.8%，血尿：5.0%，喀血：2.3%，歯肉出血：1.9%）	鼻血，血が混ざった便，便が黒くなる，血尿，血を吐く，血の混じった痰，出血，吐き気，嘔吐
血栓塞栓症（5%未満）	胸痛，胸が締めつけられる感じ，手足のしびれ，片足の急激な痛みや腫れ
肝障害（10%未満）	体がだるい，皮膚や白目が黄色くなる，吐き気，かゆみ，尿の色が濃くなる
消化管穿孔・瘻孔形成（0.4%）	激しい腹痛，吐き気
可逆性後白質脳症症候群（0.4%）	歩行時のふらつき，ろれつがまわらない，物忘れ，意識障害，けいれん，視覚障害
心障害（10%未満）	呼吸困難，動悸，足がむくむ，疲れを感じる
感染症（気道感染：4.2%，肺炎：2.7%，尿路感染：2.7%，敗血症：1.1%）	発熱，咳，排尿痛 など
骨髄抑制（血小板減少：13.8%，白血球減少：7.3%，貧血：6.1%，好中球減少：3.8%）	血が止まりにくい，出血しやすい，青あざができやすい，発熱，寒気，貧血
低カルシウム血症（7.3%）	けいれん，手足・口周囲のしびれ
創傷治癒遅延（治癒不良：0.8%，創離開：0.4%）	傷の治りが遅くなる

下痢対策

■ お薬の使い方 下記に示した，飲み薬を指示どおりに使用しましょう

ビオフェルミン錠

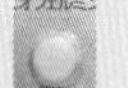

整腸剤です
※軟便，下痢症状出現時に服用してください

1回1錠 1日3回 朝昼夕食後

■ 日常生活を送る上での工夫

・下痢のときは脱水を防ぐために，スポーツドリンクなどで水分をたくさん摂取する

皮膚・爪障害対策

■ お薬の使い方 下記に示した，塗り薬を指示どおりに使用しましょう

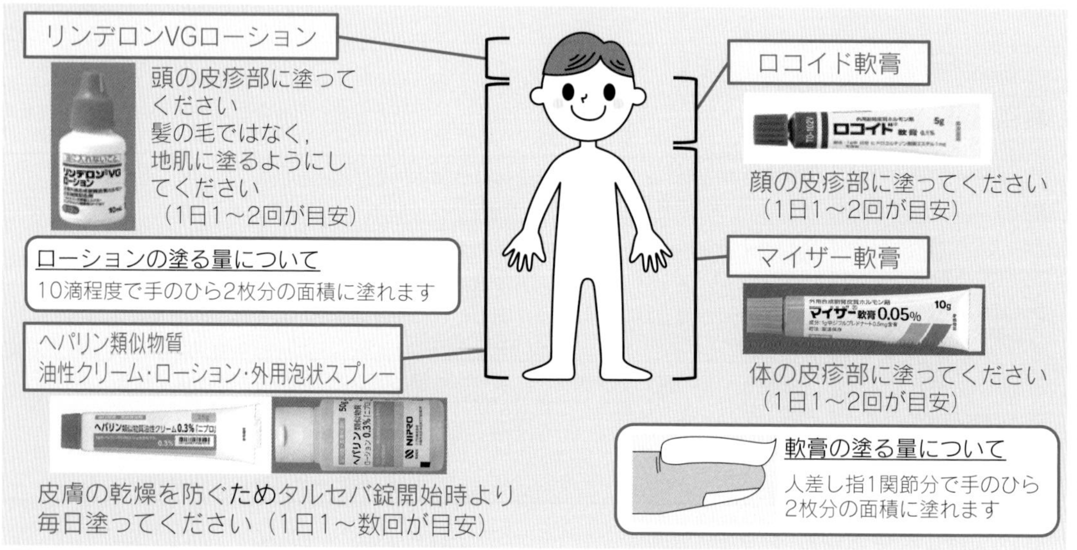

リンデロンVGローション
頭の皮疹部に塗ってください
髪の毛ではなく，地肌に塗るようにしてください
（1日1～2回が目安）
ローションの塗る量について
10滴程度で手のひら2枚分の面積に塗れます
ヘパリン類似物質
油性クリーム・ローション・外用泡状スプレー
皮膚の乾燥を防ぐためタルセバ錠開始時より毎日塗ってください（1日1～数回が目安）
ロコイド軟膏
顔の皮疹部に塗ってください
（1日1～2回が目安）
マイザー軟膏
体の皮疹部に塗ってください
（1日1～2回が目安）
軟膏の塗る量について
人差し指1関節分で手のひら2枚分の面積に塗れます

■ 日常生活を送る上での工夫

①直射日光を避ける

・衣類に覆われていない部分には日焼け止めを塗ったり，帽子を着用して外出する
（肌が直射日光に対して敏感になり，皮膚症状が起こりやすくなります）

②肌や爪への刺激を抑える

・ひげ剃りは基本的に電気シェーバーを使用し，カミソリの場合は深剃りで皮膚を傷つけないよう注意する
・低刺激の石鹸や，弱酸性～中性のシャンプー・ボディソープを選ぶ
よく泡立てて，泡で撫でながら爪の間まで丁寧に洗う
・ウールや合成繊維など，皮膚を刺激するような素材の衣類はできるだけ避ける
・ゴム手袋などを着用する際は，木綿の手袋を下に着用する

③定期的な保湿

・爪の周囲を含めた全身に，保湿剤を1日に何回も塗布し（特に入浴後），皮膚の乾燥を防ぐ

④爪の手入れ

・深爪にならないよう適度な長さを保ち，炎症がある場合はテーピング等で保護する

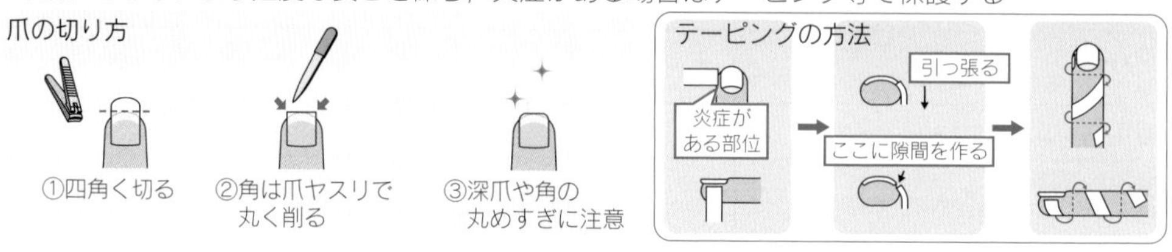

爪の切り方
①四角く切る
②角は爪ヤスリで丸く削る
③深爪や角の丸めすぎに注意

ここに隙間を作る

FAX：京大病院薬剤部 ●●●-●●●-●●●●

保険薬局 → 薬剤部 → 主治医

京都大学医学部附属病院 薬剤部　御中　　　　報告日：　　年　　月　　日

【ロンサーフ配合錠】服薬情報提供書（トレーシングレポート）

担当医　　　　科 先生　御机下	保険薬局　名称・所在地
患者ID： 患者名：	電話番号： FAX番号： 担当薬剤師名：　　　印

上記治療薬に関する薬学的管理（服薬状況の把握及び服薬指導）を行いました．
下記のとおり，ご報告いたします．ご高配賜りますようお願い申し上げます．

【服薬状況（※1日2回食後服用，指示どおりに服用・休薬ができているかを確認してください）】

□ 指示どおりに服用できている　□ 指示どおりに服用できていない（詳細：　　）

（指示どおり服用できていないに該当した場合）

- 理由
  □ 飲み忘れ　□ 用法・用量の理解不足　□ 副作用の発現（　　）
  □ その他（　　）
- 次回診察時に調節が必要な残薬　□なし □あり：＿＿錠（報告日時点）

【副作用の評価（※　　の症状が「あり」の場合は，電話での速やかな報告もお願いします）】

- 骨髄抑制（好中球減少・血小板減少・ヘモグロビン減少）□なし □あり（受診日以外の検査値について）
- 発熱 □なし □あり
- 感染症様症状（喉の痛み，排尿時痛） □なし □あり
- 呼吸困難・息切れ・空咳 □なし □あり
- 直近における肝機能・腎機能の急激な悪化 □なし □あり

症状	Grade0	Grade1	Grade2	Grade3（※症状の詳細を下記に記入）
下痢	□ なし	□ ＜4回/日の排便回数の増加	□ 4-6回/日の排便回数の増加；身の回り以外の日常生活動作の制限	□ 7回以上/日の排便回数の増加；便失禁；身の回りの日常生活動作の制限
食欲不振 吐き気	□ なし	□ 摂食習慣の変化を伴わない食欲低下	□ 顕著な体重減少，脱水または栄養失調を伴わない経口摂食量減少	□ カロリーや水分の経口摂取が不十分；経管栄養/TPN/入院を要する
嘔吐	□ なし	□ 24時間に1-2エピソードの嘔吐（5分以上の間隔が開いた嘔吐）	□ 24時間に3-5エピソードの嘔吐（5分以上の間隔が開いた嘔吐）	□ 24時間に6エピソード以上の嘔吐（5分以上の間隔が開いた嘔吐）
疲労感	□ なし	□ 休息により軽快する疲労	□ 休息によって軽快しない疲労；身の回り以外の日常生活動作の制限	□ 休息によって軽快しない疲労；身の回りの日常生活動作の制限

症状の詳細・その他の症状：

薬剤師としての提案事項・その他の報告事項

＜注意＞　FAXによる情報伝達は，疑義照会ではありません．
緊急性のある疑義照会は通常どおり電話にてお願いします．

初回服薬指導内容情報提供書　【ロンサーフ錠】

患者ID：

患者氏名：

■ かかりつけ薬局

□ 無，□ 有　薬局名：

TEL：＿＿＿＿＿＿＿＿　FAX：

■ 処方内容の確認事項　身長：　　　cm，体重：　　　kg，体表面積：　　　m²

	BSA(m²)		初回標準量(mg/日)	1回用量(mg)及び服用錠数 朝食後		夕食後	
□	BSA＜1.07	➡	70	35	ロンサーフ15 ロンサーフ20	35	ロンサーフ15 ロンサーフ20
□	1.07≦BSA＜1.23	➡	80	40	ロンサーフ20 ロンサーフ20	40	ロンサーフ20 ロンサーフ20
□	1.23≦BSA＜1.38	➡	90	45	ロンサーフ15 ロンサーフ15 ロンサーフ15	45	ロンサーフ15 ロンサーフ15 ロンサーフ15
□	1.38≦BSA＜1.53	➡	100	50	ロンサーフ15 ロンサーフ15 ロンサーフ20	50	ロンサーフ15 ロンサーフ15 ロンサーフ20
□	1.53≦BSA＜1.69	➡	110	55	ロンサーフ15 ロンサーフ20 ロンサーフ20	55	ロンサーフ15 ロンサーフ20 ロンサーフ20
□	1.69≦BSA＜1.84	➡	120	60	ロンサーフ20 ロンサーフ20 ロンサーフ20	60	ロンサーフ20 ロンサーフ20 ロンサーフ20
□	1.84≦BSA＜1.99	➡	130	65	ロンサーフ15 ロンサーフ15 ロンサーフ15 ロンサーフ20	65	ロンサーフ15 ロンサーフ15 ロンサーフ15 ロンサーフ20
□	1.99≦BSA<2.15	➡	140	70	ロンサーフ15 ロンサーフ15 ロンサーフ20 ロンサーフ20	70	ロンサーフ15 ロンサーフ15 ロンサーフ20 ロンサーフ20
□	2.15≦BSA	➡	150	75	ロンサーフ15 ロンサーフ20 ロンサーフ20 ロンサーフ20	75	ロンサーフ15 ロンサーフ20 ロンサーフ20 ロンサーフ20

＿＿ 日分処方あり

＿／＿　（朝・夕）～開始予定

■ 用法・用量に関する特記事項

□ なし

□ あり（下記参照）

■ 説明時の確認事項

□ 当院作成の説明書および自己管理ノートを交付した．

□ 緊急連絡先について確認した．

□ 保険薬局での対応について確認した．

□ 保険薬局によってはロンサーフ錠をすぐに受け取れない場合があるため，その場合は服用開始日を次回来院時に主治医に伝えるよう説明した．

□ 服薬状況や副作用の確認のため，保険薬局で自己管理ノートを提出するよう説明した．（□ 同意あり，□ 同意なし）

■ 相互作用についての確認事項

フッ化ピリミジン系抗悪性腫瘍剤（これら薬剤との併用療法を含む），抗真菌剤フルシトシンまたは葉酸代謝拮抗薬（メトトレキサート，ペメトレキセド）との併用の際は副作用増強の可能性あり．（□ 問題なし，□ 問題あり（　　　　　　））

保険薬局の薬剤師 御侍史

ロンサーフ錠開始に伴い，当院で初回服薬指導実施しました．指導内容はFAX1～3枚目をご参照ください．
ブリスターカードを使用して調剤する場合，使用方法の説明をお願い致します．
また，コンプライアンス，副作用状況等をトレーシングレポートにて報告いただければ，カルテ記載し，主治医に報告させていただきます．ご協力をよろしくお願い致します．

指導担当薬剤師：

京大病院薬剤部　2014/08/01作成

ロンサーフ錠について

この説明書はあなたの治療に使われるロンサーフ錠に関する一般的な情報です

京都大学医学部附属病院　薬剤部
2019年10月1日 改訂 第3版

効能

がん細胞の増殖をおさえます．
がん細胞の分裂や増殖をおさえる成分（トリフルリジン）と，その分解をおさえる成分（チピラシル）が配合された飲み薬です．

飲み方

決められた量を1日2回（朝，夕）食後に飲んでください．
副作用が強く出るおそれがあるため，
空腹時の服用は避け，食後1時間以内を目安に飲んでください．

■ あなたのお薬の量

ロンサーフ服用量			
	朝食後：　　mg	ロンサーフ15 15mg錠：　　錠（約2,520円/錠）	ロンサーフ20 20mg錠：　　錠（約3,380円/錠）
	夕食後：　　mg	ロンサーフ15 15mg錠：　　錠（約2,520円/錠）	ロンサーフ20 20mg錠：　　錠（約3,380円/錠）

■ 治療スケジュール

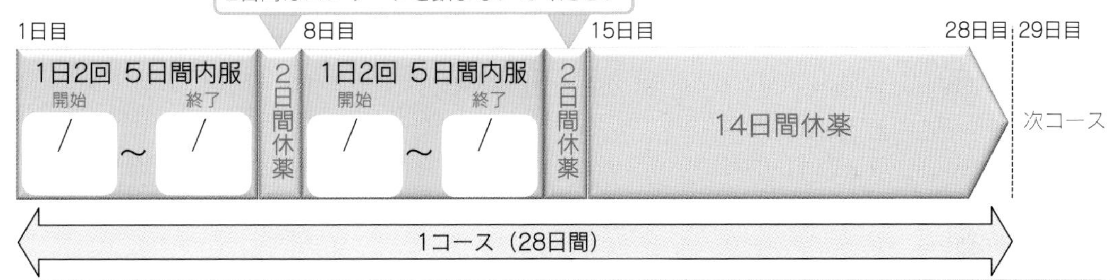

5日間内服し，2日間お休みします．これを2回くり返し，その後さらに14日間お休みします．
※お薬が余った場合，次回処方日数を調節できます．期間を延長して飲まずに，余っている数を主治医に報告しましょう．

■ 服用時の注意点

①決められた量，服用期間を守りましょう
飲む量や服用期間は，あなたの症状から最も適切と判断して，担当の医師により決められているので，自分の判断で変更しないでください．

②飲み忘れた場合
飲み忘れた分をとばして，次の分からお飲みください．同時に2回分をまとめて服用したり，翌日以降に1日3回服用したりはせず，1日2回の服用を守ってください．

③吐き出してしまった場合
服用後に吐き出してしまった場合は飲み直さないでください．

④飲んだか，飲まなかったか，わからない場合
念のため，飲まないようにしてください．

⑤間違えてたくさん飲んでしまった場合
すぐに担当の医師または薬剤師，看護師に連絡してください．

特に注意が必要な副作用

下記のような症状に気づいたら，
すぐに医師・薬剤師・看護師まで連絡してください．

① 骨髄抑制（主な副作用の欄の記載事項参照）
② 感染症（5.6%）：38℃以上の発熱，寒気，咳・喉の痛み，排尿時の痛み，残尿感
③ 間質性肺炎（頻度不明）：痰が出ない咳（空咳），息が苦しい，息切れ，発熱

※【緊急連絡先】積貞棟1階：●●●-●●●-●●●●，救急外来：■■■-■■■-■■■■，薬剤部：▲▲▲-▲▲▲-▲▲▲▲

主な副作用

副作用には自分でわかるものと，検査でわかるものがあります．
副作用の種類や程度，現れる時期には個人差があります．

治療スケジュール：5日間内服 → 2日間休薬 → 5日間内服 → 2日間休薬 → 14日間休薬

症状と対策
発現時期の目安：1日目　8日目　15日目　22日目　29日目　36日目　43日目　50日目

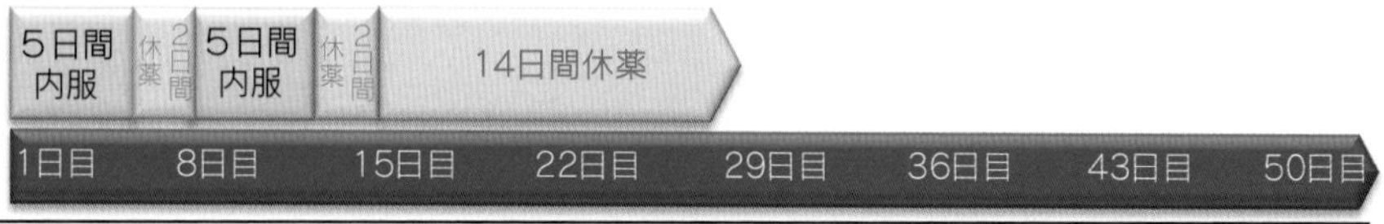

骨髄抑制

白血球減少
(31.0%/21.8%)
好中球減少
(53.8%/51.3%)
白血球や好中球には体外から侵入した菌を殺す働きがあります．白血球（特に好中球）が減少すると体の抵抗力が低下して，感染症（38℃以上の発熱，寒気，咳，喉の痛みなど）にかかりやすくなります．対策：手洗い・うがい，マスクの着用を心掛けましょう．

ヘモグロビン減少
(32.1%/31.3%)
赤血球中のヘモグロビンには血液中の酸素を全身に運ぶ働きがあります．ヘモグロビンが減少すると貧血症状（手足の冷え，めまい，動悸・息切れなど）を起こしやすくなります．
対策：起き上がるときや立ち上がるときはゆっくり動き始めましょう．

血小板減少
(19.9%/15.2%) 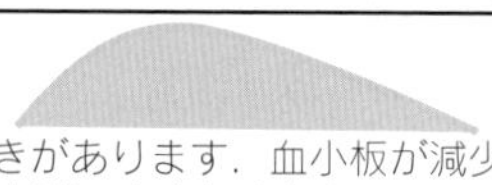
血小板には出血を止める働きがあります．血小板が減少すると，出血しやすくなったり（鼻，歯茎等から出血），血が止まりにくくなります．
対策：歯ブラシは毛が柔らかいものを使用し，鼻は優しくかみましょう．

下痢
(23.6%/16.1%) 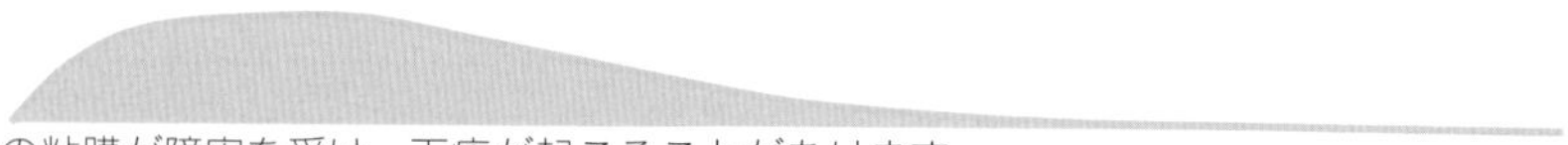
腸の粘膜が障害を受け，下痢が起こることがあります．
対策：脱水予防のため，水分をこまめに摂りましょう．
必要に応じて整腸剤や下痢止めの薬を使用します．

食欲減退
(26.5%/18.2%)
悪心
(39.6%/25.4%)
嘔吐
(20.1%/10.7%) 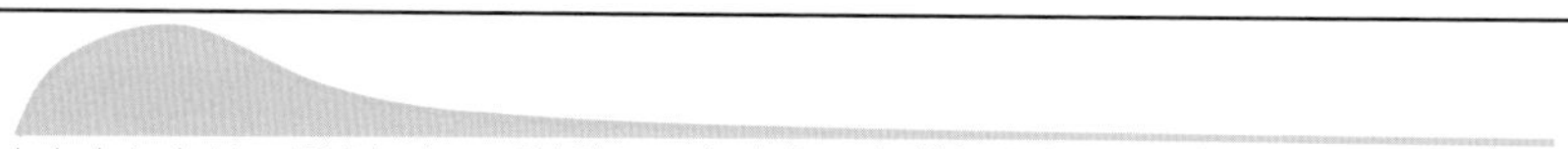
むかむかしたり，場合によっては吐いてしまうことがあります．また，その影響で食欲が一時的に低下することがあります．
対策：必要に応じて吐き気をおさえる薬を使用します．
食べられるもの，好きなものを少しずつでも食べましょう．

口内炎
(7.1%/3.6%)
口の中の粘膜が障害を受け，口内炎が起こることがあります．
対策：うがいや歯磨きをこまめに行い，口の中を清潔に保ちましょう．
痛みが強い場合，痛みや炎症を和らげるうがい薬を使います．

疲労
(28.1%/21.5%)
疲れやすくなることがあります．
対策：1日の中で体調の良い時間に行動したり，疲れたら無理せずに休憩しましょう．

肝障害
(1.5%/0.9%)
肝機能の低下により，体がだるくなったり，目や皮膚が黄色くなったりすることがあります．
対策：必要に応じて，肝機能を回復させるための薬を使用します．

※国際共同第Ⅲ相試験における副作用の頻度（結腸・直腸がん/胃がん）

分割調剤に関するご案内

30日を超えた外来処方において，医薬品の長期保存が困難な場合，後発医薬品を初めて使用する場合，服薬管理が困難である等の理由により医師が処方時に指示した場合において，1枚の処方箋を数回に分けて保険薬局で調剤することがあります．

分割調剤を行うことで，

・次回外来診察までの期間が長い場合，分割調剤を行うことで，かかりつけ薬剤師を通じて，処方医が服薬状況や副作用状況を把握することが可能となり，安全な医療を提供することができます．

・残薬確認や服用中の薬剤の内容の評価（多剤併用の適正化）を定期的に行うことで，医療費を節減することができます．

・高額な薬剤が増加しており，薬が合わずに変更・中止となる場合の負担軽減を図ることができます．

・安心して後発医薬品への切り替えを行うことができます．

分割調剤の流れ

※同一の保険薬局に薬を取りに行く場合は，分割調剤を行った場合でも医療費の負担額が増えることはありません．

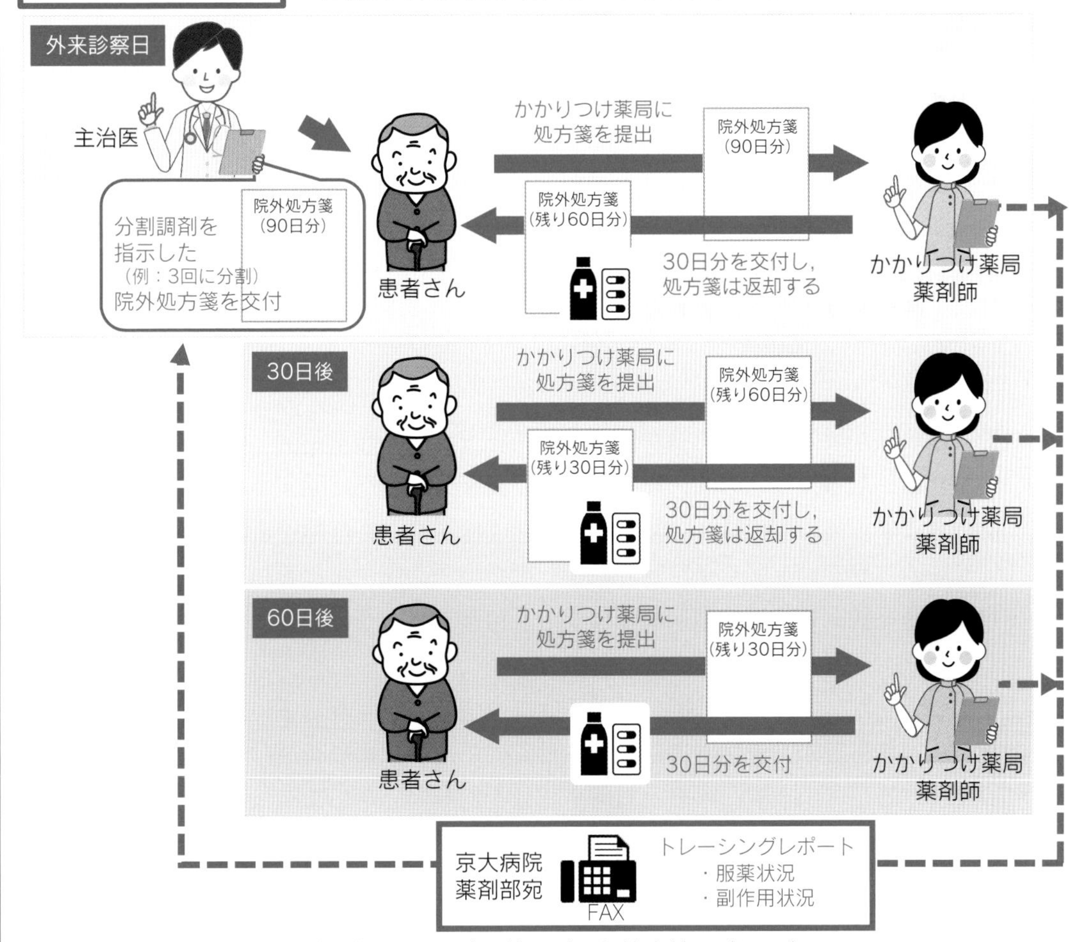

■ 問い合わせ先：京都大学医学部附属病院薬剤部（TEL）▲▲▲-▲▲▲-▲▲▲▲

■ 薬剤師名＿＿＿＿＿＿＿＿＿＿＿＿＿＿＿（押印）

年　月　日

御担当医先生　御侍史

関節リウマチ治療薬に関する分割調剤につきまして

関節リウマチ治療薬に関する分割調剤に関しまして，分割調剤による治療が必要と判断される患者に対しては分割指示のご検討をお願いいたします．分割指示をされる際は下記の点をお願い致します．

① オーダー時には，添付別紙（処方時の分割調剤に関わる指示入力）の記載に従い，コメントの入力をお願いします．

② 患者には，必要書類一式が入った封筒をお渡しください．
1）分割調剤に関するご案内，2）関節リウマチ治療薬　服薬情報提供書
3）関節リウマチ　経過観察シート，4）分割回数表示に関する案内

③ 担当薬剤師　○○○○までご一報ください．
（PHS：●●●●，内線：●●●●，mail：○○○○○@○○○○○○○○○○○○○○○）

新規で分割調剤が開始になる患者がおりましたら上記の担当薬剤師　○○○○までご一報いただきましたら，当面の間，患者に対して直接分割調剤に関する諸事項を説明させていただきます．その際には，かかりつけ薬局の確認や次回診察日までの一連の流れ等について説明させていただく予定です．また御担当医の先生より渡していただきます必要書類に関する説明も行い，調剤薬局まで必ず持参するように説明させていただきます．

以上となりますが，分割調剤に関してご不明な点やご意見等がございましたら御連絡いただければ幸甚です．先生方とご相談させていただき，より有益なシステムに改善していく所存でございます．今後とも何卒宜しくお願いいたします．

関節リウマチ治療担当薬剤師
○○○○

年　月　日

保険薬局御中

関節リウマチ治療薬に関する分割調剤について

平素より大変お世話になっております．

本患者においては，当院にて関節リウマチ治療薬による治療が行われております．今回，主治医より患者の服薬状況や副作用発現状況の把握等を目的として分割調剤の指示がでておりますので，分割調剤の実施をお願い致します．（分割回数につきましては院外処方箋のコメントをご参照ください）．

また分割調剤については，当院薬剤部にて別紙のとおり説明させていただきました．分割調剤に関してご不明な点等がございましたら，当院　薬剤部　薬務室（TEL ●●●-●●●-●●●●）までお問い合わせください．

なお，分割調剤の際は毎回，添付の「関節リウマチ治療薬　服薬情報提供書（トレーシングレポート）および，関節リウマチ治療　経過観察シート」をご記入の上，当院薬剤部へFAX送信くださいますようお願い申し上げます．トレーシングレポート，経過観察シートに記載された内容は，主治医にとって外来治療中の患者の様子を把握できる貴重な情報となるだけでなく，関節リウマチ治療における副作用発現状況や服薬アドヒアランスなどの報告内容を基に分割調剤継続の必要性について評価いたします．

ご多忙の折とは思いますがご協力いただきますようお願い申し上げます．

以上

添付資料

- □　分割調剤に関するご案内
- □　関節リウマチ治療薬　服薬情報提供書（トレーシングレポート）
- □　関節リウマチ治療 経過観察シート
- □　分割回数表示に関する案内

京都大学医学部附属病院薬剤部
関節リウマチ治療担当薬剤師

〒606-8507 京都市左京区聖護院川原町 54
TEL ▲▲▲-▲▲▲-▲▲▲▲　FAX ●●●-●●●-●●●●

年　月　日

保険薬局御中

関節リウマチ治療薬に関する分割調剤について

平素より大変お世話になっております．

当院にて関節リウマチ治療薬による治療が行われている患者を対象に、主治医より患者の服薬状況や副作用発現状況の把握等を目的として分割調剤の指示がでておりますので，分割調剤の実施をお願い致します．（分割回数につきましては院外処方箋のコメントをご参照ください）．

また分割調剤については，該当患者に対しまして別紙のとおり説明させていただく予定としています．分割調剤に関してご不明な点等がございましたら，当院　薬剤部薬務室（TEL ▲▲▲-▲▲▲-▲▲▲▲）までお問い合わせください．

なお，分割調剤の際は毎回，添付の「関節リウマチ治療薬　服薬情報提供書（トレーシングレポート）および，関節リウマチ治療　経過観察シート」をご記入の上，当院薬剤部へFAX送信くださいますようお願い申し上げます．トレーシングレポート，経過観察シートに記載された内容は，主治医にとって外来治療中の患者の様子を把握できる貴重な情報となるだけでなく，関節リウマチ治療における副作用発現状況や服薬アドヒアランスなどの報告内容を基に分割調剤継続の必要性について評価いたします．

ご多忙の折とは思いますがご協力いただきますようお願い申し上げます．

以上

京都大学医学部附属病院薬剤部
関節リウマチ治療担当薬剤師

〒606-8507 京都市左京区聖護院川原町 54
TEL ▲▲▲-▲▲▲-▲▲▲▲　FAX ●●●-●●●-●●●●

No.1/2

FAX：京大病院薬剤部 ●●●－●●●－●●●●

保険薬局 → 薬剤部 → 主治医

京都大学医学部附属病院　薬剤部　御中　　　　　　　　　　報告日：　　年　　月　　日

関節リウマチ治療薬　服薬情報提供書（トレーシングレポート）

担当医　　　　　　　　科 　　　　　　　　先生　御机下	保険薬局　名称・所在地
患者 ID： 患者名：	電話番号：
	FAX番号：
	担当薬剤師名：　　　　　　印

処方箋（発行日：平成　年　月　日）に基づき調剤を行い，薬剤交付いたしました．
下記のとおり，ご報告いたします．ご高配賜りますようお願い申し上げます．

・分割調剤：□未実施　□実施（　初回・2回目・3回目　）

【服薬状況の評価】

内服薬　未服用回数（1週間あたり）：□なし　□1-2回　□3-4回　□5回以上

自己注射薬　未投薬回数（前回の調剤回数____回分あたり）：□なし　□1回　□2回　□3回以上

残薬数確認：□未実施　□実施　＊残薬等の詳細を下に記載してください＊

残薬の理由：

□飲み忘れが積み重なった　□自分で判断し飲むのをやめた　□別の医療機関で同じ医薬品が処方された

□新たに別の医薬品が処方された　□飲む量や回数を間違っていた　□副作用が発現した　□治療に消極的

□服薬（自己注射）タイミングが生活に合ってない　□その他　＊詳細は下に記載してください＊

【副作用発現の評価】

間質性肺炎を疑う症状（咳，息切れ，呼吸困難　等）：□なし　□あり（詳細　　　　）

感染を疑う症状（発熱，咳，痰，咽頭痛，倦怠感　等）：□なし　□あり（詳細　　　　）

薬剤性過敏症症候群（皮疹，発熱，口の中の荒れ　等）：□なし　□あり（詳細　　　　）

重篤な口内炎（口内や唇のただれ，喉の痛み，発熱）：□なし　□あり（詳細　　　　）

脱水症状（喉の乾き，吐き気，全身の脱力感）：□なし　□あり（詳細　　　　）

出血傾向（鼻血，歯茎からの出血，皮下出血）：□なし　□あり（詳細　　　　）

その他（　　　　）

残薬調整の内容・その他の報告事項・提案事項などがあれば記載してください

〈注意〉FAX よる情報伝達は，疑義照会ではありません．緊急性のある疑義照会は通常どおり電話にてお願いします．

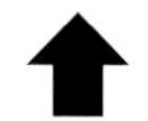 FAX：京大病院薬剤部 ●●●－●●●－●●●●

No.2/2

関節リウマチ患者　経過観察シート

患者 ID：	患者名：

【来局日】　　年　　月　　日　　【前回診察日】　　年　　月　　日

前回診察もしくは薬局来局時から今回まで身体に調子が悪いことがあった　□はい　□いいえ

→ その内容（　　　　　　　　　　　　　　　　　　　　　　　　　　　）

【全身状態について】

関節炎が患者に及ぼす色々な影響を考慮した上で，来局時のリウマチの調子が該当する箇所に縦棒線を記載

大変良い |————————|————————| 非常に悪い

【身体評価について】(当てはまるところにレ点を記入してください)

	なんの困難もない	いくらか困難	かなり困難	まったくできない
1.衣服の着衣と身支度				
靴ひもを結び，ボタンかけも含め自分で身支度できる	□	□	□	□
自分で洗髪ができる	□	□	□	□
2.起立				
肘掛けのない垂直な椅子から立ち上がれる	□	□	□	□
就寝，起床の動作ができる	□	□	□	□
3.食事				
皿上の食材を切ることができる	□	□	□	□
いっぱいの水で満たされた茶碗もしくはコップを口元に運べる	□	□	□	□
未開封の牛乳パックを開封できる	□	□	□	□
4.歩行				
戸外で平坦な地面を歩行できる	□	□	□	□
階段を5段登ることができる	□	□	□	□

	なんの困難もない	いくらか困難	かなり困難	まったくできない
5.衛生				
身体全体を洗い，タオルで拭くことができる	□	□	□	□
浴槽に浸かる事ができる	□	□	□	□
トイレに座ったり，立ったりできる	□	□	□	□
6.とどく範囲				
頭上にある約2.3kgの砂糖袋などを手を伸ばしてつかみ，下ろすことができる	□	□	□	□
腰を曲げ床にある衣服を拾い上げる事ができる	□	□	□	□
7.握力				
自動車のドアを開けることができる	□	□	□	□
広口の瓶の蓋をあけることができる	□	□	□	□
蛇口を開閉できる	□	□	□	□
8.家事や雑用				
用事や買い物に外出することができる	□	□	□	□
車の乗り降りができる	□	□	□	□
掃除機をかけたり，庭掃除などの家事ができる	□	□	□	□

分割調剤に関するご案内

30日を超えた外来処方において，医薬品の長期保存が困難な場合，後発医薬品を初めて使用する場合，服薬管理が困難である等の理由により医師が処方時に指示した場合において，1枚の処方箋を数回に分けて保険薬局で調剤することがあります．

分割調剤を行うことで，

・次回外来診察までの期間が長い場合，分割調剤を行うことで，かかりつけ薬剤師を通じて，処方医が服薬状況や副作用状況を把握することが可能となり，安全な医療を提供することができます．

・残薬確認や服用中の薬剤の内容の評価（多剤併用の適正化）を定期的に行うことで，医療費を節減することができます．

・高額な薬剤が増加しており，薬が合わずに変更・中止となる場合の負担軽減を図ることができます．

・安心して後発医薬品への切り替えを行うことができます．

分割調剤の流れ

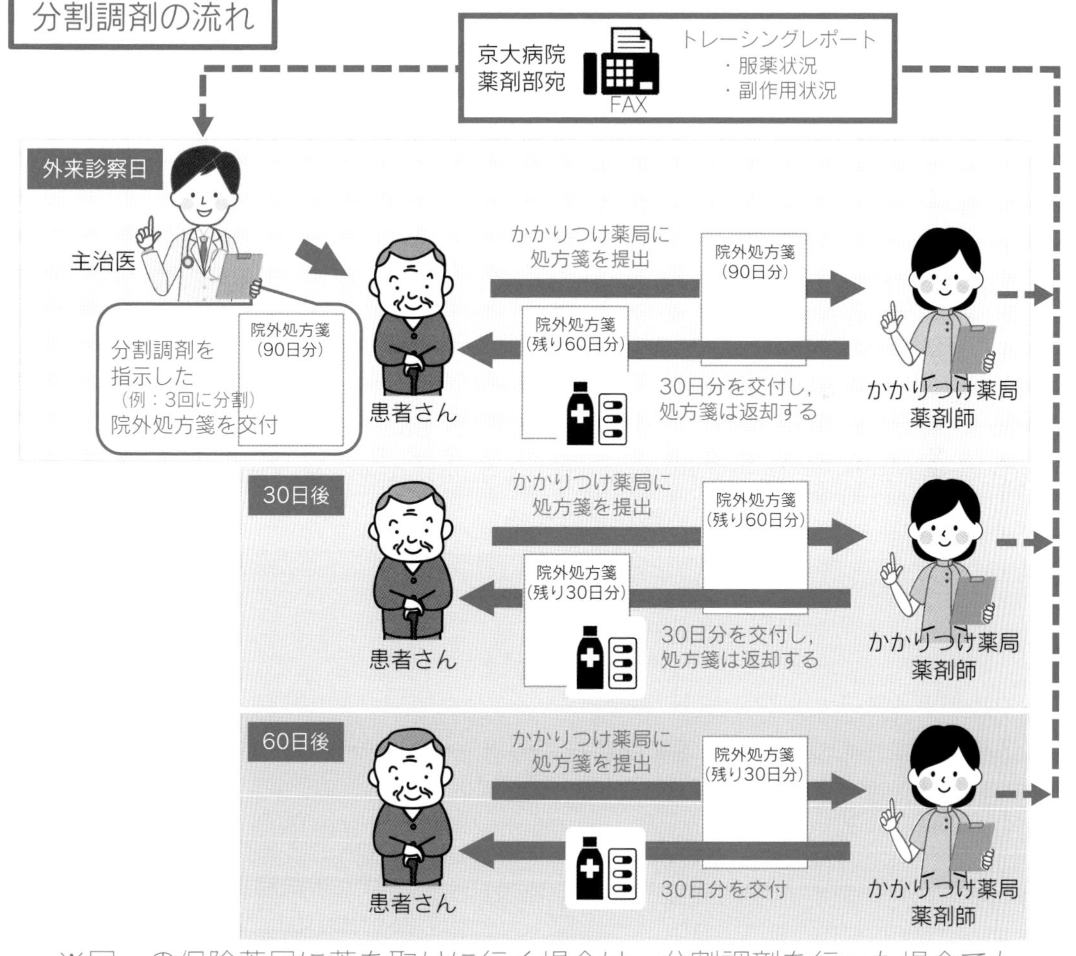

※同一の保険薬局に薬を取りに行く場合は，分割調剤を行った場合でも医療費の負担額が増えることはありません．

■ 問い合わせ先：京都大学医学部附属病院薬剤部（TEL）▲▲▲-▲▲▲-▲▲▲▲

年　月　日

保険薬局御中

乳腺術後ホルモン治療薬に関する分割調剤について

平素より大変お世話になっております．

本患者においては，本日より当院乳腺外科にて術後のホルモン治療薬が開始されました．今回，乳腺外科主治医より患者の服薬管理が困難である等の理由により分割調剤の指示がでておりますので，分割調剤の実施をお願い致します．（院外処方箋のコメントをご参照ください）

分割調剤については，当薬剤部にて別紙のとおり説明させていただきました．分割調剤について不明な点等ありましたら，当薬剤部薬務室（▲▲▲-▲▲▲-▲▲▲▲）までお問い合わせください．

なお，分割調剤の際は毎回，添付の「乳腺術後ホルモン治療薬服薬 情報提供書（トレーシングレポート）」をご記入の上，当薬剤部へFAX送信ください．トレーシングレポートに記載された内容は，主治医にとって外来治療中の患者の様子を把握できる貴重な情報となるだけでなく，術後ホルモン治療における副作用発現状況や服薬アドヒアランスなどの報告内容を基に分割調剤継続の必要性について評価いたします．お忙しいとは思いますが返信にご協力いただきますようお願い申し上げます．

また，主治医からのホルモン治療チェックシートもあわせて添付させていただきますので，治療方針の把握や服薬指導にご活用いただけますと幸いです．

今後ともどうぞよろしくお願い申し上げます．

以上

添付資料

- □ ホルモン治療チェックシート（写）
- □ 乳腺術後ホルモン治療薬　服薬情報提供書（トレーシングレポート）
- □ 分割調剤に関するご案内

京都大学医学部附属病院薬剤部
乳腺術後ホルモン治療担当薬剤師

〒606-8507 京都市左京区聖護院川原町 54
TEL ▲▲▲-▲▲▲-▲▲▲▲　FAX ●●●-●●●-●●●●

FAX：京大病院薬剤部 ●●●－●●●－●●●●

保険薬局 → 薬剤部 → 主治医

京都大学医学部附属病院 薬学部 御中

報告日： 年 月 日

【乳腺術後ホルモン治療薬】服薬情報提供書（トレーシングレポート）

担当医 乳腺外科 先生 御机下	保険薬局 名称・所在地
患者 ID： 患者名：	電話番号： FAX番号： 担当薬剤師名： 印

処方箋に基づき調剤を行い，薬剤交付いたしました．
下記のとおり，ご報告いたします．ご高配賜りますようお願い申し上げます．

■ 処方箋発行日： 年 月 日 処方医：＿＿＿＿＿＿

■ 分割調剤の実施状況：

□実施した（□初回 □＿＿回目）【処方＿＿日分のうち＿＿日分を今回交付しました】

□実施しなかった（理由： ）

■ ホルモン治療薬（調剤したものに✓）

（抗エストロゲン薬） □タモキシフェン □トレミフェン

（アロマターゼ阻害薬）□レトロゾール □アナストロゾール □エキセメスタン

【服薬状況】

□良好 □不良

（不良の場合のみ記入ください）残薬数：＿＿＿錠（前回投薬日： 月 日【＿＿日分】）

（不良の場合のみ記入ください）残薬の理由：

□飲み忘れ □治療に消極的 □処方の余剰

□副作用の発現（ ）

□その他（ ）

【副作用発現状況】

（※ホルモン治療の開始前からあった症状は，悪化した場合のみ「あり」，悪化がなければ「なし」に✓してください）

更年期様症状（ほてり，発汗） □なし □あり

疲労感，めまい，眠気 □なし □あり

体重増加 □なし □あり

（抗エストロゲン薬）気分の落ち込み，抑うつ □なし □あり

（アロマターゼ阻害薬）関節の痛み・こわばり □なし □あり

その他（ ）

【分割調剤の評価】

□分割調剤の継続が望ましい（理由： ）

□今後は分割調剤は不要（理由： ）

その他の報告事項・薬剤師としての提案事項

〈注意〉FAX よる情報伝達は，疑義照会ではありません．
緊急性のある疑義照会は通常どおり電話にてお願いします．

索引

地域包括ケアで薬立つ 4 ELEMENTS 実践ガイド

2020 年 3 月 1 日　1 版 1 刷　©2020

編　者
京都大学医学部附属病院 薬剤部

発行者
株式会社 南山堂　代表者 鈴木幹太
〒113-0034　東京都文京区湯島 4-1-11
TEL 代表 03-5689-7850　www.nanzando.com

ISBN 978-4-525-78351-8　定価（本体 3,200 円 + 税）